Thomas H. Ogden

Gespräche im Zwischenreich des Träumens

Das Anliegen der Buchreihe BIBLIOTHEK DER PSYCHOANALYSE besteht darin, ein Forum der Auseinandersetzung zu schaffen, das der Psychoanalyse als Grundlagenwissenschaft, als Human- und Kulturwissenschaft und als klinischer Theorie und Praxis neue Impulse verleiht. Die verschiedenen Strömungen innerhalb der Psychoanalyse sollen zu Wort kommen und der kritische Dialog mit den Nachbarwissenschaften soll intensiviert werden. Bislang haben sich folgende Themenschwerpunkte herauskristallisiert:

Die Wiederentdeckung lange vergriffener Klassiker der Psychoanalyse – wie beispielsweise der Werke von Otto Fenichel, Karl Abraham, W. R. D. Fairbairn und Otto Rank – soll die gemeinsamen Wurzeln der von Zersplitterung bedrohten psychoanalytischen Bewegung stärken. Einen weiteren Baustein psychoanalytischer Identität bildet die Beschäftigung mit dem Werk und der Person Sigmund Freuds und den Diskussionen und Konflikten in der Frühgeschichte der psychoanalytischen Bewegung.

Im Zuge ihrer Etablierung als medizinisch-psychologisches Heilverfahren hat die Psychoanalyse ihre geisteswissenschaftlichen, kulturanalytischen und politischen Ansätze vernachlässigt. Indem der Dialog mit den Nachbarwissenschaften wiederaufgenommen wird, soll das kultur- und gesellschaftskritische Erbe der Psychoanalyse wiederbelebt und weiterentwickelt werden. Stärker als früher steht die Psychoanalyse in Konkurrenz zu benachbarten Psychotherapieverfahren und der biologischen Psychiatrie. Als das anspruchsvollste unter den psychotherapeutischen Verfahren sollte sich die Psychoanalyse der Überprüfung ihrer Verfahrensweisen und ihrer Therapie-Erfolge durch die empirischen Wissenschaften stellen, aber auch eigene Kriterien und Konzepte zur Erfolgskontrolle entwickeln. In diesen Zusammenhang gehört auch die Wiederaufnahme der Diskussion über den besonderen wissenschaftstheoretischen Status der Psychoanalyse.

Hundert Jahre nach ihrer Schöpfung durch Sigmund Freud sieht sich die Psychoanalyse vor neue Herausforderungen gestellt, die sie nur bewältigen kann, wenn sie sich auf ihr kritisches Potential besinnt.

BIBLIOTHEK DER PSYCHOANALYSE
HERAUSGEGEBEN VON HANS-JÜRGEN WIRTH

Thomas H. Ogden

Gespräche im Zwischenreich des Träumens

Der analytische Dritte in Träumen, Dichtung und analytischer Literatur

Aus dem amerikanischen Englisch von Theo Kierdorf
in Zusammenarbeit mit Hildegard Höhr

Psychosozial-Verlag

Dieses Buch widme ich Richard Ogden,
meinem Bruder und lebenslangen Freund.

Bibliografische Information der Deutschen Nationalbibliothek
Die Deutsche Nationalbibliothek verzeichnet diese Publikation
in der Deutschen Nationalbibliografie; detaillierte bibliografische Daten
sind im Internet über http://dnb.d-nb.de abrufbar.

2. Auflage 2019

Gesetzlich vertreten durch die persönlich haftende Gesellschaft Wirth GmbH,
Geschäftsführer: Johann Wirth
Walltorstraße 10, 35390 Gießen, Deutschland
06 41 96 99 78 0
info@psychosozial-verlag.de
www.psychosozial-verlag.de

Titel der Originalausgabe:
Conversations at the Frontier of Dreaming.

Umschlagabbildung: Franz von Stuck, *Orpheus*, 1891
Umschlaggestaltung nach Entwürfen von Hanspeter Ludwig, Wetzlar
Druck und Bindung: Majuskel Medienproduktion GmbH
Elsa-Brandström-Straße 18, 35578 Wetzlar, Deutschland
Printed in Germany

ISBN 978-3-8379-2871-6

Inhalt

1. Gespräche im Zwischenreich des Träumens 9

2. Träumerei und Metapher.
Gedanken über meine Arbeit als Psychoanalytiker 21

3. Eine Frage der Stimme 45

4. Die Musik des Geschehens in Dichtung
und Psychoanalyse 71

5. Borges und die Kunst des Trauerns 101

6. Die Wiedervergeistigung des Körpers 131

7. Eine Elegie, ein Liebeslied und ein Schlaflied 149

8. Winnicott lesen 173

Quellenverzeichnis 203

Verzeichnis der abgedruckten Gedichte 205

Literatur 207

Doch warum nicht sagen, was geschah?
Robert Lowell: »Epilogue«, 1977

1

Gespräche im Zwischenreich des Träumens

Dies ist ein Buch über Gespräche: bereits geführte, nie geführte unausgesprochene und noch zu führende Gespräche zwischen Analytikern und ihren Patienten (sowie Gespräche, die beide mit sich selbst führen); imaginäre und reale Gespräche (wobei die imaginären, so wie sie in Träumen und Träumereien stattfinden, oft die realsten sind); wortlose Gespräche zwischen Dichtern und ihren Gedichten sowie zwischen Dichtern und ihren Lesern; Gespräche zwischen Gefühlen und Gedanken und zwischen Gedanken und Worten; Gespräche zwischen dem Unaussprechlichen und dem Ausdrückbaren, eine Distanz, die durch die Metapher, durch die Klänge und Verläufe von Wörtern und Sätzen sowie durch die Bilder und Gesten (verbal oder auf andere Weise) überwunden wird; und natürlich das Gespräch zwischen uns, Leser und Autor, das durch all diese anderen Gespräche lebendig wird und auch sie mit Leben erfüllt.

Und wie durch Zufall (obwohl dies ganz gewiss kein reiner Zufall ist) ist das englische Wort für Gespräch, *Conversation*, mit sich selbst im Gespräch und bringt auf diese Weise Metaphern hervor. Das Wort *Conversation* ist »fossile Dichtung« (Emerson 1844/1902, S. 56). Es ist durch die Verbindung der lateinischen Wörter *cum*, »mit« oder »zusammen«, und *versus*, »Erdfurche«, entstanden, wobei Letzteres die Bewegung eines Pflugs bezeichnet, der am Ende einer Furche wendet und beim Ziehen der nächsten Furche in die umgekehrte Richtung fährt, sowie auch eine Zeile eines Gedichts (deutsch »Vers«) oder eines anderen dichterischen Werks. Das Wort *Conversation* vereint einen ganzen Chor von Bedeutungen in sich, die sich sowohl auf das Öffnen der Erde zum Zweck ihrer Befruchtung/Bepflanzung beziehen als auch auf das Eintreten in die Sprache zwecks Kommunikation mit uns selbst und mit Anderen. Somit können wir »Konversation« als eine Aktivität verstehen, bei der wir zusammen mit einer anderen Person Linien schaffen, Linien gefurchter Erde, Ausdruck des unablässigen Bemühens der Menschheit, durch Zähmung und Befreiung von Erde und Natur zu überleben. Gleichzeitig ist Konversation ein Akt, der das ebenso unablässige Bemühen des Menschen spiegelt, sich selbst (seine menschliche Natur) zu zähmen und zu befreien, indem er unmittelbares Erleben in Worte und Gesten übersetzt, um mit Anderen und mit sich selbst kommunizieren zu können. Es gibt nichts fundamentaler und unverwechselbarer Menschliches als das Bedürfnis, Gespräche zu führen. Unzählige Studien über das Verhalten kleiner Kinder bestätigen, dass unser Leben vom Gespräch, vom Austausch abhängt – sowohl unser physisches Über-Leben als auch unser Erwachen zum Menschsein.

In der Geschichte der Psychoanalyse als Theoriegebäude wie auch als therapeutischem Prozess hat wohl keine Gesprächsform eine so zentrale Rolle gespielt wie die mit dem Traumerleben verbundene. Jenes innere Gespräch, das Träumen genannt wird, ist ebenso wenig auf die Stunden des Schlafs begrenzt, wie sich die Existenz von Sternen auf die Stunden der Dunkelheit beschränkt. Sterne werden nachts sichtbar, wenn ihr Leuchten nicht mehr vom hellen Schein der Sonne überdeckt wird. Ebenso nimmt jenes Gespräch mit uns selbst, das wir im Schlaf als Träumen erleben, in unserem Leben im Wachzustand unvermindert seinen Lauf.

Das unbewusste Gespräch, das wir im Schlaf als Traum erleben, erleben wir in der analytischen Situation als Träumerei. Die Träumereien des Analytikers sind seine Tagträume, Träume im Wachzustand. Träumereien können fast jede Form annehmen, doch meiner Erfahrung nach präsentieren sie sich, der bewussten Wahrnehmung verborgen, gewöhnlich in unaufdringlichen, alltäglichen Formen: als Grübeleien, Tagträume, sexuelle Phantasien, Filmsequenzen, »hörbare« musikalische Phrasen, Gedichtzeilen, Körperempfindungen und dergleichen mehr.

Der psychoanalytische Rahmen (beispielsweise repräsentiert in Form des Gebrauchs einer Couch) und die psychoanalytische Technik (beispielsweise die Methode der freien Assoziation, die Analysand und Analytiker benutzen) helfen beiden Beteiligten, sich in einen Geisteszustand zu versetzen, in dem sie möglicherweise Zugang zu jenem unablässigen unbewussten Gespräch mit sich selbst finden, das im Schlaf die Form des Traums und im Wachzustand die der Träumerei annimmt. Beim Analytiker beinhaltet der Zustand der Träumerei einen Rückzug von der Logik, von Forderungen und von den Ablenkungen der äußeren Wirklichkeit, und er gleicht der »Dunkelheit« des Schlafes (der Abschottung des Geistes vom grellen Licht des Bewusstseins) – einer Dunkelheit, in der das Träumen, ein permanentes psychisches Geschehen, wahrnehmbar wird. Freud (1916) schreibt: »Ich (...) [habe mich] (...) künstlich abgeblendet (...), um alles Licht auf die eine dunkle Stelle zu sammeln (...)« (25. Mai 1916, S. 50). Die Träumerei des Analytikers ist sein Schlaf im Wachzustand oder seine schlafende Wachheit, ein Zustand, in dem er auf geheimnisvolle Weise Einblick in die Produktionen des Unbewussten erlangt. Wird der

Analytiker reifer, vermögen seine an »das Dunkel adaptierten Augen« (Freud 1966, S. 50) in dieser Situation besser zu sehen und zu erkennen.

In den letzten Jahren habe ich zu meiner Überraschung festgestellt, dass einige der Metaphern, die Freud vor über hundert Jahren entwickelt hat, noch heute frisch wirkende sprachliche und bildliche Ausdrucksformen sind, die uns helfen können, über das Traumerleben von Analytikern im Wachzustand und über die Techniken, die wir als Analytiker zur Förderung unserer Wahrnehmung jenes Traumerlebens benutzen, nachzudenken und zu sprechen. (Alle Metaphern versagen irgendwann ihren Dienst, und wir werden sehen, dass jene »neu entdeckten« Metaphern in dieser Hinsicht keine Ausnahme sind.) Ich beziehe mich hier auf Freuds topografisches Modell (dessen erste Anfänge bis zum Jahr 1896 zurückreichen, das aber erst 1915 vollständig entwickelt war), in dem er sich den Geist als aus drei »Teilen« bestehend vorstellte: aus dem Bewusstsein, dem Vorbewussten und dem Unbewussten. (Ich stelle mir das Vorbewusste in diesem Modell als ein Oval vor, das sich zwischen zwei großen parabelartigen, nach außen offenen Formen befindet. Das Bewusstsein wird durch die Parabel in der Ecke oben rechts des imaginären Blatts Papier repräsentiert, das Unbewusste durch die Parabel unten links.)

Im Sinne dieses topografischen Modells gibt es zwei »Grenzen« (Freud 1915, GW X, S. 164f.): eine zwischen Vorbewusstem und Bewusstsein und eine zwischen Vorbewusstem und Unbewusstem. Der »Verkehr« über die Grenze zwischen Vorbewusstem und Bewusstsein basiert hauptsächlich auf dem absichtlichen Verlagern der Aufmerksamkeit von einem Gegenstand des Interesses auf einen anderen. Das Bewusstsein erfordert eine schlichte »Wahrnehmungsoberfläche« – hier beginnt die Metapher zu ächzen –, mit deren Hilfe es die gegenwärtige, sich ständig verändernde äußere Wirklichkeit registrieren kann; außerdem benötigt es einen Zugang zur Erinnerung (zu einer Erinnerung, die für das Bewusstsein akzeptabel ist), sodass das gegenwärtige Erleben kontextualisiert und mit früheren Erlebnissen in Einklang gebracht werden kann. Früher Erlebtes, das in der vorbewussten »Schatzkammer« der Erinnerung bewahrt wird, wird vom Bewusstsein fern gehalten, um dessen Überfüllung zu verhindern, ist aber für das bewusste Denken trotzdem erreichbar. Beispielsweise haben wir Telefonnummern nicht ständig im Bewusstsein präsent, können sie uns aber »in Erinnerung rufen«, wenn wir die Aufmerksamkeit darauf richten.

Mein Hauptinteresse gilt jedoch dem anderen Grenzbereich im Sinne von Freuds Metapher, demjenigen zwischen Unbewusstem und Vorbewusstem. Es ist wohl kaum übertrieben zu sagen, dass die psychische Arbeit in der Grenzzone zwischen Vorbewusstem und Unbewusstem das Zentrum menschlicher Lebendigkeit bildet. Jener Grenzbereich ist der »Ort«, wo sich Träume und Träumereien manifestieren, wo Spiel und Kreativität jeder Art geboren werden, wo Esprit und Charme entstehen, bevor sie (wie aus dem Nichts) in einem Gespräch, einem Gedicht, einer Geste oder einem Gesichtsausdruck zu Tage treten, und wo auch symptomatische Kompromissbildungen ihren Ursprung haben, die uns unablässig verfolgen und unsere Lebenskraft schwächen, während sie eine Ordnung auf Kosten der Freiheit schaffen und die Illusion von Sicherheit erzeugen.

Jener Grenzbereich zwischen Unbewusstem und Vorbewusstem – das Zwischenreich des Träumens – ist der metaphorische Ort jenes typischen Gesprächs von Menschen mit sich selbst, in dem »unverdaute Fakten« (Bions [1990] »Beta-Elemente« [S. 52f.] und Freuds [1933] »Es«) in Erfahrung transformiert werden, die ein wenig von der Qualität der »Ich-heit« angenommen hat: von selbstreflexiver Bewusstheit, die zumindest teilweise durch verbale Symbolisierung vermittelt wird. Diese Transformation ist, so glaube ich, das, was Freud mit seinem berühmten Satz »Wo Es war, soll Ich werden« meinte (Freud 1933, GW XV, S. 86).

An diesem Punkt erscheint mir die Warnung notwendig, dass man sich die im Zwischenreich des Träumens stattfindende psychische Arbeit nicht als eine lineare, »vorwärts gerichtete« Progression vom Unbewussten zum Vorbewussten, von der Es-heit zur Ich-heit, vom Erleben des Dings an sich zu einer Symbolisierung höherer Ordnung und zur reflektierenden Selbstwahrnehmung vorstellen sollte. Eine solche Vorstellung von Linearität würde der psychischen Arbeit, die ich meine, absolut nicht gerecht, denn diese ist ihrem innersten Wesen gemäß dialektisch. (Der Begriff *dialektisch* erscheint mir in diesem Zusammenhang als passend, weil er sich vom griechischen Wort *dialektos* herleitet, was so viel wie »Diskurs« bedeutet.) Unbewusstes Erleben und vorbewusste Erfahrung, »Es-heit« und »Ich-heit«, unmittelbares sensorisches Erleben und verbal vermittelte Erfahrung, sind allesamt sinnlos, sofern sich ihr Sinn nicht aus ihrer Beziehung zueinander ergibt; und nachdem sie sich voneinander differenziert haben, verbleiben sie im gesamten weiteren Leben des betreffenden Menschen im Gespräch und schaffen, negieren, erhalten und beleben einander.

Das Zwischenreich des Träumens, so wie ich es mir vorstelle, ist ein psychisches Kraftfeld, das überquillt von befreienden, zähmenden, ordnenden, auf-sich-selbst-zurückweisenden, befruchtenden und »versifizierenden« Impulsen. Ein versifizierender Impuls ist ein Impuls zur symbolischen Repräsentation, der nicht nur durch das unablässige Streben nach unbewusstem und bewusstem Ausdruck entsteht, sondern auch durch das Phänomen, »daß das Bewußte nirgends dem Unbewußten entläuft, überallhin ihm entgegenläuft« (Andreas-Salomé 1916/1966, S. 47). Wenn wir beispielsweise eine Zeit lang nicht in der Lage sind, uns an unsere Träume zu erinnern, oder wenn wir merken, dass uns Musik, Dichtung, Malerei, Humor, angeregte Gespräche oder irgendeine andere Art von kreativem Ausdruck nicht mehr anrühren, obwohl sie uns einmal zutiefst berührt haben, fühlen wir uns irgendwie von uns selbst abgeschnitten. Doch geht es mir im Moment weniger um das Produkt der kreativen Handlung, die dem Gespräch im Zwischenreich des Träumens entspringt (etwa um einen Traum, ein Gedicht oder eine Zeichnung), als vielmehr um das Erleben des Impulses zum symbolischen Ausdruck. Der Augenblick, der dem Sprechen oder Zeichnen oder Träumen vorangeht, ist kein Augenblick affektlosen Wartens, sondern ein Augenblick lebendigen Verlangens, des Impulses oder Bedürfnisses, dem noch nicht Artikulierten Ausdruck zu geben. Es handelt sich um eine Form von Lebendigkeit, die im Gesprochenen selbst nicht zu finden ist, denn sobald die Wörter gesprochen sind (der Traum geträumt ist, die Linie gezeichnet ist), ist der Impuls zum symbolischen Ausdruck verbraucht und in einem gewissen Sinne abgestorben. Der Grenzbereich des Träumens knistert vom Drang zu symbolischem Ausdruck. Es handelt sich um einen Raum, »[v]ollkommen leer, vollkommen eine Quelle« (Heaney 1987/1990, S. 71), um einen Ort, wo der Augenblick der Kreativität erhalten bleibt als »ein Bevorstehendes (...) niemals erfüllt« (Borges 1981, S. 39; zitiert nach Ogden), um einen Ort, wo »Alle Nominative (...) durch Dative ersetzt werden [müssen]« (Mandelstam 1933/1984, S. 70).

Paradoxerweise wird das einzigartig menschliche Erlebnis symbolisch vermittelten Selbstbewusstseins, das im Zwischenreich des Träumens entsteht, von dem, was außerhalb des Bewusstseins liegt, in starkem Maße geformt und gefärbt. Das Selbstbewusstsein ist ausgefüllt mit zur Befriedigung taumelnden körperlichen Drängen, Impulsen, Verlangen und Empfindungen, und gleichzeitig wird es von dem Bedürfnis getrieben, zu wissen, zu denken und mit Hilfe der Sprache in das Erleben einzutreten. In diesem

Licht betrachtet bezeichnet die Metapher von der Grenze oder vom Zwischenreich des Träumens ein dialektisches Kraftfeld, das entsteht, wenn das Verlangen, das Bedürfnis, das eigene Verlangen zu kennen, der Drang, ihnen einen persönlichen Ausdruck zu geben, und das Bedürfnis, dass dieser Ausdruck des Verlangens (von uns selbst und von anderen) erkannt und beantwortet werden möge, aufeinander prallen. Das menschliche Verlangen entsteht *als* Verlangen durch das Bedürfnis, das eigene Verlangen zu kennen, es zu benennen und ihm Ausdruck zu geben; umgekehrt entsteht das Bedürfnis, sich selbst zu kennen, selbst zu sprechen und von Anderen gekannt und mit »ursprünglicher Antwort« (Frost 1942a, S. 307) bedacht zu werden, in direkter Reaktion auf den Drang des eigenen Verlangens.

Im Zwischenreich des Träumens befindet sich der Träumende, der den Traum träumt, im Gespräch mit dem Träumenden, der den Traum versteht (Grotstein 2000). Freuds Traumarbeit, das Verlangen des Individuums nach symbolischem Ausdruck im Akt der Erschaffung eines Traums, befindet sich im Gespräch mit der »Verstehensarbeit« (Sandler 1976, S. 40), dem unbewussten Bedürfnis des Individuums, zu verstehen (d. h. den eigenen Ausdruck von Bedürfnissen, Ängsten und Sehnsüchten zu erkennen und kreativ damit umzugehen). Die psychischen Ereignisse an der Grenze zwischen Unbewusstem und Vorbewussten sind weitgehend, wenn auch nicht vollständig, unbewusst (d. h. sie unterliegen der Verdrängung). Wenn wir uns beim Aufwachen an einige unserer Träume erinnern können und wenn wir an einem Teil unseres Erlebens im Zustand des Träumens festzuhalten vermögen, bevor es unserem Bewusstsein entgleitet, zeigt dies, dass es unseren Gesprächen mit uns selbst im Grenzbereich des Träumens auf Grund der stattfindenden psychischen Arbeit (die Schaffung einer geeigneten Verkleidung eingeschlossen) gelingt, sich aus der Macht der Verdrängung zu befreien. Und doch verbleiben diese erinnerten Träume und Träumereien fortan im Dialog mit dem weiterhin Verdrängten – mit der »ganze[n], gleichsam gestikulierende[n] Unruhe der Stummgewordenen (...)« (Andreas-Salomé 1916/1966, S. 46).

Aus der Sicht, aus der ich bisher gesprochen habe, könnte man die Psychoanalyse als eine Form menschlicher Bezogenheit verstehen, die speziell zu dem Zweck entwickelt wurde, Bedingungen zu schaffen, unter denen die Selbstgespräche von Menschen im Grenzbereich zwischen Unbewusstem und Vorbewusstem für den Analytiker und den Analysanden »hörbarer« werden. Obwohl ich dies für zutreffend halte, erscheint mir diese Darstellung des psychoanalytischen Geschehens als unvollständig, sofern wir sie nicht um die Idee ergänzen, dass die Träume und Träumereien, die Analytiker und Patienten in jenem Zwischenreich des Träumens schaffen, sich nicht nur auf das unbewusste Erleben beider als Individuen beziehen, sondern dass sie auch unbewusste Erlebnisse umfassen, die das analytische Paar gemeinsam, wenn auch asymmetrisch, konstruiert. Diese unbewusste intersubjektive Konstruktion die ich den analytischen Dritten (Ogden 1994a) genannt habe, ist »das Subjekt der Analyse«: ein drittes Subjekt mit einem Eigenleben, vom analytischen Paar gemeinsam geschaffen, das zum Patienten und zum Analytiker als separaten Individuen in einem dialektischen Spannungsverhältnis steht. Es erscheint mir gelinde gesagt als beunruhigend, wenn wir uns eingestehen müssen, dass wir unser Traumerleben, unsere Träume und Träumereien – also einen großen Teil dessen, was wir für äußerst persönlich halten und was unser Selbstverständnis prägt – nicht mehr ausschließlich als unsere eigene Schöpfung ansehen können. Und in der Tat können wir unsere Träume nicht mehr als ausschließlich uns eigen verstehen. Vielmehr (oder, genauer gesagt, außerdem) sind Traumerleben und Träumereien des Analytikers (und des Patienten) Träume des gemeinsam, aber asymmetrisch konstruierten analytischen Dritten. Eine wichtige Konsequenz für die analytische Technik, die sich aus diesem Verständnis des Träumens ergibt, ist die Auffassung, dass die Assoziationen des Analytikers zum Traum des Patienten nicht weniger wichtig sind als die Assoziationen des Patienten selbst zu »seinem« Traum. Gespräche im Grenzbereich des Träumens sind nicht immer privat.

Dass der Analytiker seine Träumereien, sein Traumerleben im Wachzustand, für seine Arbeit nutzt, ist für die Analyse des intersubjektiven analytischen Dritten unverzichtbar. Da der gemeinsam, aber asymmetrisch konstruierte (und individuell erlebte) analytische Dritte dynamisch unbewusst ist, kann er nicht allein mit Willenskraft erschlossen werden. Vielmehr muss der Analytiker sich indirekter assoziativer Methoden bedienen, wenn er mit Derivaten dessen arbeitet, was unbewusst zwischen ihm und dem Patienten geschieht (so wie Freud [1900] seine Technik der ungerichteten freien Assoziation entwickelte, um »das Unbewusste des Patienten mit seinem eigenen Unbewussten auf[zu]fange[n]« [Freud 1923, GW XIII, S. 215]). Der Analytiker kann in jedem Augenblick einer analytischen Sitzung Informationen über die beherrschende unbewusste Übertragungs-Gegenübertragungs-Angst aus seinen Tagtraumerlebnissen ableiten. Erschwert wird sein Bestreben, seine Träumereien für die Arbeit mit dem Patienten zu nutzen, durch die Tatsache, dass dieses Traumerleben nicht so »umrahmt« ist wie Träume, nämlich durch Wachzustände. Träumereien gehen fließend in fokussiertere psychische Zustände über. Der Analytiker empfindet seine Träumereien gewöhnlich als Aufdrängung seiner augenblicklichen Erschöpfung, seiner narzisstischen Selbstversunkenheit, seiner Voreingenommenheiten, seiner unaufgelösten emotionalen Konflikte und dergleichen mehr. Trotz dieser Schwierigkeiten habe ich festgestellt, dass meine Träumereien mir als eine Art emotionaler Kompass dienen, auf den ich mich bei meinem Bemühen, herauszufinden, was in der analytischen Beziehung auf der Ebene des Unbewussten geschieht, in starkem Maße verlasse (wobei ich diesen Kompass jedoch nicht klar zu lesen vermag).

Dass ich meine Träumereien als ein Traumerleben im Wachzustand verstehe, das nicht nur aus meinem eigenen unbewussten Erleben gespeist wird, sondern auch aus dem mit dem Analysanden gemeinsam geschaffenen, ist für mein Verständnis des psychoanalytischen Prozesses entscheidend. In meiner Rolle als Analytiker gilt für mich:

> weniger die Form suchen
> als offen sein
> für jede Form, die sich
> zeigen mag
> durch mich
> aus dem Selbst, nicht meinem,
> sondern unserem.
>
> ———
>
> not so much looking for the shape
> as being available
> to any shape that may be
> summoning itself
> through me
> from the self not mine but ours.
> (Ammons 1986, S. 61)

Dichtung und Prosa sind für mich im Laufe der Jahre immer wichtiger geworden, nicht nur als Quellen der Freude, sondern auch als Quellen der

Beunruhigung. Erlebnisse mit Gedichten und Prosa sind ein integraler Bestandteil aller Bereiche meines Lebens, auch meiner unablässigen Bemühungen, ein Psychoanalytiker zu werden. Im vorliegenden Buch werde ich einen Eindruck davon zu vermitteln versuchen, dass ein Leben (Lebendigsein) im Zwischenreich des Träumens nicht nur eine Kunst ist, sondern das Lebensblut *aller* Kunst. Obwohl wir alle ständig träumen (sowohl im Schlaf als auch im Wachzustand), sind nicht alle Träume und Träumereien gleich kunstvoll. Der Erfolg eines Kunstwerks zeigt, dass es seinem Schöpfer gelungen ist, sein künstlerisches Medium zum Leben zu erwecken und sein Leben in sein künstlerisches Medium einzubeziehen, ganz gleich, ob es sich bei diesem Medium um die Linien einer Kohlezeichnung, die Furchen eines bestellten Ackers oder die Zeilen eines Gedichts handelt. Bezogen auf unser momentanes Thema können wir sagen, dass die Vitalität unseres Traumerlebens (und jedes anderen Aspekts von Lebendigsein) die ganze Fülle unseres Gesprächs mit uns selbst im Zwischenreich des Träumens spiegelt. Manchmal sehe ich das Resultat einer Analyse darin, in welchem Maße der Analysand (und der Analytiker) durch sie in die Lage versetzt wird, reichhaltigere, interessantere und lebendigere Gespräche mit sich selbst (im Schlaf wie im Wachzustand) und infolgedessen auch miteinander zu führen. Oder ist es genau umgekehrt? Macht der größere Reichtum des Gesprächs zwischen Analytiker und Analysand im Grenzbereich des Träumens das Gespräch beider mit sich selbst interessanter? Natürlich brauchen wir, wenn wir uns für eine dieser beiden Möglichkeiten entscheiden, die andere nicht auszuschließen.

2

Träumerei und Metapher

Gedanken über meine Arbeit als Psychoanalytiker

Einige Gedanken darüber, wie ich als Psychoanalytiker arbeite

T. S. Eliot hat über gutes Schreiben geäußert: »Wir vermögen nicht zu sagen, an welchem Punkt Technik beginnt oder wo sie endet« (Pritchard 1994, S. 11). Ich denke, etwas Ähnliches könnte man auch über eine gute Psychoanalyse sagen. Sie folgt keinem Stufenplan, keiner Schrittfolge und keiner Formel. Doch lässt sich wesentlich leichter erklären, was sie *nicht* ist, als was sie ist. Sich klarzumachen, wie man als Psychoanalytiker arbeitet, welche Vorstellung man von dem hat, was im Behandlungsraum geschieht und was man mit seiner eigenen Arbeit bewirken will, ist eine Lebensaufgabe. Im Folgenden gebe ich einen Teil dieses unablässigen, immer vorläufigen, immer unvollständigen Dialogs mit mir selbst wieder. Die locker verknüpften »Exzerpte« aus jenem Selbstgespräch, die ich hier vorstellen werde, betreffen bestimmte Aspekte der psychoanalytischen Arbeit; keinesfalls sind sie als umfassende, ausgewogene Aussage über eine Theorie psychoanalytischer Technik zu verstehen. Die vorgestellten Gedanken konzentrieren sich weitgehend auf die Aspekte analytischer Technik und Praxis, die mich persönlich zurzeit am stärksten interessieren (möglicherweise weil ich sie am schlechtesten verstehe).

I.

In jeder beliebigen analytischen Interaktion könnte man überzeugend die unterschiedlichsten Arten des Verständnisses aktueller Vorgänge vertreten, und ebenso vielfältige Arten der Reaktion des Analytikers auf das Geschehen ließen sich legitimieren. Eine wichtige Rolle bei meinen Versuchen, angesichts der verschiedenen Möglichkeiten, das aktuelle Geschehen zu deuten und darauf zu reagieren, eine eigene Position zu finden, spielt mein Bemühen, auf mein Empfinden darüber zu achten, was sich – falls es so etwas gibt – am lebendigsten und echtesten anfühlt. Die Wörter »lebendig« und »echt« sind ständig in Bewegung, ständig »im Flug« (*»on the wing«* – James 1890, S. 253), und sie scheinen sich – als täten sie dies vorsätzlich – allen Versuchen, ihre Bedeutung zu definieren und abzugrenzen, zu widersetzen. Trotzdem (oder wahrscheinlicher deshalb) erscheinen mir diese Wörter nützlich für die Beschreibung einer Qualität der Unmittelbarkeit und Vitalität persönlichen Erlebens, die meinen Versuchen zu Grunde liegt, mit mir selbst oder mit dem Analysanden darüber zu sprechen, was meinem Empfinden nach zwischen uns geschieht.

Nach meiner Auffassung erfordert die Entwicklung einer analytischen Sensibilität vom Analytiker zwingend, dass er seine Fähigkeit verbessert, die lebendigen Augenblicke einer analytischen Sitzung viszeral zu spüren; zu hören, dass ein Wort oder ein Satz durch die Art, wie er benutzt wird, auf interessante und unerwartete Weise »neu zum Leuchten gebracht« wurde (*»lit again«* – Bialik 1931, S. 135); zu beachten, dass der Blick einer Patientin im Wartezimmer sich kokett, bedauernd oder »erotisch« anfühlt; zu spüren, dass eine Nachricht auf dem Anrufbeantworter gefährlich und gleichzeitig verführerisch und geheimnisvoll klingt; körperlich zu empfinden, dass eine Periode der Stille während der Analysestunde sich anfühlt, als läge man mit einem Partner, den man viele Jahre lang geliebt hat, im Bett und empfände ihn nun wie einen Fremden.

Meine Bemühungen, mein Erleben in der analytischen Beziehung zu nutzen, werden durch eine ungeheure Schwierigkeit beeinträchtigt: Vieles von dem, was ich empfinde, wenn ich mit einem Analysanden zusammen bin, wenn nicht gar alles, ist zunächst kein Bestandteil meiner bewussten Wahrnehmung. Hierin zeigt sich eines der grundlegenden Paradoxe analytischer Praxis. Um analytisch arbeiten zu können, muss der Analytiker (auf möglichst umfassende Weise) in sich selbst erleben, wie es für ihn ist, mit dem Patienten zusammen zu sein, und er muss mit sich selbst ein Gespräch darüber führen; doch ungeachtet dieser Notwendigkeit ist der größte Teil dieser Erlebnisse unbewusst. Anfänglich und ziemlich lange *»wird«* der Analytiker von diesen überwiegend unbewussten Empfindungen mehr *»gelebt«*, als dass er der Schöpfer von Gedanken, Gefühlen und Empfindungen ist, die er als seine eigenen Schöpfungen erlebt und für die er Urheberschaft beanspruchen kann. Meine Arbeit als Analytiker besteht zu einem großen Teil in Bemühungen, mein Erleben der »Ich-heit« (*»I-ness«*) – meiner selbst als eines seiner selbst nicht bewussten Subjekts – zu einem Erleben meiner selbst als eines Objekts analytischer Untersuchung *(»me-ness«)* zu transformieren.

Um die Sache noch etwas komplizierter zu machen, möchte ich auf meinen immer stärker werdenden Eindruck hinweisen, dass mein Erleben der analytischen Situation in sehr starkem Maße die spezifische Art unbewusster intersubjektiver Konstruktion spiegelt, die der Patient und ich inmitten allen Schaffens sind. Die Art unbewusster Beschäftigung mit dem Analysanden, die ich hier meine, führt zur Entstehung eines dritten Subjekts, des »intersubjektiven analytischen Dritten« (Ogden 1994a, b, c, d, 1995, 1996a, b, 1997a, 1997b/2001). Durch das Erleben des analytischen Dritten entsteht eine Erfahrungsgrundlage, ein Fundus unbewussten Erlebens, zu dem Analytiker und Analysand gleichermaßen beitragen und auf den sie in ihrem Erleben der analytischen Beziehung als Einzelne zurückgreifen können.

Aus dieser Perspektive betrachtet ist es nicht mehr so klar, was wir meinen, wenn wir von den »eigenen« Gefühlen des Analytikers oder des Analysanden oder von den »eigenen« Träumen und Traumassoziationen des Patienten sprechen (Ogden 1996b). Beim augenblicklichen Entwicklungsstand psychoanalytischen Denkens sind wir uns der Komplexität der Dialektik von Individualität und Intersubjektivität bewusst und kämpfen mit ihr. Winnicott (1960/1974) paraphrasierend könnte man sagen, dass wir mit dem Paradox leben müssen (ohne dass wir versuchen müssten, es zu lösen), dass es außerhalb der Beziehung zum Analytiker so etwas wie einen Analysanden und außerhalb der Beziehung zum Analysanden so etwas wie einen Analytiker nicht gibt. Aus einer anderen Perspektive betrachtet gibt es natürlich ohne jeden Zweifel einen Analytiker und einen Analysanden als separate physische und psychische Wesen. Folglich sieht sich der Analytiker vor die prinzipielle Aufgabe gestellt, die in der analytischen Beziehung intersubjektiv generierten weitgehend unbewussten Gefühlszustände zu erkennen und zu nutzen. Dass er den Nuancen und Details der Ereignisse während der Analysesitzung intensive Aufmerksamkeit schenken muss, ist im zeitgenössischen analytischen Denken allgemeiner Konsens (Gray 1994).

Abgesehen davon halte ich es jedoch für notwendig, dass Analytiker weiter an der Entwicklung indirekter Methoden arbeiten, mit deren Hilfe sie die Drift der unbewussten Dimensionen der analytischen Beziehung »auffangen« (Freud 1923, S. 239) können, so wie Freud (1900) es in seiner *Traumdeutung* als notwendig erachtete, indirekte (assoziative) Methoden zu entwickeln, um zum latenten (unbewussten) Inhalt seiner eigenen Träume Zugang zu erlangen. Bei dem Bemühen, einen Eindruck von meinem unbewussten Erleben im (und des) analytischen Dritten zu gewinnen, halte ich die Nutzung der *Träumerei* (Bion 1962/1990) für unverzichtbar. Wie ich bereits erwähnte, können nach meiner Auffassung Träumereien die profansten, alltäglichsten und unspektakulärsten Gedanken, Gefühle, Phantasien, Grübeleien, Tagträume, Körperempfindungen und dergleichen beinhalten, von denen wir gewöhnlich annehmen, dass sie mit dem, was der Patient im betreffenden Augenblick sagt und tut, nicht das Geringste zu tun haben (Ogden 1997a).

Träumereien sind wie der manifeste Inhalt von Träumen ein Aspekt bewussten Erlebens, der innig mit dem unbewussten Erleben verbunden ist. Man muss darum kämpfen, am eigenen Traumerleben im Wachzustand »festzuhalten«, bevor das Unbewusste es »zurückfordert«. Dieser Kampf ist nicht nur gegen die Kräfte der Verdrängung gerichtet. Weil unser Traumerleben einen so großen Teil unseres fast unsichtbaren Selbstempfindens im Hintergrund ausmacht, handelt es sich ebenso sehr um einen Kampf mit dem Wunsch bzw. dem Bedürfnis nach »der Privatheit des Selbst« (Khan 1974). Eine Träumerei, die dem Bewusstsein in einem bestimmten Augenblick noch völlig zugänglich zu sein schien, ist häufig schon im nächsten Moment »verschwunden« und hinterlässt nur einen unspezifischen Empfindungsrest.

Ich halte die Nutzung des Traumerlebens durch den Analytiker für eine entscheidende Komponente der analytischen Technik (Ogden 1995, 1996b, 1997a). Zwar ist im Rahmen dieses Kapitels eine detaillierte Darstellung meiner Bemühungen, in der analytischen Situation vom Traumerleben Gebrauch zu machen, nicht möglich, doch hoffe ich, dass die folgende (stark schematisierte) klinische Vignette einen ersten Eindruck vom Erleben von Träumereien *(experience of reverie)* und seiner Rolle im analytischen Prozess vermittelt. (Detaillierte klinische Darstellungen meiner Art, Träumereien für die analytische Arbeit zu nutzen, folgen in den Kapiteln 4 und 6.)

In einer kürzlichen Therapiesitzung erklärte mir ein Analysand, Herr W., mit intensivem Gefühlsausdruck, wie sehr es ihn ängstige, in starkem Maße »mental außer Kontrolle« zu sein. Er war zweimal verheiratet gewesen und wieder geschieden worden, und jedes Mal hatte er eine Frau mit Kindern verlassen, denen er sich entfremdet fühlte. Er erklärte, ich sei der einzige Mensch, dem er das ganze Ausmaß seiner »Verrücktheit« eingestanden habe. Während Herr W. sprach, »wanderte« mein Geist in Gedanken zu meinem näher rückenden fünfzigsten Geburtstag. Mir fiel ein kürzliches Gespräch mit einem Freund ein, in dem ich halb im Scherz gesagt hatte, ich würde mit der Tatsache, dass ich fünfzig Jahre alt werde, »fertig«, indem ich mich zu glauben weigerte, dass dies tatsächlich wahr sei. Dieser »Scherz« erschien mir rückblickend wie ein etwas unbeholfener Versuch, witzig zu sein. Die Äußerung kam mir aus meiner aktuellen Sicht als zu gewollt vor, und als ich jenes Gespräch innerlich noch einmal an mir vorüberziehen ließ, war mir peinlich, was ich damals gesagt hatte. Während ich meine Aufmerksamkeit wieder dem zuwandte, was Herr W. sagte, versuchte ich, meine Träumerei im Kontext des aktuellen Geschehens in der analytischen Beziehung zu betrachten. Nach einiger Zeit sagte ich zu Herrn W., ich glaubte ihm zwar, dass ihn das Ausmaß seines Gefühls, verrückt zu sein und keine Kontrolle über sich zu haben, ängstige, doch hätte ich andererseits den Eindruck, in anderen Situationen (und vielleicht sogar in diesem Moment) erschiene ihm dieses Empfinden seiner selbst als so unwirklich, dass er es nicht für einen Teil von sich halte. Herr W. schwieg einige Augenblicke und sagte dann (und dabei war deutlich zu spüren, dass er weniger stark unter Druck stand als vorher), wenn er über die Analyse spreche, als sei diese für ihn »eine wahlfreie Angelegenheit«, empfinde er seine »Verrücktheit« wie etwas aus ferner Vergangenheit oder vielleicht sogar wie etwas, das jemand anderem passiere, den er gut kenne, der er aber nicht ganz und gar sei. »Es ist nicht so, dass ich mir dies wirklich wie eine andere Person vorstelle, aber es fühlt sich nicht an wie ich.«

In der soeben geschilderten klinischen Situation gelang es mir, scheinbar mit der aktuellen Situation nicht zusammenhängende Gefühle und Gedanken zu nutzen, die ich mir während der Sitzung mit Herrn W. in die Erinnerung »zurückgerufen« hatte. (Das Wort »zurückrufen« [*recall*] ist in diesem Zusammenhang etwas irreführend, da die Gedanken und Gefühle, die sich in dieser Träumerei manifestierten, keine mentale Wiederholung von etwas bereits Geschehenem waren, sondern ein neues Ereignis, das im Kontext der analytischen Beziehung entstand, so wie sie sich in jenem Augenblick bewusst und unbewusst entwickelte.) Gedanken und Gefühle über meinen nahenden fünfzigsten Geburtstag waren bei mehreren Patienten, mit denen ich damals arbeitete, aufgetaucht. Doch wurden die dabei entstehenden Bilder, Gedanken, Gefühle und Empfindungen durch die spezifischen Qualitäten der für den jeweiligen Patienten besonders bedrückenden bewussten und unbewussten Konstruktionen in einen speziellen Kontext gestellt und stark reflektiert. In der beschriebenen Sitzung schien mir, dass das Traumerleben bezüglich des »Scherzes« über das »Fertigwerden« mit dem Geburtstag, an den zu glauben ich mich weigerte, mein Vertrauen auf eine Form von Abspaltung und Allmachtsgefühl spiegelte, die mir ersparen sollten, den mit dem Ereignis verbundenen Schmerz direkt zu benennen und in voller Stärke zu erleben.

Außerdem schien mir die Nonchalance jenes »Auftritts« ein Ausdruck des Anspruchs zu sein, dass ich den Sieg sowohl über meine eigenen Gefühle als auch über das Vergehen der Zeit errungen hätte. Durch das Erwecken des falschen Anscheins von Leichtherzigkeit in jenem »Scherz« hatte ich die zwanghafte manische Abwehr vertuschen wollen, mit deren Hilfe ich die Traurigkeit und Furcht zu überspielen versuchte, die das Erreichen des fünfzigsten Geburtstages in mir auslöste. Meiner engsten Freundin hatte man wenige Tage vor ihrem fünfzigsten Geburtstag mitgeteilt, sie sei an Brustkrebs erkrankt und in ihrem Körper befänden sich bereits viele Metastasen. Die merkwürdige Atmosphäre in meiner Träumerei (die Wahrnehmung der »Durchsichtigkeit« meines Bemühens, schlau zu sein) erscheint mir rückblickend als Spiegelung eines Gefühls der Beklommenheit angesichts meines Wunsches, der Furcht zu entkommen, die das Erkennen und das Eingeständnis meiner eigenen Sterblichkeit (die für mich nur zu deutlich geworden war) bei mir weckte, sowie meiner tiefen Traurigkeit angesichts des Todes einer Freundin. Dieses Aspekts meines Erlebens war ich mir zum geschilderten Zeitpunkt jener Analyse nur sehr schwach bewusst.

Die Interpretationen, die ich dem Patienten anbot, konzentrierten sich auf die emotionale Abgetrenntheit, die ich in Herrn W.s Beziehung zu dem Aspekt von sich empfand, den er als »verrückt« und völlig seiner Kontrolle entzogen charakterisierte. Herrn W.s Reaktion auf meine Interpretation (sein teilweises Anerkennen dessen, dass er den psychotischen Aspekt von sich oft wie einen Fremden behandelte) war von einer Förmlichkeit, welche einen Eindruck von der Tiefe der Furcht und Traurigkeit vermittelte, die für ihn mit dem Erleben dieses weitgehend abgespaltenen psychotischen Aspekts verbunden waren. Hingegen reflektierte ich in meiner Deutung keine signifikante Verantwortlichkeit und Schuld bezüglich der destruktiven Auswirkungen seiner »Verrücktheit« auf seine beiden früheren Frauen, seine Kinder, die Analyse oder mich. Auf Grund meines Empfindens von Beklommenheit in meinen Träumereien vermutete ich, dass Scham- oder Schuldgefühle schon bald zu einem deutlich erkennbaren Element der Übertragung werden würden.

II.

Bei dem Aspekt der analytischen Arbeit, dem ich mich nun zuwenden werde, geht es um das Bemühen um einen aufmerksamen Umgang mit der Sprache (meiner eigenen ebenso wie der des Patienten) in der Sitzung. Ich empfinde diesen Aspekt nicht als eine Last, die zu tragen ich gezwungen bin, sondern als eine der großen Freuden der Arbeit eines Analytikers. Analytiker und Analysand benutzen größtenteils indirekte (symbolische) Kommunikationsmethoden (hauptsächlich in Form des Gebrauchs der Sprache), um einander etwas darüber mitzuteilen, was sie fühlen. Versucht der Patient, Worte auf diese Weise zu benutzen, geht es ihm nicht in erster Linie darum, dem Analytiker zu sagen, was er fühlt, als vielmehr darum, ihm durch seinen Gebrauch der Sprache zu zeigen und zu erläutern, *wie* er sich und wie sich nach seiner Vorstellung der Analytiker fühlt.

Die Bezeichnungen für Gefühle, über die wir verfügen – *Furcht, Einsamkeit, Verzweiflung, Freude* und so weiter – sind Gattungsbegriffe für Gefühlskategorien, die für sich allein oft nur wenig vom einzigartigen individuellen Erleben des Sprechers im betreffenden Augenblick vermitteln. Teilt eine Patientin mir mit, sie sei während des Wochenendes verzweifelt gewesen, frage ich sie oft, *wie* sie ihre Verzweiflung empfunden hat. Und wenn sie zu jenen Patienten zählt, denen es generell schwer fällt, zu beschreiben, was sie fühlen, und sogar, wo sie das betreffende Gefühl verspüren, frage ich manchmal: »Woran haben Sie denn gemerkt, dass Sie verzweifelt waren?« In ihrem Bemühen, zu erforschen oder zu beschreiben, *wie* sich Verzweiflung oder Einsamkeit oder Freude anfühlen, greifen Analytiker und Analysand zwangsläufig zu Metaphern. Ich bin überzeugt, dass wir als Analytiker bei fast jeder unserer Äußerungen durch die Art, wie wir die Sprache benutzen, unbewusst den Wert des Gebrauchs metaphorischer Ausdrücke lehren und selbst zu schätzen lernen. Die Metapher ist ein integraler Bestandteil des Bemühens zweier Menschen, einander einen Eindruck davon zu vermitteln, was (bzw. *wie*) sie (sich) im gegenwärtigen Augenblick fühlen und wie sich ihr früheres Erleben (aus der Perspektive der Gegenwart betrachtet) in der Vergangenheit anfühlte. Als Analytiker versuchen wir außerdem, etwas über die *Grenzen* von Metaphern zu lernen und zu lehren:

> Jede Metapher versagt irgendwo ihren Dienst. (…) Es ist eine heikle Sache, mit einer Metapher umzugehen, und wenn man nicht schon lange mit ihr lebt, weiß man nicht, wo sie versagt. Man weiß dann nicht, inwieweit sie von Nutzen und wo sie erschöpft ist. Eine Metapher ist etwas sehr Lebendiges. Sie ist wie das Leben selbst. (Frost 1930, S. 723)

Meine Interventionen nehmen sehr häufig die Form des Elaborierens einer Metapher an, die entweder der Patient eingeführt hat oder die ich selbst (meist ohne es zu merken) ins Spiel gebracht habe.

Kürzlich sagte ein Analysand, Herr H., in einer Analysestunde: »Gestern Abend habe ich das College [wo er unterrichtete] nicht mit irgendjemandem verlassen. Als ich auf den Bus wartete, war ich völlig mit mir allein.« Ich fragte: »Wie war es für Sie, mit sich allein zu sein?« Der Patient antwortete: »Ich weiß nicht. Ich habe gestern fast meine gesamten Weihnachtseinkäufe erledigt.«

Daraufhin bemerkte ich, Herr H. habe auf meine Frage geantwortet, er wisse nicht, was für eine Art von Gesellschaft er für sich sei. Ich fügte hinzu, mir scheine, dass er indirekt angedeutet habe, er wisse dies deshalb nicht, weil er sich angespannt Aktivitäten wie den Weihnachtseinkäufen zugewandt habe, um den Raum zu füllen, in dem er hätte spüren können, wie es ist, Zeit mit sich allein zu verbringen. Später in jener Sitzung kam ich auf die Metapher in einer leicht veränderten Form zurück. Ich sagte zu Herrn H., ebenso wie er sich von mir immer wieder nicht willkommen geheißen fühle, scheine er sich selbst als einen unwillkommenen Gast zu empfinden, den er durch Aktivitäten abzulenken versuche, weil er hoffe, die Virulenz des Gastes auf diese Weise zumindest eine Zeit lang ablenken zu können. (Als ich mich das Wort *Virulenz* benutzen hörte, war das für mich selbst unerwartet. Es hing teilweise mit vielen vorangegangenen Gesprächen darüber zusammen, wie der Patient die heftigen verbalen Attacken seines Vaters und die Grausamkeit seiner eigenen Angriffe auf sich selbst erlebt hatte.)

Dann berichtete der Patient, auf Grund mechanischer Geräusche (des Aufzugs und des Heizungssystems) in dem Apartmentgebäude, wo er wohne, schlafe er seit Monaten nicht mehr gut. Ich knüpfte an viele vorangegangene Gespräche über das Gefühl des Patienten an, er selbst und die Analyse seien tot, als ich daraufhin bemerkte, die mechanischen Geräusche, die seinen Schlaf störten, fühlten sich für ihn möglicherweise so an, als würden die toten (mechanischen) Aspekte von ihm gestört, die zu hören und spüren er in der Nacht gezwungen sei, weil er sich dann weniger gut durch das »weiße Rauschen« der »Weihnachtseinkäufe« abgeschirmt fühle. Daraufhin schwieg Herr H. fast eine Minute, und mir schien, dass es ihm in diesem Moment zum ersten Mal im Laufe der Sitzung gelang, sich nicht mehr so stark auf die maskierenden Auswirkungen (das weiße Rauschen) ununterbrochenen Redens zu verlassen.

In diesem kurzen Austausch führte der Patient die Metapher des Zwei-Menschen-Seins ein (»Ich war völlig mit mir allein«). Daraufhin machte ich diese Metapher deutlicher, indem ich versuchte, sie konkreter zu formulieren und sie dadurch als Phantasie besser erkennbar zu machen. Deshalb fragte ich: »Was für eine Art von Gesellschaft sind Sie für sich?« Dies führte dazu, dass Herr H. mich mit einem anderen Aspekt dessen, was für eine Art von Gesellschaft er für sich selbst sei, bekannt machte, indem er meine Frage abtat und wenig Interesse am Spiel mit der Metapher erkennen ließ. Er sagte, er habe seine Weihnachtseinkäufe abgeschlossen, was (wie wir im Hinblick auf ähnliche Verhaltensweisen schon oft festgestellt hatten) eine fiebrige Aktivität war, die ihm ermöglichte, eine Illusion von Lebendigkeit zu erzeugen, wenn er das Gefühl hatte, er sei in Gefahr, ein tiefes Gefühl der Abgestorbenheit zu erleben.

Später in jener Sitzung versuchte ich eine Deutung mit Hilfe einer leicht erweiterten Version des metaphorischen Bildes des Patienten, eine bestimmte Art von Gesellschaft für sich selbst zu sein. Ich führte die Metapher ein, dass ein Aspekt von ihm sich im Hause eines anderen Aspekts wie ein unwillkommener Gast fühle. Ich sagte, nach meiner Meinung versuche er, den unliebsamen Gast (sein Gefühl der eigenen Abgestorbenheit) in Schach (abgelenkt) zu halten, indem er den (metaphorischen) Raum, in dem er die Abgestorbenheit und Einsamkeit erleben könnte, durch fiebrige Aktivität auszufüllen trachte. Dann erklärte Herr H., er habe wegen mechanischer Geräusche in dem Haus, wo er lebe, seit Monaten nicht gut geschlafen. Ich hörte dies als eine unbewusste Erweiterung der Deutung bzw. Metapher von Seiten des Patienten. Er sagte damit, der abgestorbene Aspekt von ihm gleiche einem mechanischen (unmenschlichen) Geräusch – einer intrusiven Präsenz, die ihm nicht einmal dann Ruhe lasse, wenn er sie auf Distanz halte (in anderen Teilen des Gebäudes bzw. in abgespaltenen Aspekten seiner selbst). Dann formulierte ich seine unbewusste Erweiterung der Metapher expliziter aus und verband sie mit der Metapher der Weihnachtseinkäufe. Ich sagte, ich glaubte, die mechanischen Geräusche des Gebäudes, die ihn nachts störten, könnten ihm wie jene belastenden abgestorbenen Aspekte seiner selbst erscheinen, die er nachts weniger gut mit Hilfe des weißen Rauschens der »Weihnachtseinkäufe« auszuschalten vermöchte. Das darauf folgende Schweigen erlebte ich als eine Reaktion auf meine Deutung, insofern es zu spiegeln schien, dass Herr H. nun in stärkerem Maße empfand, wie es sich anfühlte, im Augenblick mit sich selbst allein und mit mir zusammen zu sein, ohne aufkommende Gefühle im Augenblick ihres Erscheinens in einer Flut von Worten und Gedanken zu ertränken.

In diesem klinischen Beispiel geht es mir nicht darum, die organisierende Kraft einiger besonders fruchtbarer oder phantasievoller Metaphern zu veranschaulichen. (Ich halte die beschriebenen Metaphern nicht für besonders kunstvoll.) Vielmehr möchte ich zeigen, welch ein großer Teil dessen, was Patienten zu ihren Analytikern und Analytiker zu ihren Patienten sagen, in Form des Präsentierens eigener Metaphern, des Eingehens auf die Metaphern des Anderen und des Weiterentwickelns von Metaphern stattfindet (siehe z. B. Ingram 1996; Meares 1993; Reider 1972). Ich hoffe, es ist klar, dass ich, wenn ich über den Gebrauch von Metaphern im analytischen Dialog spreche, nicht den bewusst »poetischen« Gebrauch der Sprache meine. In der normalen Alltagssprache gibt es eine unermessliche Fülle von Metaphern, deren Wirkkraft allerdings häufig entweder durch übermäßigen Gebrauch erschöpft ist oder die als Metaphern kaum noch erkannt werden, weil sie zu einem festen Bestandteil der Wortbedeutung geworden sind. Wenn beispielsweise ein Patient oder ein Analytiker sagt, er fühle sich »unter Druck«, es habe ihm »die Sprache verschlagen«, er sei »ausgebrannt«, »taub«, »hin- und hergerissen«, »zwiespältig«, »von Schmerz gepeinigt«, »emotional erschöpft«, etwas sei ihm »scheißegal« und dergleichen, führen sie damit Metaphern an, die man beispielsweise weiterentwickeln oder modifizieren und denen »man sein Ohr zuwenden« kann. »Der Etymologe findet schließlich, dass auch das toteste Wortfossil einst ein glänzendes Bild war! Die Sprache ist fossile Dichtung« (Emerson 1844/1902, S. 55f.). Ein großer Teil dessen, was in jeder Analyse geschieht und was Winnicott so treffend als *going concern* (Selbstläufer) bezeichnet, geschieht in der Form, dass Analytiker und Analysand auf kreative und unabsichtliche Weise mit spontan erfundenen oder wieder entdeckten Metaphern ein »verbales Schnörkelspiel« spielen (Boyer 1997).

Um sowohl die Alltäglichkeit als auch die Wichtigkeit dieser Art von Spiel noch besser zu veranschaulichen, möchte ich kurz zwei Ereignisse dieser Art schildern, die im Laufe eines einzigen Morgens analytischer Arbeit stattfanden.

Zu einer Patientin, deren Ehe nach fünfzehn Jahren geschieden worden war, sagte ich: »Nach Ihrem Bericht haben Sie das Gefühl, dass Ihre Ehe gar nicht erst abgeflogen ist – also nicht, dass sie abgestürzt ist.« Daraufhin antwortete die Patientin: »Ich hatte immer das Gefühl, nur Passagier zu sein. Ich hasse meine Passivität; sie ermöglicht mir, jahrelang abzuschalten. Ich saß nur einfach ausdruckslos da, als hätte ich nicht den geringsten Einfluss auf das, was geschah – Sie sehen es ja selbst jedes Mal, wenn ich hier bin.« Die Patientin entwickelte also die von mir eingeführte Metapher des Flugs in einem Flugzeug weiter und fügte ihr ein eigenes metaphorisches Bild hinzu, in dessen Mittelpunkt das passive (»ausdruckslose«) »Dasitzen« als Passagier stand. Diese neue Metapher wurde dann zum »analytischen Objekt«, auf das sich die Patientin und ich bezogen.

Ein anderer Patient beschrieb auf folgende Weise, wie er es empfand, mit mir zusammen zu sein: »Es ist, als ließe ich einen Teil von mir draußen auf dem Gehsteig, wenn ich zu Ihnen komme. Er wartet dort geduldig, bis ich mein Gespräch mit Ihnen beendet habe, holt mich dann unten an der Treppe ab, und wir werden wieder zu einer Person.« Unter den unzähligen Möglichkeiten, diese Metapher aufzufassen, erschien mir zu jenem Zeitpunkt (im zwölften Jahr der Analyse dieses Patienten) diejenige als die lebendigste, die eine unbewusste Aussage über die Wertschätzung des Erlebens von Ungestörtheit sogar in der von ihm als vertraut empfundenen Beziehung zu mir beinhaltete. Ich erklärte dem Patienten, ihm sei offenbar mein Verständnis dafür wichtig, dass sein Gefühl, jemanden draußen auf dem Gehweg zu lassen, nicht bedeute, er empfinde das Geschehen zwischen uns als nichtig oder irreal. Er sagte: »Ich habe L. (seine Frau, mit der er seit fast dreißig Jahre zusammenlebte) nie verständlich machen können, dass meine nicht hundertprozentige Präsenz in der Beziehung zu ihr kein Vorspiel dazu sei, dass ich sie eines Tages verlassen würde. Tatsächlich ermöglicht mir gerade dies, mit ihr zusammenzubleiben.«

Für diesen Patienten war die Grenzlinie zwischen dem Gefühl, »nicht da zu sein«, und dem Gefühl, dass man eine gewisse Privatsphäre selbst dann braucht, wenn man sich in Gegenwart eines anderen Menschen lebendig und emotional präsent fühlt, sehr dünn. Die delikate Wechselwirkung zwischen privater Ungestörtheit und emotionaler Präsenz hatte einen erheblichen Teil der Analyse in Anspruch genommen. Die metaphorische Äußerung und meine hier beschriebene Reaktion darauf sind nur eine Momentaufnahme (und keineswegs ein fester Ruhepunkt) im Bemühen des Patienten um einen akzeptablen Kompromiss zwischen Ängsten vor eisiger Isolation und andererseits der empfundenen Gefahr, in einen anderen Menschen »hineinzufallen«.

Versucht man mit Patienten zu arbeiten, die in ihrem Denken und in ihrem Gebrauch der Sprache sehr konkret sind, erlebt man eine Art von Kommunikation (oder einen Mangel an Kommunikation), für die (bzw. den) ein Fehlen metaphorischer Sprache (oder genauer gesagt die Unfähigkeit, eine Metapher als Metapher zu empfinden) charakteristisch ist. Für solche Patienten sind Menschen, Ereignisse, Gefühle und Wahrnehmungen das, was sie sind: Eine Sitzung, die abgesagt wurde, weil der Analytiker krank war, ist nicht mehr und nicht weniger als das. Das Ereignis ist ein Ereignis. Der Patient empfindet sein Erleben nicht einmal als die Art, wie *er* das betreffende Ereignis erlebt (Segal 1957; siehe auch Ogden 1986).[1]

Ein Patient sagte kürzlich, er müsse hundertmal schreiben, dass er sich stets seiner eigenen Bedürfnisse bewusst sein solle und sich nicht einfach den Wünschen anderer beugen dürfe. Der Patient beschrieb mit Hilfe der Metapher des wiederholten mechanischen Abschreibens eine imaginäre

---

[1] Natürlich sind nicht alle Analysanden gleichermaßen daran interessiert oder dazu in der Lage, sich an diesem Spiel mit Worten und Ideen zu beteiligen. Diejenigen, die weniger dazu neigen, bringen häufig ihre eigenen Formen von Spiel in die analytische Situation: beispielsweise ihren persönlichen Humor oder ihre Reaktion auf Musik, die sie kürzlich gehört oder selbst gespielt haben, oder auf Geräusche, die in der analytischen Sitzung aufgetreten sind. Ich verstehe Spiel in seinen vielfältigen Formen als metaphorisch in dem Sinne, als es darauf basiert, dass unterschiedliche Aspekte des eigenen Erlebens auf neue und interessante Weisen zueinander in Beziehung gesetzt werden. Ist ein Patient in einer Analyse nicht in der Lage, sich auf irgendeine Form von Spiel einzulassen, ist *»die Arbeit des Therapeuten dort, wo Spiel nicht möglich ist, darauf ausgerichtet […], den Patienten aus einem Zustand, in dem er nicht spielen kann, in einen Zustand zu bringen, in dem er zu spielen im Stande ist«* (Winnicott 1971a/1973, S. 49, im Original kursiv). Im Sinne des Ansatzes, den ich in diesem Kapitel zu erläutern versuche, beinhaltet dies, dass die Aufmerksamkeit des Therapeuten auf die Probleme gerichtet ist, die im Kontext der analytischen Beziehung in Zusammenhang mit dem Entwickeln von Metaphern auftreten können.

Bemühung, seiner Schwäche entgegenzuwirken, die Wünsche und Gedanken anderer Menschen seinen eigenen gegenüber zu bevorzugen. (Sogar diese in der Metapher zum Ausdruck kommende Idee war erstaunlich klischeehaft.) In diesem Fall benutzte der Patient eine Metapher auf eine nicht-metaphorische Weise. Er vermochte nicht, die Tatsache zu hören bzw. zu erleben, dass sein Vergleich (seine Art zu denken, zu sprechen, zu erleben usw.) einen Reichtum enthielt, der durch seine (unbewusste) Furcht davor, den Vergleich, den er angestellt hatte, zu erkennen und darüber nachzudenken, unterminiert wurde. Irritiert wunderte er sich, weshalb der Analytiker etwas, das er für nichts weiter als eine »Redensart« hielt, so viel Bedeutung beimaß. Er vermochte sich nicht einzugestehen, dass seine Metapher ein Ausdruck seiner unbewussten Wahrnehmung/Phantasie sein könnte, die Art, wie er psychische Veränderungen herbeizuführen versuchte, könnte ebenso unwirksam und zum Scheitern verurteilt sein wie jene Strafen, mit denen man in der Grundschule versucht, Kinder durch vielmaliges Aufschreiben der Beteuerung, sie würden ein unerwünschtes Verhalten in Zukunft unterlassen, zu einer entsprechenden Veränderung zu bewegen (»Ich werde im Unterricht nicht mehr sprechen. Ich werde im Unterricht nicht mehr sprechen«). Auf einer noch tiefer im Unbewussten liegenden Ebene könnte man den Patienten auch sagen hören, der Analytiker unterstütze ihn in seinem vergeblichen Versuch, wenn es ihm nicht gelinge, ihn (den Patienten) auf andere Weise dazu zu bringen, selbstständig zu denken und zu sprechen, um eine psychische Veränderung herbeizuführen.

Ein weiteres Beispiel für den nicht-metaphorischen Gebrauch potenziell metaphorischer sprachlicher Äußerungen stammt aus der Anfangsphase einer Analyse, mit der ich als Supervisor konfrontiert wurde. Der Patient, ein 28-jähriger Paralegal in einer großen Anwaltskanzlei, sprach seit mehreren Sitzungen darüber, dass er erwäge, mit der Arbeit auf der Couch anzufangen. Zu Beginn einer Sitzung in dieser Periode legte er seinen Mantel auf die Couch, setzte sich auf den für die Patienten vorgesehenen Sessel und sagte: »Zumindest *etwas* von mir ist auf der Couch.« Daraufhin begann er rasch, über Erlebnisse bei der Arbeit zu sprechen. Die Analytikerin deutete die ambivalente Geste des Patienten nicht, weil sie bei der Arbeit mit ihm festgestellt hatte, dass er jeden ihrer Versuche, mit Metaphern zu spielen, die er selbst benutzt hatte, als unerträgliche Grenzverletzung empfand.

Dieser Patient war drei Jahre alt gewesen, als sein Vater die Familie verlassen hatte, und seit jener Zeit hatte er keinen Kontakt mehr zu ihm gehabt. Danach hatte er bis zu seinem zwölften Lebensjahr mit seiner Mutter in einem Bett geschlafen. Nicht die Mutter, sondern *er* hatte schließlich entschieden, dass er fortan im eigenen Bett schlafen werde. Der Patient schämte sich zutiefst, weil er so lange mit seiner Mutter das Bett geteilt hatte, obwohl es zwischen ihnen nie zu explizit sexuellen Handlungen gekommen war.

Zu Beginn der Sitzung, um die es hier geht, hatte der Patient unbewusst eine Metapher benutzt, in der er (sein Mantel) mit der Analytikerin/Mutter im Bett (auf der Couch) lag, während er selbst sicher auf seinem Sessel/in seinem eigenen Bett saß/lag. Mir schien, als ob der Akt des Nebeneinanderstellens und Untersuchens der Beziehung zwischen den beiden »Teilen« der Metapher für diesen Patienten gleichbedeutend mit der Erfüllung inzestuöser Wünsche und Ängste war, mit denen er im sprachlichen Ausdruck und in der Bildsymbolik der Metapher kämpfte (»Zumindest etwas von mir ist auf der Couch«). Außerdem schien er regelmäßig den Prozess des Erkennens der Verbindung zwischen den beiden Elementen einer Metapher, die er eingeführt hatte (in diesem Fall die Verbindung zwischen dem Mantel [seinem Körper] und der Couch [dem Bett der Analytikerin]), zu unterbrechen. Tatsächlich unterbrach er ständig jede Art von Verbindung, die sich anbahnte. In der analytischen Beziehung brachte er dies in Form von Zuspätkommen und völligem Versäumen von Sitzungen zum Ausdruck, des weiteren, indem er die Analytikerin beim Sprechen unterbrach, plötzlich mitten in einer Diskussion das Thema wechselte, und dergleichen mehr. Außerhalb der analytischen Situation brach der Patient häufig Beziehungen abrupt ab, sobald eine gewisse Vertraulichkeit entstand. Da kein Vater (und kein »Vater-in-der-Mutter« [Ogden 1987]) zugegen war, der den Vollzug der inzestuösen Phantasie hätte verhindern können, hatte der Patient das Gefühl, es sei allein ihm auferlegt, den Vollzug (das Zusammenbringen der Elemente) des inzestuösen Akts zu verhindern.

Im Laufe der Konsultation äußerte ich der Analytikerin gegenüber meine Vermutung, sie könne mit dem Patienten in einer projektiven Identifikation befangen sein, in der sie es unbewusst vermeide, die *metaphorische* Handlung des Patienten zu deuten (das »Legen« seines Mantels auf die Couch), weil sie fürchte, dadurch eine inzestuöse *sexuelle* Handlung zu vollziehen: eine, von der sie ebenso wie der Patient glaube, sie könne verhindert werden, wenn es zu vermeiden gelänge, dass die Elemente der Metapher »zusammengebracht« (in Beziehung zueinander erlebt und gesehen) würden.

III.

Im Falle einer Metapher bringen wir etwas zum Ausdruck, indem wir etwas anderes sagen, oder, um Frost (1930) zu zitieren: Eine Metapher ist eine Art, »das eine zu sagen und das andere zu meinen« (ebd., S. 719). Ohne Metaphern sind wir in einer Welt von Oberflächen gefangen, über deren Bedeutung wir nicht reflektieren können. Selbstreflexion entsteht, wenn »ich« (als Subjekt) auf »mich« (als Objekt) schaue. Eine Metapher ist eine Form sprachlichen Ausdrucks, in der ich »mich« beschreibe, sodass »ich« mich sehen kann. In einem wichtigen Sinne entstehen durch das metaphorische Benennen und Beschreiben von »mir« *sowohl* »ich« *als auch* »mich« als interdependente Aspekte menschlicher Selbstwahrnehmung (menschlicher Subjektivität). Mit anderen Worten: Das Individuum (als Objekt) bleibt für sich (als Subjekt) so lange unsichtbar, bis Metaphern für »ich« benutzt werden, um »mich« zu beschreiben/erschaffen, sodass »ich« mich sehen kann. Dies ist die Dialektik der gegenseitigen Erschaffung von »ich« und »mich«. Um es noch einmal auf eine andere Weise zu formulieren: »Ich« als Subjekt existiert nicht, bis ich »mich« (als Objekt) sehen kann; und das Individuum ist (wie ein Baum im Wald, der umfällt) still/unsichtbar, bis ein subjektives »ich« existiert, das es hört und sieht. Das Ereignis, durch das sowohl »ich« als auch »mich« entsteht, wird allgemein sprachlich und spezifisch durch metaphorischen sprachlichen Ausdruck vermittelt. Deshalb ist ein sehr wichtiger Aspekt der analytischen Arbeit mit Patienten, die in einer Welt konkreten (nicht-metaphorischen) Erlebens agieren, den Betreffenden zu helfen, in einer neuen erlebensbestimmten Form zum Leben zu erwachen – einer Form, für die eine sprachlich vermittelte Selbstwahrnehmung charakteristisch ist.

Nach meiner Auffassung ist ein grundlegender Aspekt des Erlebnisses der Analyse, dass durch sie die Fähigkeit des Menschen, sich seiner selbst bewusst zu sein, erweitert und bereichert wird. Aus dieser Perspektive betrachtet liegt die Bedeutung der Einsicht in der Art, wie sie die Umwandlung des Selbsterlebens in ein Objekt fördert, das »gesehen« werden kann. Somit ist Einsicht nicht nur ein Prozess, durch den Selbsteinsichten *(self-understandings)* (die zuvor unbewusste Aspekte des Erlebens betreffen) entstehen, sondern auch ein wichtiges Vehikel für die Untermauerung des »mich« als Objekt und die gleichzeitige Elaboration des »ich« als Subjekt. Der Prozess der Schaffung von Selbstbewusstheit durch die Erzeugung von Symbolen und Metaphern, mit deren Hilfe der Analysand sich und sein Erleben repräsentieren kann, ist für ihn eine wichtige Errungenschaft und ein ungeheuer wertvolles Geschenk: Eine auf diese Weise entwickelte und erarbeitete Selbstbewusstheit macht einen beträchtlichen Teil des Menschseins aus.

IV.

Von der beschriebenen Sichtweise ausgehend können wir uns nun eingehender damit beschäftigen, weshalb ich der Nutzung der Träumereien des Analytikers so große Bedeutung beimesse. Das Traumerleben im Wachzustand ist ein Prozess, in dem Metaphern entstehen, die der Art, wie der Analytiker die unbewussten Dimensionen der analytischen Beziehung erlebt, Form geben. Das unbewusste Erleben kann nur dann »gesehen« (reflektiert) werden, wenn es für den Betreffenden metaphorisch repräsentiert wird (siehe z. B. Arlow 1979; Edelson, J., 1983; Edelson, M., 1972; Shengold 1981; Trilling 1940). Träumereien sind eine der wichtigsten Formen der Repräsentation des unbewussten (und größtenteils intersubjektiven) Erlebens des Analytikers und des Analysanden. Ihre Nutzung für die analytische Arbeit besteht in der Verwandlung des unbewussten Erlebens in Metaphern, die für uns unbewusste Aspekte unserer selbst repräsentieren.

In einer bereits beschriebenen Situation habe ich einmal »halb im Scherz« geäußert, ich würde mit meinem fünfzigsten Geburtstag »fertig«, indem ich mich zu glauben weigerte, dass er tatsächlich auf mich zukomme. In jener Situation schuf ich (unbewusst) eine Metapher dafür, wie ich das Geschehen zwischen dem Patienten und mir erlebte. Die Gedanken und Gefühle, die in jener halb scherzhaften Äußerung verdichtet waren, repräsentierten das unbewusste Erleben des Patienten und mein eigenes »Fertigwerden« mit dem, was sich jeglicher Kontrolle entzieht (Altwerden, Sterben, Scham, das Gefühl, verrückt zu sein), auf neuartige Weise. Zuvor hatten wir uns beide, ein jeder auf seine Weise, »geweigert, es zu glauben«. Mein Umgang mit jener Träumerei war meine Form der Unterhaltung mit mir selbst über unbewusstes Erleben, die ich »hören«, »fühlen« und zur Herstellung von Verbindungen zu anderen Gedanken und Gefühlen nutzen konnte. Mit ihrer Hilfe habe ich metaphorische Bedeutungen für zuvor unbenanntes (unbewusstes) Erleben im (und vom) intersubjektiven analytischen Dritten erschlossen und neu geschaffen.

Wie ein Traum ist auch eine Träumerei kein »Stück« des Unbewussten und kein Aspekt unbewussten Erlebens, der »sichtbar« geworden (ins Bewusstsein gelangt) ist. Dies ist nicht möglich, weil unbewusstes Erleben *per definitionem* außerhalb des Bewusstseins liegt.[2] Die Äußerungen des Physik-Nobelpreisträgers von P. W. Bridgman (1950) über die Unfähigkeit des Menschen, sich die Struktur der Natur vorzustellen, liefert uns eine Grundlage für die Auseinandersetzung mit der Beziehung zwischen bewusstem und unbewusstem Erleben:

> Die revolutionärste unter den Einsichten, die wir aus unseren neuesten Experimenten im Bereich der Physik gewonnen haben, [ist] die Erkenntnis, daß es unmöglich ist, den menschlichen Bezugspunkt zu überwinden. (...) Dies ergibt sich aus folgender Realisation: Die Struktur der Natur könnte letztendlich so beschaffen sein, daß unsere Denkprozesse ihr nicht in einem Maße entsprechen, das uns erlauben würde, überhaupt darüber nachzudenken. (...) Wir nähern uns nun einer Grenze, jenseits von der wir zu allen Zeiten daran gehindert sein werden, unsere Nachforschungen voranzutreiben, nicht aufgrund der Beschaffenheit der Welt, sondern aufgrund der Beschaffenheit unserer selbst. Die Welt entschwindet und entzieht sich uns, weil sie ihre Bedeutung verliert. Nicht einmal das können wir so ausdrücken, wie wir es gern tun würden. (ebd., S. 157)

Das Unbewusste, wie die Psychoanalyse es versteht, ist ein Bereich des Erlebens, den wir auf Grund »unserer Beschaffenheit« nicht betreten können. Dies bedeutet nicht, dass das Unbewusste als System von Bedeutungen, Bedürfnissen und Sehnsüchten uns nicht unmittelbar beeinflusst – ebenso wenig wie Bridgman behaupten würde, dass die Beschaffenheit

---

[2] Breuer benutzte häufig den Ausdruck *bewusstseinsunfähig* [im Original deutsch, Anm. d. Übers.], um den Status unbewusster Vorstellungen in Beziehung zu bewussten zu beschreiben. Aus dieser Sicht betrachtet ist das Unbewusste nicht einfach deshalb »undenkbar« (außerhalb des Bewusstseins), weil es für das Bewusstsein nicht akzeptabel ist, sondern weil es seiner Natur gemäß »unfähig ist, bewusst zu sein (oder zu werden).«

der Natur keinen Einfluss auf uns hat. Tatsächlich *ist* sowohl die Beschaffenheit der Natur als auch die des Unbewussten das, was wir sind, und wir sind sie.

Das Unbewusste ist nicht einfach nur eine Art zu denken und Gefühle zu organisieren, die durch eine andere Art, Verbindungen zu schaffen, reguliert wird (gemeint ist hier die für den Primärprozess typische Art, Verbindungen zu schaffen), sondern eine Form des Erlebens, die auf Grund ihrer natürlichen Beschaffenheit dem Bewusstsein nicht direkt zugänglich gemacht werden kann. Wenn wir sagen, ein Erlebnis, das einmal unbewusst war, sei bewusst »geworden«, meinen wir damit nicht, dass etwas in den Blick gerückt ist, das zuvor hinter dem Schleier der Verdrängungs-»Barriere« verborgen war. Vielmehr sprechen wir von der Schaffung eines qualitativ neuen Erlebnisses, das keineswegs nur in das »Licht« des Bewusstseins gerückt wurde.

Da wir unbewusstes Erleben niemals bewusst »wissen« oder »sehen« können, schaffen die Transformationen, die Derivate unbewussten Erlebens erzeugen (beispielsweise die Traumarbeit oder die »Arbeit mit Träumereien«, keine neuen Formen unbewussten Erlebens, sondern Ausdrucksformen dessen, *wie* unbewusstes Erleben *beschaffen ist*. Beispielsweise hat ein Patient mir einmal mitgeteilt, er habe einen Traum gehabt, in dem eine Flutwelle auf ihn zugekommen sei, er sich jedoch nicht habe bewegen oder Hilfe herbeirufen können. Diese Schilderung eines Traums war keineswegs ein Einblick in die Welt unbewusster innerer Objekte, sondern ein psychischer Ausdruck der Beschaffenheit des unbewussten Erlebens des Patienten – eine Metapher. Träume sind Metaphern für das unbewusste Erleben eines Menschen. Insoweit wir uns als Analytiker für unbewusstes Erleben interessieren, setzen wir uns mit Metaphern auseinander. Deshalb ist es uns auferlegt, uns detailliert mit der Wirkung von Metaphern vertraut zu machen, denn nur so können wir einen umfassenden Eindruck von ihrer Ausdruckskraft sowie von ihren Grenzen gewinnen.[3]

---

[3] Wenn ich hier vom Erkennen der Grenzen von Metaphern spreche, meine ich damit nicht nur die Fähigkeit, zu erkennen, wo eine Metapher ihren Sinn verloren hat, sondern auch die Fähigkeit, den Punkt zu erspüren, an dem der Patient oder der Analytiker mit einem Erleben ringt, das sich mit sprachlichen Mitteln nicht ausdrücken lässt.

V.

Im Rahmen meiner Bemühungen, für mich selbst und für den Leser zu beschreiben, wie ich als Analytiker arbeite, muss ich auf die Beziehung zwischen zwei wichtigen Aspekten des analytischen Prozesses eingehen. Vom Anfang bis zum Ende jeder analytischen Sitzung versuche ich, mich und den Patienten im Hinblick auf zwei einander überschneidende Aspekte des Erlebens zu lokalisieren: 1. hinsichtlich dessen, wie ich das Zusammensein mit dem Patienten in einem bestimmten Augenblick empfinde, und 2. hinsichtlich meines Empfindens der beherrschenden Angst in der Übertragung-Gegenübertragung im betreffenden Augenblick. Diese beiden Facetten des Erlebens sind zunächst weitgehend unbewusst. Bei meinem Bemühen, mich in Beziehung zu ihnen zu orientieren, verlasse ich mich in starkem Maße auf meine Fähigkeit, Träumereien (die bereits ein metaphorischer Ausdruck unbewussten Erlebens sind) in nützlichere Formen zu transformieren: in stärker verbal symbolisierte Formen, über die man nachdenken und die man (sowohl im Modus des Primär- als auch in dem des Sekundärprozesses) mit anderen Gedanken, Gefühlen und Empfindungen verbinden kann.

Wenn ich mit einem Patienten darüber spreche, was nach meiner Meinung zwischen uns vor sich geht, versuche ich, *von* meinem Erleben *in* meinen Träumereien (und *der* Träumereien), statt *über* meine Träumereien zu sprechen. Für den Patienten von Wert ist nicht ein Bericht darüber, wie ich die analytische Beziehung (einschließlich der beherrschenden Übertragungs-Gegenübertragungs-Ängste) empfinde, sondern ein Bericht darüber, wie sich die Beziehung und die mit ihr verbundene Angst für *ihn* anfühlt und in welcher Beziehung dieses Erleben zu anderen Erlebnissen (realen wie imaginären) steht, die er im Laufe seines Lebens mit mir und mit anderen Menschen gehabt hat. Wenn ich ihm gegenüber Metaphern beschreibe, die ich entwickelt habe, um mit mir selbst über das Erlebnis des Zusammenseins mit dem Patienten zu sprechen, nehme ich dem Patienten dadurch wahrscheinlich die Möglichkeit, eigene Metaphern zu entwickeln. Dies ist insofern keineswegs unwichtig, als im Laufe des Prozesses der Entstehung von Metaphern verbale Symbole geschaffen werden, die das Selbst als Objekt (»mich«) »erhärten« (ihm eine Form und emotionale Substanz geben) und dadurch Symbole schaffen, die als Spiegel dienen, in denen sich das Selbst als Subjekt (»ich«) erkennt/erschafft.

Balint, Bion und Winnicott haben erklärt, es sei für die analytische Technik von zentraler Bedeutung, dass der Therapeut dem Patienten nicht die Kreativität stiehlt (»Allzu leicht kann die Kreativität des Patienten durch einen Therapeuten, der zu viel weiß, eingeengt werden« [Winnicott 1971b/1973, S. 69]), dass er sich stets vergegenwärtigt, dass »die Antwort das Unglück oder die Krankheit der Neugierde ist – sie tötet Letztere. (…) Antworten [Deutungen, die vorgeben, die Antwort zu sein] (…) [setzen] der Neugier ein Ende« (Bion 1976, S. 22); dass er dem Patienten Raum geben muss, »*seinen* Weg zur Welt der Objekte zu finden – statt ihm mittels irgendeiner tiefgründigen oder korrekten Deutung den ›richtigen‹ Weg zu weisen« (Balint 1986, S. 180).

Da das analytische Unternehmen in starkem Maße auf Erlebnisse zurükkgreift, die in den sich überschneidenden Träumereien des Analytikers und des Analysanden entstehen, müssen (nach meiner Auffassung) Bedingungen geschaffen werden, die sowohl der Kommunikation als auch der Wahrung der Privatsphäre förderlich sind (Ogden 1996b). Sich überschneidende Träumereien können sich in einer nutzbaren Form (einer Form, die im Prozess der Selbstreflexion schließlich mit Worten verbunden werden kann) nur in einer Situation entwickeln, in der die Privatsphären des Analytikers und des Analysanden respektiert und geschützt werden. Gleichzeitig beinhaltet die Nutzung von Träumereien durch den Analytiker häufig einen Dialog, einen verbalen Austausch über jene »absoluteste [der] Klüfte« hinweg (James 1890, S. 226), welche die Gedanken und Gefühle eines Menschen von denjenigen eines anderen trennt. Der Dialog in der Psychoanalyse unterscheidet sich von allen anderen Dialogen zwischen Menschen insofern, als es sich um einen Austausch handelt, dessen Ausgangspunkt« (Freud 1914a, S. 54) das Bemühen ist, mittels Erforschung des Übertragungserlebens und der damit verbundenen Ängste (Widerstände) eine psychische Veränderung herbeizuführen. Zu dieser Sicht des psychoanalytischen Unternehmens kehre ich immer wieder zurück, während ich mit der Frage ringe, ob ein bestimmter Aspekt dessen, was ich in einem konkreten Augenblick oder in einer spezifischen Phase der Analyse tue, für die Förderung eines analytischen Prozesses von Nutzen ist.

In einer früheren Publikation (Ogden 1996b) habe ich mich damit auseinander gesetzt, wie man drei Aspekte der analytischen Technik (den Gebrauch der Couch, die Rolle der »Grundregel« der Psychoanalyse und die Analyse von Träumen) aus der Perspektive neu verstehen könnte, dass der analytische Prozess Bedingungen erfordert, die einander überschneidende Träumereien von Analytiker und Analysand fördern. Ich werde jene Darstellung nicht wiederholen, sondern verweise den Leser hiermit auf sie, falls er sich damit auseinander setzen möchte, wie stark meine Arbeit mit Patienten von den in diesem Kapitel beschriebenen Ideen über Träumereien und Metaphern beeinflusst ist.

Zum Abschluss

Ich werde diese Darstellung abschließen (womit ich weder den Eindruck erwecken möchte, dass es sich um eine alles umfassende, noch den, dass es sich um eine abschließende Darstellung handelt), indem ich einige der nie aufgelösten fruchtbaren Spannungen zusammenfasse, auf die ich in diesem Kapitel hingewiesen habe. Es ist größtenteils der Fruchtbarkeit dieser Spannungen zu verdanken, dass das analytische Erleben für mich lebendig und interessant bleibt. Zu ihnen zähle ich die Spannung zwischen Individualität und Intersubjektivität, zwischen Abgeschiedenheit (Privatheit) und Kommunikation, zwischen Träumerei (Traumerleben) und Interpretation; zwischen dem Gebrauch der Sprache im Dienste psychischer Veränderung und der Freude am imaginativen Gebrauch sprachlicher Metaphern um ihrer selbst willen, zwischen dem Versuch, Gedanken und Gefühle akkurat zu benennen und der Freude an jenen »wundervollen Umwegen« (Emerson 1844/1902, S. 232), die der analytische Dialog unvermeidlich einschlägt, und ihrer Wertschätzung.

Um es noch einmal zusammenzufassen: Ich habe in diesem Kapitel Teile eines fortlaufenden inneren Dialogs über meine Arbeit als Analytiker dargestellt. Ich habe beschrieben, wie ich zu spüren versuche, was in jeder analytischen Begegnung wirklich lebendig und echt ist und wie ich in meinem Bemühen, mich in dem zu lokalisieren, was auf unbewusster Ebene in der analytischen Beziehung geschieht, Träumereien nutze. Nach meiner Auffassung spiegelt jede analytische Situation in starkem Maße eine bestimmte Art unbewusster intersubjektiver Konstruktion. Da unbewusstes Erleben *per definitionem* außerhalb der bewussten Wahrnehmung liegt, muss der Analytiker indirekte (assoziative) Methoden nutzen – beispielsweise indem er seine eigenen Träumereien untersucht –, um die erzeugten unbewussten intersubjektiven Konstruktionen »aufzufangen«

(Freud 1923, S. 239). Ich verstehe Träumereien (und alle anderen Erzeugnisse des Unbewussten) nicht als Einblicke in das Unbewusste, sondern als Phänomene des metaphorischen Ausdrucks dessen, *wie* das unbewusste Erleben beschaffen ist. Wenn eine Analyse »gut läuft«, nimmt der analytische Dialog meiner Erfahrung nach häufig die Form eines »Schnörkelspiels« *(squiggle game)* (Winnicott 1971c/1973) an, wobei der eine Partner des analytischen Paars die Metaphern, die der andere unabsichtlich benutzt hat, erweitert und modifiziert.

3

Eine Frage der Stimme

Um einen Aspekt des Zuhörens und Sprechens zu erforschen, der nach meiner Meinung für das analytische Erlebnis von zentraler Bedeutung ist, beschäftige ich mich in diesem Kapitel mit der Stimme. Man könnte sich die Schaffung einer Stimme, mit deren Hilfe man sprechen oder schreiben kann, als eine oder vielleicht sogar die wichtigste Möglichkeit eines Menschen ansehen, durch den Gebrauch der Sprache in das Sein einzutreten und sich zum Leben zu erwecken. Diese Vorstellung von Stimme schließt alle Formen des Gebrauchs von Sprache ein, ob in der Dichtung, in der Prosa, im Schauspiel, im analytischen Dialog oder im alltäglichen Gespräch.

Zwischen dem Denken und dem Sprechen oder Schreiben besteht ein riesiger Unterschied. Beim Sprechen oder Schreiben hören wir uns selbst auf eine Weise zu, die sich von unserem Erleben des eigenen Denkens unterscheidet. Wallace Stevens hat (wie Vendler [1984] berichtet) geäußert, man denke in der eigenen Sprache und schreibe in einer fremden. Damit weist Stevens meiner Meinung nach darauf hin, dass mit dem Schreiben (und, wie ich meine, auch mit dem Sprechen) eine Andersartigkeit verbunden ist, die uns ermöglicht, zu hören, wie wir durch die Art, wie wir die Sprache benutzen, zu sein beginnen.[1]

Stimme ist eine Erlebensqualität, die sich nur sehr schwer greifbar machen lässt, und ich werde dies nicht versuchen, es sei denn dadurch, wie ich im Laufe dieses Kapitels den Begriff der Stimme verwende. »Wir wissen nicht, was die Stimme auf dieser Buchseite ist, wie sie dort hingekommen ist oder wie sie verbessert werden kann; wir wissen dies nur, wenn wir sie hören. Die Stimme auf der Seite [ist] ein geheimnisvoller Prozeß. (...) Sie [ist] da, aber sie [ist] ein Geheimnis« (Looker, zitiert in Varnum 1996, S. 192–193).

Die Idee der Stimme ist weder mit der Idee eines »wahren Selbst« (die Stimme als das authentische Selbst, das seinen Ausdruck in der Sprache findet) noch mit der eines »falschen Selbst« (die Stimme als eine Anzahl von Masken und Posen) identisch. Merkwürdigerweise umfasst die Stimme gleichzeitig Eigenschaften von beidem, und außerdem kann man sie auch noch als Medium bewussten und unbewussten »Experimentierens« mit dem Erleben des Selbst verstehen:

---

[1] Natürlich ist der Gebrauch der Sprache nur eine von vielen Möglichkeiten, die Menschen haben, in ihrem Selbsterleben zu einem Gefühl von Lebendigkeit zu gelangen.

> Sprache (...) ermöglicht uns auf irgendeine Weise, uns scheinbar außerhalb von uns zu begeben und Positionen zu vertreten, an die wir glauben mögen oder im Grunde nicht glauben. Auf diese Weise sind wir in der Lage, fast mit der Stimme eines anderen Menschen zu sprechen, und wir können unaufrichtig, ironisch, sarkastisch und sogar objektiv (was immer das bedeuten mag) sein. (Baird 1968, S. 200)

Aus Bairds Perspektive ist es durchaus möglich, sich vorzustellen, man spreche mit einer Stimme (oder höre sie), die aufrichtig unaufrichtig klingt (mit einer Stimme, die erfolgreich unaufrichtig ist), oder mit einer Stimme, die unaufrichtig aufrichtig klingt (einer Stimme, die sich bemüht, aufrichtig zu klingen, aber bei diesem Bemühen falsch klingt). Letztendlich, so glaube ich, ist die *Lebendigkeit* der Stimme, die durch die Art unseres Gebrauchs der Sprache entsteht, der Maßstab dafür, was sowohl dem Sprecher als auch dem Zuhörer, ebenso wie dem Autor und dem Leser, als das wirklich Echte erscheint. Wenn es um die Frage der Stimme geht, halte ich es für fruchtbringender, beim sprachlichen Ausdruck auf das Empfinden von Lebendigkeit oder Leblosigkeit zu achten, als sich mit den statischen Konzepten von Aufrichtigkeit oder Unaufrichtigkeit und von Wahrheit oder Täuschung auseinander zu setzen (Ogden 1995, 1997c, 1997d).

Wenn ich mich in diesem Kapitel mit der Stimme beschäftige, mache ich mir nicht vor, dass ich damit etwas völlig Neues in den analytischen Diskurs einführe. Seit Breuer Freud aufforderte, sich die merkwürdigen, verwirrenden und beunruhigenden Laute anzuhören, die Patientinnen, die er zu behandeln versucht hatte, hervorbrachten, haben Analytiker den Lauten von Menschen gelauscht (siehe beispielsweise Appelbaum 1966; Balkanyi 1964; Brody 1943; Edelson 1975; Gabbard 1996; Meares 1993; Silverman 1982). Allerdings beschäftigen wir uns als Psychoanalytiker noch nicht besonders lange mit der Stimme, denn schließlich ist unsere Disziplin erst gerade ein Jahrhundert alt. Deshalb tun wir nach meiner Meinung gut daran, bezüglich des Anhörens von Stimmen und des Sprechens darüber von jenen Menschen zu lernen, die seit Jahrtausenden den »lebendigen Klängen des Sprechens« (Frost 1915, S. 687) lauschen und die die Fähigkeit entwickelt haben, Stimmen einzufangen bzw. neu zu schaffen, mit deren Hilfe sie sich selbst zum Leben erwecken. Natürlich spreche ich hier von Dichtern, Dramatikern, Romanciers, Essayisten – sowie von Autoren und Geschichtenerzählern anderer Art. Wenn wir ihnen dabei zuhören, wie sie in der Sprache Leben schaffen und die Sprache zum Leben erwecken, hilft uns dies vielleicht, uns im Zuhören und in der Beschreibung dessen weiterzuentwickeln, wie ein Mensch es in der analytischen Situation schafft, durch Sprache in das Sein einzutreten.

Ich werde in diesem Kapitel zwei amerikanischen Dichtern des zwanzigsten Jahrhunderts lauschen, um einen Eindruck davon zu vermitteln, was ich mit Stimme meine und wie ich dieses Konzept nutze. Zwar ist ein Gedicht als solches ein lebloses »Ding«, doch vermittelt es eine lebendige Stimme, die zum Leser spricht und vom Leser gesprochen wird – eine Stimme, die den Leser direkt und unmittelbar anzusprechen vermag. Beim Lesen dieser Gedichte braucht der Leser sich nicht darum zu kümmern, was ich oder Literaturkritiker oder gar der Dichter selbst darüber sagen, wie sich die Stimmen darin anfühlen oder wie sie klingen. Vielmehr hört er mit seinen eigenen Ohren (und mit seinen eigenen emotionalen Reaktionen) die Stimmen, mit denen die Gedichte sprechen und mit denen er, der Leser, die Gedichte spricht.

Ich habe je ein Gedicht von Robert Frost und Wallace Stevens gewählt, um den Leser an die Thematik der Stimme heranzuführen. Meine Wahl ist nicht deshalb auf diese Gedichte gefallen, weil sie mit besonders klaren Stimmen sprechen, sondern weil sie mir so gut gefallen und weil es mir als eine höchst erfreuliche Aussicht erschien, mich beim Schreiben über sie besonders lange mit ihnen beschäftigen zu können. Beide Dichter sind Meister der Stimme, und in den beiden Gedichten, mit denen ich mich befassen werde, kreiert der Dichter interessante, subtil überlagerte, oft sehr schwer fassbare und manchmal nicht »sprechbare« Stimmen, die zu einem großen Teil ausmachen, worauf diese Gedichte »aus sind«. Bei der Beschäftigung mit ihnen geht es mir nicht darum, zu etwas hinter der Sprache Liegendem zu gelangen, was das betreffende Gedicht »eigentlich bedeutet«, sondern ich versuche, tief in die Sprache einzutauchen und zuzulassen, dass die Sprache auch mich durchdringt. Insbesondere werde ich nach Möglichkeiten suchen, darüber zu sprechen, was die Sprache bewirkt: was für eine Art von Leben in den Stimmen des Gedichts, im Klang und in der Bewegung der gesprochenen Worte und Sätze, in »der Musik des Geschehens« (*»the music of what happens«* – Heaney 1979a, S. 141), geschaffen wird.

Ein großer Teil dessen, was die Stimme in diesen beiden Gedichten bewirkt, erschließt sich nur, wenn man sie laut liest. Die Gedichte bestehen aus den Klängen von Wörtern, die zu Sätzen »aufgefädelt« sind (Frost 1914a, S. 675), welche wiederum ihre eigenen Klänge hervorbringen, »Satzklänge« (ebd., S. 675). Diese Klänge lassen sich am besten mit dem Ohr hören (nicht mit einem metaphorischen, sondern mit dem physischen Ohr) und als Formen im eigenen Mund und Empfindungen im eigenen Körper spüren, während man sie laut spricht. Man muss mit diesen Gedichten viel Zeit verbringen, um ein Gefühl für sie zu entwickeln: »Ein Gedicht, das keine Türen hat, wäre nicht gut. Allerdings würde ich sie nicht offen lassen« (Frost, zitiert in Pritchard 1984, S. 20).

I. So sanfte Redegabe

Never Again Would Birds' Song Be the Same (Frost 1942b/2002) wurde erstmals veröffentlich, als Robert Frost auf die Siebzig zuging. Es ist für mich eines der kunstvollsten und eindrucksvollsten Gedichte überhaupt. Die Stimme dieses Sonetts umfasst einen sehr großen Bereich menschlichen Erlebens: eine Stimme, die einzigartig und gleichzeitig unverkennbar Frost ist.

Never Again Would Birds' Song Be the Same

He would declare and could himself believe
That the birds there in all the garden round
From having heard the daylong voice of Eve
Had added to their own an oversound,
Her tone of meaning but without the words.
Admittedly an eloquence so soft
Could only have had an influence on birds
When call or laughter carried it aloft.
Be that as may be, she was in their song.
Moreover her voice upon their voices crossed
Had now persisted in the woods so long
That probably it never would be lost.
Never again would birds' song be the same.
And to do that to birds was why she came.

Er sagte gern und konnte selber glauben,
die Vögel ringsherum im Garten hätten,
weil sie die Stimme Evas oft gehört,
der eignen einen Beiklang zugefügt,
bedeutungsvoll im Ton, doch ohne Worte.
So sanfte Redegabe konnte ganz gewiss
nur dann auf Vögel eine Wirkung tun,
wenn Rufen, Lachen sie nach oben trug.
Wie dem auch sei: Sie war in ihren Liedern.
Noch mehr: Die Zweisamkeit der Stimmen
hat seither so im Walde fortgewirkt,
dass sie womöglich nicht verloren geht.
Nie mehr ist Vogelsang so wie zuvor.
Den Vögeln das zu geben, war sie da.

(übersetzt von Lars Vollers [Langewiesche-Brandt 2002])

Das Gedicht beginnt im Ton eines gutmütigen Tadels. Der Sprecher äußert sich mit gespielter Skepsis über einen Mann, der eine weithergeholte Ansicht über Vögel kundtut, die dieser für wahr zu halten scheint. Die Stimme des Sprechers ist von einer leichten, uneingestandenen Vertraulichkeit, während er sich zärtlich und skeptisch darüber wundert, dass dieser Mann das Unglaubliche zu glauben vermag und dass er das, was er glaubt, von einem Ort in seinem Inneren aus spricht, wo jeglicher Zweifel zu fehlen scheint. Es entsteht der Eindruck, dass jener andere das, was er glaubt, »eben dadurch erst erschafft« (*»he believes (...) into existence«* – Frost, zitiert in Lathem 1966, S. 271). Man hört in dieser Stimme die Freude daran, jemanden über Jahre so gut zu kennen, dass sogar die alten Geschichten und die schrulligen Überzeugungen dieses Menschen zu Charakteristika des Betreffenden geworden sind.

Im weiteren Verlauf des Gedichtes wird die Metapher des Erzählers, der einen Mann von merkwürdigen, aber tiefen Überzeugungen beschreibt, so »gewendet« (engl.: *»versed«*), dass sie den Leser sanft dazu einzuladen vermag, selbst *in* der Metapher Platz zu nehmen, indem er die Person wird, an die sich die »Argumentation« richtet, während der Sprecher zu dem Mann mit den merkwürdigen Überzeugungen wird.

Die Stimme des Sprechers hat einen wundervoll spielerischen und witzigen Klang, während er fragwürdige Ursache-und-Wirkungs-Verknüpfungen vorträgt, um Ereignisse, die in einer Metapher stattfinden, zu »erklären«: Nachdem die Vögel im Garten (Eden) den ganzen Tag lang Evas Stimme zugehört hatten, war der Klang ihrer Stimme in ihren Gesang eingegangen (als würde im mythischen Garten Eden Zeit eine Rolle spielen). Der merkwürdige »Glaube« an die Entstehung eines *»oversound«* (»Oberklangs« – eine wundervolle Wortneubildung [vermutlich parallel zu *overtones* – »Obertöne«; in der deutschen Fassung des Gedichts der wesentlich konventionellere »Beiklang«, Anm. d. Übers.]) wird zu einem Erlebnis, das im Gedicht selbst stattfindet: in den Veränderungen im Klang der Stimme des Gedichts. Der Oberklang, der sich in der Stimme entwickelt, ist ein sanfterer Klang, der geistreicheren und ironischeren Stimme der ersten fünf Zeilen »aufgepfropft« *(»crossed«)*. In den folgenden Zeilen hören und spüren wir das Zusammenspiel von Klang und Oberklang:

> Admittedly an eloquence so soft
> Could only have had an influence on birds
> When call or laughter carried it aloft.

Der Ausdruck *»an eloquence so soft«* (in der deutschen Fassung: »so sanfte Redegabe«) mit seinen feinen, wiederholten »S«-Lauten spricht so sanft, respektvoll und anmutig, dass er über den harten »C«-(bzw. »K«-)Lauten der Wörter *could*, *call* und *carried* in den darunter folgenden Zeilen zu schweben scheint. Was die Sprache des Gedichtes zum Ausdruck bringt – dass weichere Laute über härteren schweben –, nimmt das Bild der Klänge von *»call or laughter«* (»Rufen oder Lachen«), die emporgetragen *(»carried aloft«)* werden, vorweg.

Das Gedicht ist unablässig in Bewegung; es erzeugt ständig unerwartete »Oberklänge«. Die Worte *»Could only have had an influence on birds«* (»konnte nur [dann] eine Wirkung auf Vögel haben«) bringen es mit einem humorvoll gemeinten Plumps (aus dem Reich der mythischen Metapher) wieder zur Erde zurück. Durch die überzählige unbetonte Silbe in dieser Zeile entsteht ein ziemlich merkwürdiger Versrhythmus, der die Stimme ein wenig stolpern und schließlich in die letzte betonte Silbe »birds« hineinfallen lässt. Dadurch werden auf spielerische, schelmische Weise die zunächst ätherischen, mythischen Vögel (zumindest für einen Augenblick) unversehens in prosaisches Geflügel verwandelt. Gleichzeitig vermittelt das Spiel mit den Wörtern *birds* (»Vögeln«) und *bards*

(»Barden«) einen völlig anderen »Bedeutungston«. Auf diese Weise wird angedeutet, dass die Beredtheit der Musik gesprochener Sprache (sowohl der heutigen wie auch derjenigen früherer Zeiten) nur einen Einfluss auf *Barden* gehabt haben könne, auf Menschen, die die Klänge, die sie hören, mit ihrem »tiefen Ohr« (*»deep ear«* – Heaney 1988a/1992, S. 109; in der deutschen Ausgabe: »mit den Tiefen des Ohres« [S. 146]) in ihre eigenen Lieder bzw. Gedichte als Oberklänge einbeziehen – mehr in ihrem »Bedeutungston« als in ihren Worten/Botschaften.

In den letzten sechs Zeilen des Sonetts tritt eine überraschende Wendung ein. Sie beginnen mit einem leichten Missklang:

> Be that as may be, she was in their song.

In diesem sachlich-bestimmten einzeiligen Satz treten an die Stelle der nicht verbindlichen Konditionalformen *»would declare«* (wann? wem gegenüber? unter welchen Umständen?) und *»could himself believe«* (wie? warum? unter welchen Bedingungen?) das eindeutige *»Be that as may be«*. Diese Phrase in Verbindung mit der forcierten, platten Gewissheit der Formulierung *»she was in their song«* zeigt eine deutliche Veränderung im Klang der Stimme und deutet auf ein beunruhigendes Gewahrsein einer noch nicht genauer georteten Quelle von emotionalem Schmerz oder von Gefahr hin, die im spielerischen Charakter der Stimme bisher fast gänzlich fehlte. Dieses besorgte Beharren wird in den folgenden Zeilen mit komplexeren Klängen verwoben:

> Moreover her voice upon their voices crossed
> Had now persisted in the woods so long
> That probably it never would be lost.
> Never again would birds' song be the same.

Die Stimme hat nun einen persönlicheren Charakter angenommen; sie ist erfüllt von dem Bemühen, an dem, was am höchsten geschätzt wird, festzuhalten; in ihrem Ton erinnert sie an die Worte *»And what I would not part with I have kept«* (»Und wovon ich mich nicht trennen wollte, das habe ich behalten«) aus Frosts Gedicht *I Could Give All to Time* (1942c, S. 305). In *Birds' Song* ist das, was am höchsten geschätzt wird, ein Glaube, der in diesen Zeilen keine Gewissheit mehr ist – nämlich, dass Dichtung, dass dieses Gedicht mit einer »Eloquenz« zu sprechen vermag, die so tief in das menschliche Fühlen und Erleben hineinreicht, dass es die Sprache selbst verändert, und das so lange in den Wäldern/Worten *(woods/words)* ausgeharrt hat, dass es »wahrscheinlich nie verloren gehen würde« *(»probably it never would be lost«)*. Die »Redegabe« *(eloquence)*, die Fähigkeit der Dichtung, den Klang der Sprache zu verändern, ist nur so wirkmächtig wie die Fähigkeit dieses Gedichts, die Klänge einer einzigartigen Stimme zu schaffen, die dem Leser nie verloren gehen wird.

Der Ausdruck *»probably it never would be lost«* vermittelt ruhig und unaufdringlich eine erstaunliche Tiefe von Traurigkeit. Das Wort *probably* deutet sanft ein nie offen eingestandenes Gefühl des Zweifels an der Beständigkeit und Unveränderlichkeit jener Oberklänge an, die im Laufe eines Gedichts oder eines Lebens entstehen. Charakteristisch für Frosts Dichtung, ist das »letzte Wort« am Zeilenende *»lost«* (aus *»never would be lost«*). Auf diese Weise konterkariert der sprachliche Ausdruck den Anspruch auf Dauer schon im Augenblick, in dem er erhoben wird.

Die Stimme in der Zeile *»Never again would birds' song be the same«* ist über den Esprit und Charme des ersten Teils des Gedichts ebenso hinausgelangt wie über die knappe Feststellung *»she was in their song«*. Die Zeile hat den Klang und die Atmosphäre eines Gedenkgebets. In diesen ungemein zarten und unprätentiösen Worten (die keinen einzigen hart klingenden Konsonanten enthalten) wird eine Atmosphäre des Heiligen evoziert – eine zutiefst persönliche Heiligkeit, erfüllt von Liebe wie von Trauer. Durch die Stärke der Stimme in diesen Zeilen bleibt die Erklärung frei von Sentimentalität und Nostalgie. Die Zeile vermittelt, dass der Dichter bemüht ist, beim Schreiben von Gedichten im Klang seiner Worte ein wenig von den Klängen jener Stimmen früherer Zeiten einzufangen und zu bewahren, die ihm die wichtigsten waren: der Stimmen von Menschen, die er geliebt hat; der Stimmen von Gedichten, die ihm besonders wichtig waren; von den sich wandelnden Klängen seiner eigenen Stimme im Laufe seines Lebens (sowohl der gesprochenen als auch derjenigen in den Gedichten, die er geschrieben hat); und von den Klängen der Stimmen früherer Zeiten, die sich keiner bestimmten Person zuordnen lassen, sondern die Teil der Sprache sind, mit der er spricht und aus der er seine eigene Stimme und seine eigenen Gedichte schafft.

Noch etwas anderes geschieht in den Klängen der Worte dieser Zeile, etwas, das ebenso verwirrend ist wie das Gefühl des Zweifels an der

Beständigkeit von Oberklängen. Der Satz beginnt mit der Formulierung »*Never again*«, wodurch unterstrichen werden soll, dass die Stimmen früherer Zeiten nie mehr hörbar sein werden, nie mehr unmittelbar erlebt werden können. Diese Menschen, und damit auch der Klang ihrer Stimmen, existieren nicht mehr. Als Trost angesichts dieses Verlusts bleibt uns eine Erinnerung an den Klang ihrer Stimmen, die unserer eigenen Stimme und derjenigen des Dichters »aufgepfropft« worden ist. Die Oberklänge erinnern uns an das, was verloren ist, doch sind sie nicht die früheren Stimmen selbst. Jene Stimmen werden nie mehr hörbar sein.

Der Klang der Stimme in dieser Zeile, die den Titel des Gedichts wiederholt, scheint für das Gedicht einen Endpunkt zu schaffen. Doch nein, es folgt noch eine weitere Zeile, wie ein hastig hinzugefügtes Postskriptum, in dem erfasst wird, was William James (1890) »ein Gefühl des *und*« (»a feeling of *and*« – S. 245) genannt hat:

> And to do that to birds was why she came.

Die Stimme in dieser letzten Zeile wirkt wunderbar unerwartet. Scheinbar lässig hingeworfen wie ein Nachgedanke, verlangt sie, schneller und lauter gelesen zu werden als die vorherige. Sie ist angefüllt mit harten »T«- und »C«-(bzw. »K«-)Lauten, die nach den vorangegangenen ruhigen, elegischen Klängen einen schrecklichen Lärm produzieren. Doch ist die Wirkung der letzten Zeile für den Prozess der Erzeugung des kunstvoll strukturierten Klangs der Stimme in diesem Teil des Gedichts alles andere als nebensächlich. Die Gleichzeitigkeit von Ironie und Esprit einerseits und Mitgefühl und Trauer andererseits in der Stimme vermittelt hier eine ungeheure emotionale Kraft. Die starke Wirkung der Zeile ist teilweise dem meisterhaften Timing zuzuschreiben. Sie bildet die zweite Hälfte des letzten Couplets, in dessen erster Zeile Stimmen früherer Zeiten sanft und respektvoll Traurigkeit und verhaltenen Trost sowie eine Atmosphäre der Heiligkeit zum Leben erweckt haben. Die Stimme der letzten Zeile des Gedichts durchmisst noch einmal den gesamten Weg, den das Gedicht zuvor gegangen ist. Im Spiel mit den Klängen und Wortbedeutungen ist eine Atmosphäre der Freude zu spüren, die den Oberklang der Trauer und des Verlustes, der sich im Laufe der Zeilen aufgebaut hat, nicht mindert. In diesen letzten zehn einsilbigen Wörtern wird das Gedicht auf kraftvolle, aber auch großzügig-humorvolle Weise in die unmittelbare und informelle Atmosphäre der

Klänge von Wörtern der Alltagssprache zurückgeholt. Der Ausdruck »*And to do that to birds*« scheint besser geeignet, um zu beschreiben, wie ein paar zehnjährige Jungen in einem Park Tauben erschrecken, als für eine Darstellung der Wirkung von Gedichten auf den Klang der Sprache und der Wirkung des Klangs der Sprache auf die Dichtung. Die letzten Worte, »*was why she came*«, verstärken diesen Effekt, indem sie eine leicht abwegig-komische Vorstellung heraufbeschwören, nämlich dass Eva auftaucht, um eine Arbeit zu erledigen (so wie ein Klempner ins Haus kommt, um einen Abfluss zu reinigen).

Der Stimme in *Birds' Song* gelingt es, das Gedicht selbst zu einem Erlebnis zu machen, statt zu einer Beschreibung eines Erlebnisses. Wir hören und spüren im Agieren der Stimme die Freude des Dichters am erfinderischen Gebrauch der Sprache. Man nimmt in dieser Stimme eine unablässige Bewegung wahr, da der Humor die Traurigkeit und die Traurigkeit den Humor durchdringt. In ihrem Beharren darauf, »ständig im Fluge [zu sein] ... und nur im Fluge gesehen zu werden« (»always *on the wing* (...) and not to be viewed except *in flight*« – James 1890, S. 253), gelingt es der Stimme, eine Vielfalt von Dingen zu sein. Sie scheint Trost und sogar Freude darin zu finden, Oberklänge zu hören und zu erzeugen, und gleichzeitig ist sie von der Traurigkeit erfüllt, dass die Stimmen der Menschen, die dem Dichter am wichtigsten waren (sowie seine eigenen früheren Stimmen und schließlich auch diese) *nur* als Oberklänge bestehen bleiben werden. »Aber ist das nicht eine ganze Menge?« fragt der Klang der Stimme des Dichters ambivalent.

II. Der Laut einiger Blätter

Wallace Stevens (geb. 1879) und Robert Frost (geb. 1874) waren in ihrer Reifezeit als Dichter in etwa Zeitgenossen. Doch wie das Gedicht *The Snow Man* (1923) zeigt, hat Stevens in der Dichtung eine amerikanische Stimme geschaffen, die sich mit nichts von dem vergleichen lässt, was bei Frost (oder im Werk irgendeines anderen amerikanischen oder britischen Dichters bis zu jenem Zeitpunkt) zu finden ist. Im Gegensatz zu Frost ist Stevens ein »schwieriger« Dichter im Sinne Eliots (1924): Seine Schilderungen sind bruchstückhaft, der Ton seiner Stimme ist oft schwer zu orten, und häufig »verrenkt er die Sprache in seinen Sinn hinein« (ebd., S. 248).

Ein Gedicht (und wie ich meine, gilt dies insbesondere für die Gedichte von Stevens) muss zunächst und auch letztendlich als ein Ganzes verstanden werden. Man muss ihm zugestehen, »intelligent/jenseits von Intelligenz« zu sein (Stevens 1947, S. 311), eine Folge von Wörtern, Klängen und Tonmodulationen, die einen Sinn andeuten (und nicht mehr tun, als ihn anzudeuten) – und die diesen Sinn, sobald er angedeutet ist, häufig verdunkeln und durch eine entgegengesetzte Aussage entkräften. Der Leser als Kritiker hat die Aufgabe, sich zu wundern, wie ein Gedicht »funktioniert« – was die Sprache bewirkt, im Gegensatz zu dem, was sie sagt (bzw. »bedeutet«). Hat man gelauscht und sich angeschaut, was die Sprache tut, muss man das Gedicht sozusagen wieder ins Wasser werfen und ihm ermöglichen, sich seinen eigenen Gesetzen gemäß als »Klangschöpfung« (ebd., S. 311) zu bewegen, zu atmen und zu leben. *The Snow Man* war im ersten Gedichtband von Stevens' Gedichtsammlung *Harmonium* enthalten, die 1923 erschien.

The Snow Man

One must have a mind of winter
To regard the frost and the boughs
Of the pine-trees crusted with snow;

And have been cold a long time
To behold the junipers shagged with ice,
The spruces rough in the distant glitter

Of the January sun; and not to think
Of any misery in the sound of the wind,
In the sound of a few leaves,

Which is the sound of the land
Full of the same wind
That is blowing in the same bare place

For the listener, who listens in the snow,
And, nothing himself, beholds
Nothing that is not there and the nothing that is.

Der Schnee-Mann

Man muss des Winters sein,
Um den Frost zu sehen und die Zweige
Der schneeverkrusteten [Kiefern]

Und lange kalt gewesen sein,
Um die eisbeladenen Wachholder zu schauen
Und die Fichten, hart im fernen Funkeln

Der Januarsonne; und nicht an irgendein
Elend im Laut des Windes zu denken,
Im Laut einiger Blätter,

Der der Klang des Landes ist,
Voll desselben Windes,
Der am selben kahlen Ort

Für den Lauschenden bläst, der lauscht im Schnee,
Und selber nichts, nichts erschaut,
Das nicht da ist, und das Nichts, das ist.

(Stevens 1923/1987, S. 7, übersetzt von Klaus Martens)

Obwohl *The Snow Man* aus einem einzigen Satz besteht, scheint mir das Gedicht in einer Folge von drei recht unterschiedlichen Stimmen zu sprechen, die aufeinander aufbauen, komplexer werden und einander bereichern. Die Folge der Stimmen unterteilt das Gedicht in drei miteinander verknüpfte Teile, deren erster bis zur Mitte der siebten Zeile reicht:

One must have a mind of winter
To regard the frost and the boughs
Of the pine-trees crusted with snow;

And have been cold a long time
To behold the junipers shagged with ice,

The spruces rough in the distant glitter
Of the January sun;

»*One must have a mind of winter*« ist eine ungewöhnliche Anfangszeile. Innerhalb von nur sieben Worten schafft das Gedicht eine Stimme von außerordentlicher Ausgewogenheit, Schönheit und Verhaltenheit. Es ist eine intelligente, meditative Stimme, die zu sich selbst zu sprechen und sich der Gegenwart des Lesers, wenn überhaupt, kaum bewusst zu sein scheint. Die Stimme des Gedichts macht keine Anstalten, sich zu erklären. Jede Zeile geht anmutig in die folgende über, und dem Leser wird das Gefühl vermittelt, dass er von Fragen, Klärungsversuchen und jeglichem Paraphrasieren absehen und stattdessen einfach »anschauen« und »betrachten« sollte, was in den Worten, Formulierungen und Klängen geschieht, während sie ihre Wirkung entfalten. Die ruhige, friedliche Stimme bewegt sich langsam, aber nicht mühsam durch die drei sorgsam ausbalancierten achtsilbigen Zeilen der ersten Strophe und die noch längeren fließenden Verse der zweiten.

Die syntaktische Form der Zeile »*One must have a mind of winter*« erinnert mich an Frosts (1923a/2002) Zeile »*One had to be versed in country things*« (aus *The Need of Being Versed in Country Things* – Titel der deutschen Fassung: *Warum es gut ist, in ländlichen Dingen versiert zu sein*), ein Gedicht, das im gleichen Jahr veröffentlicht wurde wie *The Snow Man*). Doch die ähnliche syntaktische Form unterstreicht die ungeheure Unterschiedlichkeit des Tons der Stimme in beiden Gedichten noch. Im Gegensatz zu der verhaltenen Innerlichkeit von Stevens' Zeile wirkt diejenige von Frost, als sei sie sich, geduldig und freundlich (aber auch schelmisch), des Lesers bewusst. Frosts Stimme in *Country Things* (ebenso wie in *Birds' Song*) scheint den Leser zur Teilhabe an der Freude des Spiels mit Worten einzuladen: beispielsweise in dem Spiel mit *versed* (»versiert«) und *Vers* und im Erleben der einladenden Alltäglichkeit des Wortes *things*.

Im Anfangsteil des *Snow Man* ist der Leser mindestens ebenso gebannt von der Schönheit und Subtilität des sprachlichen Geschehens wie von der Schönheit der Bilder der Winterlandschaft. Beispielsweise wirkt das Wort *shagged* (»zottig, rau«) in dem Ausdruck »*the junipers shagged with ice*«, als wäre es unter der Last der kehligen »G«-Laute in seiner Mitte gebeugt. Vermutlich hätte dieser Effekt mit keinem anderen Wort erzielt werden können. Wir hören in der Stimme eine dichterische Sensibilität, die sich stiller Kontemplation widmet und sich gleichzeitig auf den Gebrauch der

Sprache konzentriert. Der meisterhafte Sprachgebrauch des Sprechers ist teilweise in den unreinen Reimen (meist Binnenreimen) zu spüren, die diesen Teil des Gedichts durchziehen. Dieses unaufdringliche Reimen dient dazu, zwischen den Zeilen einen starken Zusammenhalt zu schaffen und ihnen einen Charakter des Unvermeidlichen zu geben (was nicht gleichbedeutend mit Voraussagbarkeit ist). Beispiele für solche Binnenreime sind *mind/pine/time/ice*, *cold/behold/snow*, *winter/glitter/junipers* und *one/sun* (wobei der letztgenannte Reim das erste und das letzte Wort dieses Teils des Gedichts miteinander verbindet).

Die Passage *»the spruces rough in the distant glitter / Of the January sun«* erzeugt eine unheimliche, geradezu »jenseitige« Wirkung, eine Atmosphäre unermesslicher Stille und Ruhe, die nur durch eine schwache Bewegung von Licht gestört wird: durch weißes Glitzern vor weißem Hintergrund. Das Wort *rough* (»rau, hart, grob«) wirkt unerwartet und ist offenbar nicht im gebräuchlichen Sinne von Rauheit und Härte gemeint – an der Stimme, die in diesen Zeilen ertönt, ist nichts rau oder hart. Vielmehr hat *rough* in diesem Gedicht eher den Sinn, dass etwas Bestandteil einer groben Skizze ist, einer künstlerischen Form, die das Wesentliche mit einem Pinsel oder Stift in wenigen Strichen zu erfassen vermag (und genau das *tut* die Sprache des Gedichts hier).

Der Winter im ersten Teil des *Snow Man* ist ein Winter, der in der Sprache geschaffen worden ist, im »Wintergeist« (*»mind of winter«*) des Dichters (einem Geist, der denkt, fühlt, spürt und sich vorstellt), im Gegensatz zu einem Winter »da draußen«. Natürlich besteht jedes Gedicht aus Wörtern und nicht aus Schnee, Eis und Bäumen. Doch in diesem Teil des Gedichts ist die Stimme die eines Dichters, der, nachdem er emotional und physisch den Winter erlebt hat (*»having been cold a long time«*), in der Sprache einen einzigartigen, nur ihm eigenen Winter schafft. Der Anfangsteil des Gedichts ist mehr das Erleben einer ungewöhnlichen Form des Gebrauchs von Sprache als eine Beschreibung des Erlebnisses, dass man auf etwas stößt, das einfach da ist, etwas, das gefunden und nicht gemacht wurde. Diese Beziehung zum Winter ähnelt dem, was Stevens (1936/1987) in seinem Gedicht *The Idea of Order at Key West* (*»Die Idee der Ordnung bei Key West«*) schildert, in dem der Sprecher einer Frau zuhört, die über das Meer singt:

> It may be that in all her phrases stirred
> The grindling water and the gasping wind;
> But it was she and not the sea we heard. (S. 129)

In allem, was sie sagte, rührte sich vielleicht
Das mahlende Wasser und der keuchende Wind;
Doch wir hörten sie und nicht die See. (S. 14)

In der Mitte der siebten Zeile, dort, wo der zweite Teil des Gedichts (so wie ich es höre) beginnt und wo eine neue Stimme geschaffen wird, scheint sich der *Snow Man* in etwas völlig anderes zu verwandeln:

and not to think
Of any misery in the sound of the wind,
In the sound of a few leaves,

Which is the sound of the land
Full of the same wind
That is blowing in the same bare place

In der siebten Zeile stutzt man darüber, wie die Worte *»and not to think«* mit der letzten Passage des ersten Teils des Gedichts (*»Of the January sun«*) zusammengefügt sind. Isoliert man diese beiden Halbzeilen voneinander und stellt sie einander gegenüber, beginnen die Worte, »zueinander zu sprechen« (Frost 1936, S. 427). Eine »Januarsonne« ist etwas vom Menschen Geschaffenes: Der Monat Januar ist eine menschliche Erfindung. Die Natur hat ihre Zyklen und Rhythmen, aber sie zählt und benennt sie nicht, wie Menschen es mit Hilfe ihrer Uhren und Kalender tun. Da die Worte *»and not to think«* unmittelbar neben der *»January sun«* stehen, kündigen sie gewissermaßen den Stillstand des Denkens, des Erfindens, des Imaginierens, des Erschaffens von Dingen im eigenen Geist mit Hilfe von Wörtern an. War der Anfangsteil des Gedichts das Erleben eines denkenden, fühlenden, anschauenden, betrachtenden, erschaffenden »Wintergeistes«, geht es bei dem, was nun in dem Gedicht geschieht, offenbar um ein Erleben des Nicht-Denkens (*»not to think«*). Anders ausgedrückt wird in dieser Zeile und im Rest der dritten sowie in der vierten Strophe das beschrieben, was geschieht, wenn man nicht denkt (wenn man im Gefühl und in der Vorstellung nichts erschafft) und stattdessen einem Etwas lauscht, das man nicht geschaffen hat.

Die Worte *»not to think of any misery«* erinnern an die letzte Strophe von Frosts (1923a/2002) *The Need of Being Versed in Country Things*, in der Phöben [kleine Vögel, eine Art der Tyrannenvögel; Anm. d. Übers.] aus den Überresten einer Scheune, die (nachdem das zugehörige Bauernhaus durch ein Feuer zerstört wurde) seit Jahren verlassen dalag, einen Nistplatz gemacht hatten:

> For them there was really nothing sad.
> But though they rejoiced in the nest they kept,
> One had to be versed in country things,
> Not to believe the phoebes wept. (S. 223)

> Darüber traurig waren sie nicht.
> Sind sie auch freudig im Nest vereint,
> muss man versiert im Ländlichen sein,
> um nicht zu glauben, [die Phoebe] weint.
>
> (übers. von Lars Vollert [Langewiesche-Brandt 2002])

Durch die Strukturierung der Negation in der letzten Zeile von Frosts Gedicht vermag der Dichter nicht nur »beides zugleich zu sagen« (die Aussage und ihre Negation), sondern er kann außerdem einem semantisch »unkorrekten« Verständnis »das letzte Wort« erteilen, indem er das Gedicht mit der Traurigkeit des Klangs der Wendung *»the phoebes wept«* enden lässt. Stevens verfährt im *Snow Man* ähnlich, indem er den zweiten Teil des Gedichts mit den Worten *»and not to think«* beginnt. Da er diese Worte weder räumlich noch emotional mit dem Nachfolgenden verbindet, wird das, was man »nicht denken« (und fühlen) soll, von seiner Vertäuung in der Negation »befreit«.

In diesem »kopflosen« (d. h. nicht-denkenden) Teil des Gedichts erwacht das Erleben des Winters in der akzelerierenden Kraft der Klänge und Rhythmen dieser Zeilen und in der Wiederholung und Alliteration der Wörter *sound* und *same*.[2] Etwas hat sich hier auf eine Weise losgerissen, die den

---

[2] Im *Snow Man* wird das Schauen offensichtlich mit dem Denken, dem Beobachten und dem schöpferischen Handeln im eigenen Geist verbunden (was bei einer so tief im Klanglichen verwurzelten Kunstform nicht verwunderlich ist), wohingegen das Hören eine direktere, unmittelbarere Form der Verbundenheit mit der wahrgenommenen (nicht imaginierten und nicht artikulierten) Andersheit der Welt und der eigenen Person zu repräsentieren scheint.

Eindruck entstehen lässt, das Gedicht führe den Dichter. Der Klang der Worte vermittelt eine Atmosphäre kraftvoller Vorwärtsbewegung:

... in the sound of the wind,
In the sound of a few leaves,

Which is the sound of the land
Full of the same wind
That is blowing in the same bare place.

Die Vitalität dieser Worte basiert nicht in erster Linie darauf, wie sie das Wirken eines Geistes reflektieren, eines »Wintergeistes«, sondern sie sind deshalb so lebendig und voller Energie, weil sie einen Eindruck von etwas außerhalb von sich selbst, außerhalb von Worten, außerhalb des Denkens, Fühlens und Imaginierens einfangen. Das Wort *leaves* enthält unter seinem oberflächlichen Sinn, der Bezeichnung für die Blätter eines Baumes, ein sehr verdichtetes Bündel von Bedeutungen. Es spielt an auf die Laute und Gefühle des schnellen Durchblätterns *(»leafing«)* der Seiten eines Buches (wobei die Worte nicht mehr gelesen werden), auf das Verlassen *(»leaving«)* der Welt des Geistes, auf die der Erlaubnis *(»leave«)*, sich aus einer bisherigen räumlichen Einschränkung zu befreien, oder auf die der Entdeckung dessen, was man verlässt *(»leaves«)*, nachdem man sich von den eigenen Erfindungen gelöst hat. Diese Bedeutungsvielfalt nimmt der Leser nur unterschwellig wahr, weil es im Gedicht an dieser Stelle um etwas völlig anderes geht als darum, die Freude am Spiel mit den verschiedenen Bedeutungen von Wörtern zu genießen.

Der zweite Teil des Gedichts beschreibt weder den Winter, noch »betrachtet« er ihn, sondern er vermittelt einen Eindruck von der harten, undurchlässigen Andersartigkeit des Winters, denn die Worte stürmen immer heftiger von der Buchseite auf den Leser ein und erreichen in den drei unmittelbar aufeinander folgend betonten Wörtern am Ende der letzten Zeile, *»same bare place«*, ihren Höhepunkt. Der Dichter scheint hier nicht vorbestimmt zu haben, in welche Richtung das Gedicht strebt; vielmehr entsteht eine Atmosphäre der Wildheit: »[Ein gutes Gedicht] findet den [ihm] eigenen Namen in dem Maße, als [es] voranschreitet, und entdeckt das Beste, indem [es] darauf wartet, in [...]einer Schlusswendung (...)« (Frost 1939/1952, S. 24). Das *»same bare place«*, diese letzte Wortfolge, in die sich der zweite Teil des Gedichts stürzt, wird »mehr gefühlt, denn als Prophetie vorausgesehen« (ebd., S. 25). In diesen Zeilen gibt es nichts, was unvermeidlich wäre.

Der Sprache im mittleren Teil des *Snow Man* gelingt das scheinbar Unmögliche: in den Klängen, Rhythmen und Bewegungen der Worte eine Stimme zu schaffen, die nicht dem Sprecher des Gedichts zuzurechnen ist, sondern etwas, das sich außerhalb von ihm befindet – außerhalb seines Wintergeistes. Dieses Etwas scheint sich *durch* den Sprecher zu äußern. Die sprechende Stimme des Gedichts wird sich selbst fremd, fast als würde das Gedicht dem Dichter »zustoßen«. Es ist, als würden die Klänge der Worte und die Klänge des Winters vom »Sprecher« – der nun eher ein »Lauschender« ist – mehr gehört als geschaffen.

The Snow Man nimmt jedoch noch einmal eine neue Wendung und spricht in der letzten Strophe, dem dritten »Teil« des Gedichts, wieder mit einer anderen Stimme. Nachdem der Dichter und der Leser das Geräusch des Windes gehört, erlebt und gespürt haben, sind beide zu »einem Lauschenden (...), der lauscht im Schnee« *(»a listener, who listens in the snow«)* geworden. Man spürt die Ehre, die dem echten »Lauschenden« zuteil wird.

For the listener, who listens in the snow,
And, nothing himself, beholds
Nothing that is not there and the nothing that is.

Die letzte Strophe ist reine Abstraktion. Sie enthält fast keine Bilder: Es gibt darin weder »schneeverkrustete Kiefern« noch »eisbeladene Wacholder« noch »Fichten, hart im fernen Funkeln der Januarsonne«. Die Stimme ist praktisch tonlos; sogar der meditative Klang der Stimme des ersten Gedichtteils fehlt ihr. Es ist, als wären die Klänge der Worte selbst fast völlig verschwunden: In der letzten Strophe gibt es nur drei Konsonanten, die auch nur eine Spur von Härte aufweisen. Und mit diesem »Verschwinden« des Klangs der Worte ist die Empfindung verbunden, dass auch der Sprecher verschwindet: *»There are words / better without an author, without a poet«* (»Es gibt Wörter / [die] besser [sind] ohne einen Autor, ohne einen Dichter« – Stevens 1947, S. 311).

In diesem Teil des Gedichts hören wir den Klang von Worten, die aus sich heraus zu sprechen scheinen. Der »Lauschende (...), der lauscht im

Schnee«, nachdem er ausschließlich zu einem »Lauschenden« geworden ist, zu einer Empfindung reiner Empfänglichkeit, »erschaut selber nichts, das nicht da ist« *(»beholds nothing that is not there«)*: also nur das, was da ist, außerhalb der Imagination, außerhalb der Konstruktionen in Form von Worten. Was diesem Lauschenden bleibt, ist Stille, unartikulierte Stille, »das Nichts, das ist«. Paradoxerweise ist diese Stille – der Klang (die Stimme) des »Nichts, das ist« – weder still noch ruhig. Der Dichter vermag bei seinem Bemühen, den Klang des »Nichts, das ist« zu erzeugen, seiner Abhängigkeit von den Klängen, die durch Worte (und die Räume zwischen den Worten) entstehen, nicht zu entfliehen.

Vielleicht enthält die Formulierung »das Nichts, das ist« eine stille Ironie, insofern darin angedeutet wird, dass »das Nichts, das ist«, alles ist – nämlich alles, was wir nicht mit unseren Worten und Vorstellungen ersonnen haben. Doch *das* dem Ende dieses Gedichts anzutun [*»to do that«* – offenbar eine Anspielung des Autors auf *»to do that to birds«*, Anm. d. Übers.], nämlich ironische und witzige Feinsinnigkeiten aufzuspüren, »jedem Gedicht auch noch das letzte Geheimnis – wenn nötig durch die Ausgrabung auch noch seiner siebenten Vieldeutigkeit – zu entreißen« (Heaney 1988a/1992, S. 176 [Typen]), bedeutet, dass man einem Gedicht und einem Erlebnis Gewalt antut, das erfordert, nicht verstanden und nicht reduziert zu werden.[3]

Das Gedicht *The Snow Man* ist grammatikalisch ein einziger Satz, doch es hält bei dem Punkt am Ende der letzten Zeile nicht inne und endet dort nicht wirklich, sondern scheint sich eher noch weiter zu öffnen, indem es mit dem Wort *»is«* schließt – dem einschließendsten und am wenigsten abschließenden Wort überhaupt. Das Gedicht hat auch deshalb kein Ende, weil es keinen Anfang und keine Mitte hat. Das Gedicht »schreitet« nicht von einem Teil (oder von einer Stimme) zum (oder zur) nächsten »fort«. Keine seiner drei Stimmen führt zur Auflösung oder Aufhebung der beiden anderen. Jede Stimme ist ein anderer Klang, ein Resultat der Bemühungen des Dichters, mit allem, was außerhalb der Worte und Vorstellungen liegt,

---

3 Ich fühle mich hier an Bions Mahnung erinnert, die er formulierte, als sein Analysand James Grotstein auf eine seiner Interpretationen hin sagte: »Ich verstehe.« Bion entgegnete ruhig: »Bitte, versuchen Sie nicht zu verstehen. Wenn Sie müssen, können Sie darüber stehen, umstehen, danebenstehen; aber bitte, versuchen Sie nicht zu verstehen« (Grotstein 1990, persönliche Mitteilung).

etwas zu tun. Es gibt eine Stimme, die wundervolle Klänge erzeugt und die auf interessante und subtile Weisen wirkt, die Bäume und Schnee in »eisbeladene Wacholder« und in »Fichten, hart im fernen Funkeln der Januarsonne« verwandelt. Es gibt die Stimme eines Sprechers, emporgewirbelt von der Kraft der Rhythmen und Klänge, die entdeckt werden und die ihn entdecken und die eher durch ihn sprechen als von ihm gesprochen werden. Und es gibt die Stimme eines Lauschenden im Schnee, der die Stille hört und die Stille spricht und die Stille ist, die bleibt, bevor und nachdem alles gesagt und getan ist.

Eine Auseinandersetzung mit den Stimmen, die in *The Snow Man* zu hören sind, bliebe unvollständig, würde nicht noch eine vierte Stimme erwähnt, die durch alle bereits genannten verläuft und diese einschließt. Obwohl es fast unmöglich ist, diese vierte Stimme in Worte zu fassen, ist sie doch da. Man kann sie hören. Sie ist der einzigartige Klang – die Art und Weise (*»touch and texture«*), wie die Sprache benutzt wird, das »Wasserzeichen« (*»watermarking«* – Heaney 1980a, S. 47) –, das dieses Gedicht sowie die Stimmen und die Musik, die es erzeugt, deutlich erkennbar zu einem Werk von Wallace Stevens macht.

III. Die Stimme in der analytischen Situation

In der vorangegangenen Auseinandersetzung mit den Gedichten *Never Again Would Birds' Song Be the Same* und *The Snow Man* habe ich aufzuzeigen versucht, wie ein Sprecher (man selbst oder eine andere Person) durch den Gebrauch der Sprache zum Leben erwachen kann. Beim Lesen eines Gedichts wirken zwei Stimmen aufeinander ein: die Stimme des Sprechers im Gedicht selbst und die Stimme des Lesers, der das Gedicht erlebt und rezitiert. Folglich ist es nicht leicht zu sagen, wessen Stimme man hört, wenn man ein Gedicht liest oder ihm lauscht. Die gehörte oder geschaffene Stimme ist weder ausschließlich die des Dichters noch ausschließlich die des Lesers, sondern sie ist eine neue und einzigartige dritte Stimme, die aus der kreativen Verbindung von Leser und Autor hervorgeht. Zwei Leser eines Gedichts kreieren niemals die gleiche Stimme.

Ebenso schaffen Analytiker und Analysand in einer analytischen Situation gemeinsam Bedingungen, unter denen sie beide mit einer Stimme sprechen, die der unbewussten Verbindung der beiden beteiligten Individuen entspringt. Die Stimmen des Analytikers und des Analysanden sind unter diesen Umständen nicht ein und dieselbe Stimme, sondern beide *werden* in signifikantem Maße *von* einem gemeinsamen Bereich gemeinschaftlich (aber asymmetrisch) konstruierten unbewussten Erlebens aus gesprochen. Ich habe dieses intersubjektive Erleben, das durch das unbewusste Zusammenwirken des Analytikers und des Analysanden entsteht, den »analytischen Dritten« (Ogden 1994a) genannt. In einem gewissen Sinne ist der Oberklang in den Stimmen des Analytikers und des Analysanden der Klang der Stimme des analytischen Dritten, der »ihren Stimmen aufgepfropft« *(»upon their voices crossed«)* wird. Der analytische Dritte wird vom Analytiker und vom Analysanden im Kontext ihres jeweiligen Persönlichkeitssystems, ihrer persönlichen Lebensgeschichte, ihrer sensorischen Wahrnehmung und dergleichen mehr erlebt. Infolgedessen sprechen Analytiker und Analysand jeweils mit einzigartiger Stimme, die aber gleichzeitig – und dies gilt gleichermaßen für beide – vom unbewussten Erleben im (und des) analytischen Dritten beeinflusst wird. (Man kann auch sagen, dass die Stimmen beider einen Oberklang haben, der vom analytischen Dritten herrührt.)

Individualität der Stimme ist keine selbstverständliche Gegebenheit, sondern muss errungen werden. Man könnte die Einzigartigkeit der Stimme als eine im Medium des Gebrauchs der Sprache geschaffene individuelle Form verstehen. Diese »Form« wird nicht einfach im Medium der Sprache, sondern im Medium des *Gebrauchs* der Sprache geschaffen: Stimme ist eine Handlung, kein Potenzial – und ähnelt deshalb eher einem Verb als einem Substantiv. Die individuelle Stimme ruht nicht in einer Art von Schlafzustand und wartet auf den Augenblick, in dem sie gehört wird. Sie existiert nur als ein Ereignis in Bewegung, das im Augenblick geschaffen wird. Wie unsere Stimme in einer konkreten Situation klingen wird, wissen wir erst, wenn wir es hören – ganz gleich, ob in dem, was wir sagen, in dem, was wir schreiben, oder in dem, was wir laut lesen. Ein sehr wichtiger Teil davon, was einer Stimme lauschen beinhaltet, ist das Bemühen, zu erleben und Worte dafür zu finden, wie die Stimme im Geschriebenen oder Gesprochenen klingt, an wen sie sich offenbar wendet, was sie »tut«, welche Wirkungen sie erzeugt und wie sie in Akten des Sprechens, Zuhörens und Gehörtwerdens transformierend wirkt und selbst transformiert wird.

Es ist irreführend zu sagen, die Stimme sei »ein Ausdruck« des Selbst, denn dies erweckt den Anschein, »innen« befinde sich ein Selbst, das durch das Individuum spreche (so wie ein Bauchredner durch eine Puppe spricht) und sich so eine hörbare Form gebe. Meines Erachtens ist es eher so, dass Stimme ein Erleben dessen ist, wie das Selbst im Akt des Sprechens oder Schreibens zu sein beginnt. Sprechen und Schreiben werden in dem Maße zu einem selbstreflexiven Erlebnis, wie man der eigenen Stimme lauscht und sich fragt: »Wie klinge ich?« – »Wie wer klinge ich?« – »Wie kommt es, dass ich so klinge?« – »Möchte ich weiterhin so klingen?« und dergleichen.

Der Analysand hat den Klang seiner eigenen Stimme vor dem psychoanalytischen Erstgespräch möglicherweise nie gehört (siehe Ogden 1989a/1995, S. 171–196), und das Erlebnis der Schaffung einer eigenen Stimme bei dieser Begegnung (oder das Gefühl des Patienten, dies sei ihm gelungen) ist in einer Analyse ungeheuer wichtig. Die analytische Situation mit ihrem fast völligen Fehlen visueller Reize, ihrem ungewöhnlichen Rhythmus dialogischen Gebens und Nehmens und ihrer starken Nutzung des Gebrauchs der Sprache im Dienste der Erforschung der Psyche trägt insgesamt zu einer erheblichen Verstärkung der Sensibilität für die Klänge und Rhythmen der Stimme des Analysanden bei.

Auch der Analytiker kreiert in gewisser Weise in jeder Analyse eine Stimme: zum ersten Mal zu Beginn der Arbeit und in einem gewissen Sinne in jeder Analysestunde. Bevor er zu sprechen beginnt, kann er nicht wissen, wie seine Stimme klingen und wie sie sich verändern wird, während er zu *diesem* Analysanden, in *dieser* Analyse und in *dieser* Analysestunde spricht. So oft ich in den vergangenen fünfundzwanzig Jahren mit einem neuen Patienten in eine analytische Situation eingetreten bin, hat mich immer wieder neu überrascht, dass ich bei jedem Patienten mit einer anderen Stimme spreche (genauer gesagt mit einer anderen Konstellation von Stimmen, die ständig von einer in die andere übergehen). Ich stelle mir die Stimmen, mit denen ich mich sprechen höre, nicht vorher vor und könnte dies auch nicht. Das ist in meinen Augen eines der Wunder, die man erlebt, wenn man sich der Praxis der Psychoanalyse widmet. Und nicht nur meine Stimme ist bei jedem Patienten anders. Bei gutem Verlauf einer Analyse entwickeln sowohl meine Stimme als auch die des Patienten in jeder Analysestunde und über die Wochen, Monate und Jahre der Analyse neue Oberklänge.

Die Überraschung, die für mich mit dem Hören meiner eigenen Stimme verbunden ist, wirkt auf mich häufig bestürzend. Es gab Situationen, in denen ich meine Stimme als enttäuschend hölzern empfand – oder als ekelhaft süßlich oder auf hohlklingende Weise gebieterisch oder unangenehm dünn. Da die Stimme (meine eigene und die des Patienten) immer ein Objekt analytischer Untersuchung ist (oder vielleicht insbesondere deshalb), sind diese bestürzenden Überraschungen keineswegs unwillkommen, und ich sehe darin auch keinen Grund zur Besorgnis. Sorgen macht mir eher, wenn Überraschungen in meinem Erleben meiner eigenen Stimme und der des Patienten über lange Perioden *ausbleiben*. Das Hören oder Spüren von Stagnation in der Stimme zählt für mich zu den wichtigsten Anzeichen dafür, ob (und dass) eine Analysestunde oder eine Phase der Analyse ihre Lebendigkeit verloren hat. Das Empfinden von Leblosigkeit selbst wird, indem es gehört und bezeichnet wird, zu einem für die Analyse relevanten Ereignis transformiert.

4

Die Musik des Geschehens in Dichtung und Psychoanalyse

There are the mud-flowers of dialect
And the immortelles of perfect pitch
And that moment when the bird sings very close
To the music of what happens.[1]

Seamus Heaney, *Song* (1979)

In diesem Kapitel werde ich den Leser bitten, etwas ein wenig anders zu tun als gewöhnlich: seinem Lauschen zu lauschen – zuzuhören, wie er einem Gedicht zuhört und wie er mich einem Gedicht lauschen hört; und dann diese »Sondierungen« *(»soundings«)* damit zu vergleichen, wie er eine analytische Situation hört und wie er mich ihr lauschen hört. Ich werde mich bemühen, ihn dabei nicht zu behindern, und erst gegen Ende des Kapitels selbst einige Gedanken darüber formulieren, inwiefern das Anhören und Sprechen eines Gedichts nach meiner derzeitigen Auffassung etwas mit dem Anhören eines Patienten in der Analyse und dem Reden mit ihm zu tun haben.

Doch bevor ich mich Robert Frosts (1928a/2002) Gedicht *Acquainted with the Night* und einer Sitzung aus dem zwölften Jahr einer Analyse zuwende, möchte ich ein paar einleitende Gedanken formulieren. Im Laufe der letzten fünfzig Jahre haben sich Theorie und Praxis der Psychoanalyse in einigen wichtigen Punkten signifikant verändert. Dies betrifft unter anderem das zunehmende Bewusstsein, dass die interessantesten und produktivsten Aspekte analytischer Untersuchung sich nicht mehr adäquat durch die Frage »Was bedeutet das?« erschließen lassen – jenes Symptom, jene Serie von Traumbildern, jenes Ausagieren, jene wütende Reaktion auf das Husten des Analytikers, und dergleichen mehr. Die Erforschung persönlicher Bedeutungen lässt sich vom Verständnis des unbewussten intersubjektiven Kontexts, in dem die Bedeutungen entstehen, nicht mehr trennen. Deshalb wurde die Frage »Was bedeutet das?« allmählich so erweitert, dass heute Fragen wie »Was geht hier vor sich?« und »Was geschieht bewusst und unbewusst zwischen uns, und in welcher Beziehung

[1] Es gibt die Sumpfblüten des Dialekts
Und die Strohblumen der perfekten Hochsprache
Und den Augenblick, in dem das Lied des Vogels
der Musik des Geschehens sehr nahe kommt.

steht es zu anderen Aspekten des vergangenen und gegenwärtigen Erlebens des Patienten (und des Analytikers), sowohl zu realen als auch zu imaginativen?« wesentlich mehr Gewicht beigemessen wird. Mit dieser Veränderung unseres Verständnisses des analytischen Prozesses ist die Notwendigkeit verbunden, auch die Art, wie wir die Sprache benutzen, um mit uns selbst und mit unseren Patienten zu reden, dementsprechend zu verändern. Mir scheint, dass wir lernen müssen, die Sprache auf eine Weise zu benutzen, die uns nicht nur ermöglicht, die bewussten und unbewussten Bedeutungen dessen, was unsere Patienten erleben, zu verstehen und zu interpretieren; vielmehr sollten wir außerdem in Worten erfassen und einen Eindruck davon vermitteln können, »was hier vor sich geht« – im intrapsychischen Bereich ebenso wie im intersubjektiven Leben der Analyse, der Musik des Geschehens in der analytischen Beziehung.

Ich werde mich in diesem Kapitel zunächst damit befassen, wie ein Gedicht (oft sehr erfolgreich) mit der Herausforderung umgeht, den ganzen Reichtum, die Komplexität und die Bewegung lebendigen menschlichen Empfindens in die Sprache zu übersetzen. Ich werde weder ein Gedicht analytisch interpretieren noch versuchen, die analytische Situation in Form einer kritischen Untersuchung wie einen literarischen »Text« zu behandeln. Durch ein solches Verfahren würde ich sowohl dem Gedicht als auch dem, was in der Analyse geschieht, die Lebensenergie entziehen. Stattdessen werde ich mich mit dem Erleben des Gedichts von Robert Frost und dem Erleben der Analyse auf eine der jeweiligen Situation angemessene Weise befassen. Ich habe keineswegs bewusst ein Gedicht ausgewählt, das zu den Aspekten menschlichen Erlebens, die in der analytischen Sitzung besonders wichtig sind, »passt« oder »spricht«, und bin auch nicht umgekehrt verfahren. Ich empfehle dem Leser, das Gedicht von Frost mehrmals laut zu lesen, bevor er sich meiner Erörterung zuwendet. Frosts beste Gedichte erwachen durch das Spiel der Klänge und Wortbedeutungen zum Leben sowie durch die Empfindungen, die die Worte in unserem Mund hervorrufen, während wir »die Zeilen sprechen« (*»say the lines«* – Frost 1962, S. 911).

Obgleich in der analytischen Literatur gelegentlich über Aspekte der Beziehung zwischen Dichtung und Psychoanalyse diskutiert wurde (siehe beispielsweise Edelson 1975; Hutter 1982; Jones 1997; Martin 1983; Meares 1993), gab es, soweit ich feststellen konnte, bisher noch keine literarische oder psychoanalytische Publikation, in der eine Deutung eines Gedichts und eine detaillierte Beschreibung einer analytischen Sitzung nebeneinander gestellt werden und in der darüber nachgedacht wird, was beide miteinander zu tun haben.

I. »Die Nacht gekannt«

Als das Gedicht *Acquainted with the Night* im Jahre 1928 veröffentlicht wurde, war Frost Anfang Fünfzig und hatte als Dichter nicht nur in seinem Heimatland, sondern auch in Europa bereits eine gewisse Anerkennung gefunden. Er und seine Familie befanden sich jedoch zu jener Zeit in einem Zustand der Erschöpfung, was hauptsächlich auf seine häufigen Lese- und Vortragsreisen und auf die vielen Umzüge der Familie (von New Hampshire nach England nach Massachusetts nach Michigan und schließlich wieder zurück nach New England) zurückzuführen war. Frost war von dem Ehrgeiz getrieben, nicht nur einer der »großen Dichter«, sondern auch ein viel gelesener Dichter zu sein. Als das Gedicht *Acquainted with the Night* entstand, waren Frosts Frau Elinor und ihre gemeinsamen Kinder bei schlechter Gesundheit, ihre Tochter Marjorie sogar schwer krank. Zehn Jahre vorher war Frosts drittes Kind nur drei Tage nach der Geburt gestorben.

Acquainted with the Night

I have been one acquainted with the night.
I have walked out in rain – and back in rain.
I have outwalked the furthest city light.

I have looked down the saddest city lane.
I have passed by the watchman on his beat
And dropped my eyes, unwilling to explain.

I have stood still and stopped the sound of feet
When far away an interrupted cry
Came over houses from another street,

But not to call me back or say good-by;
And further still at an unearthly height,
One luminary clock against the sky

Proclaimed the time was neither wrong nor right.
I have been one acquainted with the night.

Die Nacht gekannt

Ich war so einer, der die Nacht gekannt.
Ich ging bei Regen aus, bei Regen heim.
Ich ging am letzten Stadtlicht noch vorbei.

Ich wusste von den Gassen ohne Freude.
Ich traf den Wachmann auf der letzten Runde
und senkte ungesprächig meinen Blick.

Ich stand ganz leise, meine Schritte stumm,
als in der Ferne ein durchbrochener Schrei,
aus anderer Straße über Häuser fuhr,

doch nicht als Gruß, nicht als Lebwohl für mich.
Und weiter fort, auf geisterhafter Höhe,
erklärte eine Uhr aus Licht vorm Himmel,

die Zeit sei weder falsch noch recht.
Ich war so einer, der die Nacht gekannt.

(übersetzt von Lars Vollert, 2002 [Langewiesche-Brandt])

Die Anfangszeile, ein scheinbar einfacher Satz, ist sprachlich von erstaunlicher Komplexität, Subtilität und Eigenständigkeit. Es ist absolut nicht eindeutig, wie er zu lesen ist. Je nachdem, wie man bei den Worten *»I have been one«* die Betonung setzt, entsteht ein anderer »Satzklang« (*»sentence-sound«* – Frost 1914a, S. 675), mit jeweils eigener Bedeutung. Die Zeile, mit der ich lange und intensiv gelebt und gekämpft habe, erwacht auf äußerst rätselhafte Weise zum Leben, wenn man sie *ohne jegliche* Betonung auf einem der Worte ausspricht. Die enorme Kraft der Verhaltenheit dieser ersten

Zeile ist fast physisch spürbar und gibt für den Rest des Gedichts den Ton vor.

Selbst die Syntax (»Knochengerüst und Nervensystem der Sprache« [Steiner 1989/1990, S. 116]) trägt zur düsteren Lebendigkeit des ersten Satzes bei: Die Grammatik wird bis zum Äußersten strapaziert, unauffällig ein wenig verletzt und schließlich neu geschaffen. Es ist, als sei die Struktur der Sprache selbst nicht in der Lage, »einen merkwürdigen Widerstand in sich« einzuschließen, »... als ob Bedauern darin läge und heilig wäre« (um eine Anleihe bei Frosts Gedicht *West-Running Brook* [1928b/2002, S. 238] zu machen – Original: *»some strange resistance in itself ... As if regret were in it and were sacred«*). »Grammatisch korrekt« müsste die erste Zeile lauten: *»I am one who has been acquainted with the night.«* (»Ich bin jemand, der mit der Nacht vertraut ist.«) Eine neue Grammatik (zunächst verletzt und dann neu geschaffen) ist erforderlich, die die Unmittelbarkeit des *»I«* (oder *»I am«* oder *»I am one«*) in der Gegenwart auflöst und stattdessen eine nicht lokalisierbare Vergangenheit kreiert, die gegenwärtig ist, und eine Gegenwart, die auf irgendeine Weise bereits vergangen ist: *»I have been one«* – und bin es immer noch? Oder war ich es nur bis vor kurzem? Oder war ich es zwar lange, bin mir aber nicht sicher, ob ich es im Augenblick noch bin?

Die Klänge und Rhythmen der ersten sechs Zeilen wirken hypnotisierend und lassen sich von der bindenden Wirkung der das gesamte Gedicht überspannenden Metapher nicht trennen: dem Gedicht als Spaziergang. Das Gedicht ist *nicht* ein Gedicht *über* einen Spaziergang, sondern *es selbst* ist ein Gang. Die abwechselnden unbetonten und betonten Silben des jambischen Versmaßes[2] treten hinter den größeren zweigliedrigen »Satzklängen« des Gehens-und-Atmens-und-Denkens-beim-Gehen fast völlig zurück. Die sprechende Stimme spaltet die Sätze ganz natürlich in zwei Teile:

I have been one [—] acquainted with the night.
I have walked out in rain [—] and back in rain.
I have outwalked [—] the furthest city light.

I have looked down [—] the saddest city lane.

[2] Das jambische Versmaß setzt sich aus zwei Silben umfassenden Einheiten (so genannten »Füßen«) zusammen, wobei einer unbetonten Silbe eine betonte folgt.

Dieses »Gehgedicht« (dessen Stil an die »Gehgedichte« von Dante und Wordsworth erinnert) schafft es, in der Sprache zu erfassen, wie es klingt und sich anfühlt, allein zu sein, im Kopf und im Körper mit sich selbst zu reden (in den Empfindungen und Rhythmen des Atmens und Gehens und Seins). Der Klang der Stimme in diesem Gedicht ist nicht der Klang des Geschichtenerzählens oder des Berichts über ein Erlebnis, sondern ein Klang, der dem Hintergrundklang des Seins so nahe kommt, wie ich dies in keinem anderen Gedicht gefunden habe.

Die Stimme in den ersten beiden Strophen erfasst nicht nur Traurigkeit und Einsamkeit, sondern auch Ironie und Humor – einen schwarzen Humor –, was das Gedicht und den Dichter vor der Peinlichkeit übermäßigen Ernstes der Stimme schützt.[3] Die Freude (und vielleicht ist es auch ein Schutz) des Spiels mit Worten wird genossen: »*Walked out*« in Zeile 2 wird zu »*outwalked*« in Zeile 3. Der Gang findet »im Regen« *(»in rain«)* statt und ist zugleich verhalten *(»reined in«)*. »*Looked down*« in Zeile 4 vermittelt zwei Bedeutungen, nämlich einerseits die des Sehens (Erlebens) der traurigen Atmosphäre in der Straße *(»city lane/line«)* und andererseits die des Bezwingens (»*looking down*« – herabschauen auf) der Traurigkeit in einem Machtkampf der Augen *(»eyes«/I's)*, die sich aufeinander fixiert haben (der endet, wenn der eine oder andere seinen Blick abwendet).

Frost scheint der Versuchung eines Wortspiels mit der Formulierung »*And dropped my eyes*« *(»I's«)* zu Beginn von Zeile 6 nicht widerstehen zu können, der einzigen Zeile in den beiden ersten Strophen, die nicht mit dem Wort »I« beginnt. Gleichzeitig ist die Formulierung »*dropped my eyes*« Bestandteil eines der desolatesten Augenblicke des Gedichts, der ungeachtet dessen ganz und gar ein »Augenblick der Wahrheit« ist:

> I have passed by the watchman on his beat
> And dropped my eyes, unwilling to explain.

---

[3] In einem Brief an seinen guten Freund Louis Untermeyer schreibt Frost (1924): »Ironie ist im Grunde eine Art Vorsichtsmaßnahme, ebenso wie ein Augenzwinkern. Er hält den Leser davon ab, Kritik zu äußern. ... Humor ist die einnehmendste Art von Feigheit. Mit seiner Hilfe ist es mir gelungen, einige Feinde spielerisch außer Schussweite zu halten« (S. 702–703).

Der Sprecher ist nicht nur nicht bereit, sondern auch gar nicht in der Lage, irgendetwas zu erklären. Das Gedicht selbst steht an Stelle einer Erklärung.

Eine subtile Veränderung in Zeile 7 wird hauptsächlich durch die Unterbrechung von Klang und Rhythmus dieses Geh-und-Denk-und-Atem-Gedichts spürbar: *»I have stood still and stopped the sound of feet«*. Die Worte *»stood still and stopped the sound of feet«* machen ein Pausieren der Stimme nach *»still«* und *»stopped«* und schließlich am Ende der Zeile ein Innehalten mitten im Satz erforderlich. Dieses Anhalten des »Klangs der Füße« (sowohl im anatomischen als auch im metrischen Sinne) am Ende von Zeile 7 wird ohne Unterstützung durch einen Punkt, einen Semikolon oder auch nur ein Komma erreicht: Für einen Augenblick versiegen die Worte; der Klang des Denkens und Atmens endet.

> I have stood still and stopped the sound of feet
> When far away an interrupted cry
> Came over houses from another street,
>
> But not to call me back or say good-by;

Aus der Stille erschallt ein unterbrochener Schrei, der von einer beunruhigenden, entschiedenen Andersartigkeit ist. Zwar ist dieser Schrei nicht für die Ohren des Sprechers bestimmt, doch verändert er ihn und wird Teil von ihm, da er einem Gefühl, das der Sprecher bisher nicht ausgedrückt hat, eine Stimme gibt. Das Wort *interrupted* (das sowohl quälend als auch völlig indifferent wirkt) erscheint mir als das im gesamten Gedicht am wenigsten erwartete, das Wort mit dem ungewöhnlichsten, neuartigsten Sinn. (Was ist ein unterbrochener Schrei?) Der Klang des Wortes *interrupted* selbst unterbricht [bzw. trennt] die ihm unmittelbar vorausgehende fließendere Phrase *(»And far away«)* von der ihm folgenden *(»Came over houses from another street«)*.

In diesem Teil des Gedichts (Zeile 7–10) sammelt das Erleben der Vertrautheit mit der Nacht neue Klänge und Bedeutungen in sich. Der unreine Reim von *»night«* (im Titel und in der ersten Zeile) und *»not«* in Zeile 10 *(»But not to call me back or say good-by«)* verbindet beide unauffällig miteinander. Mit der Nacht vertraut zu sein *(being acquainted with the night)* bedeutet so, »mit dem *Nicht* vertraut zu sein« *(being acquainted with the not)*: dem »Nicht« des leeren Raumes; der Unterbrechung des

Schreis; dem »Nicht«, das jener »merkwürdige Widerstand« ist, der sich durch die Regeln der Grammatik und die Gesetze der Zeit nicht zügeln lässt; dem »Nicht« des *»I«/eye* (Ich/Auge), das fallen gelassen/gesenkt wird und das sich weigert zu sehen oder sich sehen zu lassen. Doch gleichzeitig ist das »Nicht«, das in diesem Gedicht geschaffen wird, das »Nicht« der imaginativen Möglichkeit, ein Raum, in dem etwas Neues, etwas nie zuvor Gehörtes – das Gedicht selbst – zu sein beginnt. Dem *not/night* dieses Gedichts ist etwas Schweigsames eigen; zwar wird dem Leser gestattet, einen kurzen Blick darauf zu werfen, es flüchtig zu hören (in der Unterbrechung des Schreis und des Rhythmus der Worte), doch er wird es nur als Bekanntschaft kennen *(know/no)*, niemals als Freund.

Das Gedicht endet überraschend:

And further still at an unearthly height,
One luminary clock against the sky

Proclaimed the time was neither wrong nor right.
I have been one acquainted with the night.

Die letzten vier Zeilen verwirren und widersetzen sich mehr als alle anderen einer Auslegung. Der Sprecher staunt über die unermessliche Gleichgültigkeit und die unfassbare Schönheit des Nachthimmels. Er bittet (und erwartet) nicht mehr, dass die Klänge der Nacht seiner Gegenwart Beachtung schenken *(»to call me back or say good-by«)*. Doch gleichzeitig bewirkt die Sprache etwas völlig anderes. Das Gedicht personifiziert (bzw. vermenschlicht) in diesen Zeilen »eine leuchtende Uhr vor dem Himmel« *(»One luminary clock against the sky«* – einen Glockenturm, der als Metapher für den Mond benutzt wird, oder umgekehrt?), die zu ihm spricht (ihm etwas verkündet – oder verkündet sie vielleicht nichts weiter als den Nachthimmel?). Und was die leuchtende Uhr gewichtig *(momentously)* verkündet, ist der Mangel an Gewichtigkeit *(moment)* – der Mangel an Bedeutung – der zeitlichen Bewegungen, Rhythmen und Hervorhebungen des Lebens *(»the time was neither wrong nor right«)*. Im Übrigen wird das Gedicht nicht in einer harten, mechanischen Kadenz vorgetragen, sondern in den sanften, fließenden Rhythmen von Frosts »*lebendigen* Klängen des Sprechens« (Frost 1915, S. 687).

Das *»I«*, mit dem die letzte Zeile beginnt, ist ein völlig anderes als dasjenige am Anfang des Gedichts. Das abschließende *»I«* hat sich das Recht verdient, zu sagen: *»I have been one acquainted with the night«*: Ich war jemand, der mit dem Klang des einsamen Gehens-Denkens-Atmens-Seins vertraut war – vertraut mit Gefühlen der Traurigkeit und Reue und Scham, die sich nicht erklären lassen; vertraut mit der Einsamkeit und der unerwarteten Neugier, die durch das Geräusch des unterbrochenen Schreis entstanden; vertraut mit den Gefühlen der Demut und des Staunens, die nicht nur durch die Gleichgültigkeit der Nacht erzeugt wurden, sondern auch durch die Art, wie jene seltsame unmenschliche Andersartigkeit in der Sprache entsteht, die sich aus den einzigartig menschlichen lebendigen Klängen des Sprechens herleitet und von diesen durchtränkt ist.

All dies – alles, was das Gedicht ausmacht – wird unaufdringlich im Klang des Wortes *night* zusammengefasst, dem letzten Klang des Gedichts. Ich spreche bewusst vom letzten Klang und nicht vom letzten Wort, weil *night* zahlreiche Resonanzen und Durchbrüche von Klängen aus allen Teilen des Gedichts (hauptsächlich in Form unterschiedlichster Arten von Reimen) bewirkt. Abgesehen vom Reim des letzten Wortes/Klangs *»night«* mit dem *»I«* zu Beginn des Gedichts (und den sechs an weiteren Zeilenanfängen folgenden *»I«*) gibt es ein halbes Dutzend Endreime auf *»night«*, mehrere Binnenreime *(»by«, »eyes«, »neither«, »time«)* und eine Anzahl unreiner Binnenreime (beispielsweise *night/not/nor*). Diese Echos hallen noch lange im Ohr, nachdem das letzte Wort gesprochen ist. In diesem Gedicht der Zyklen, der Endungen, die Anfänge sind, gibt es kein letztes Wort.

II. Eine analytische Sitzung

Von meinem Behandlungsraum aus konnte ich hören, wie Frau S., die Ende Dreißig war, die Tür zur Praxistoilette schloss. Obwohl wir schon zwölf Jahre lang wöchentlich in fünf Analysesitzungen zusammenarbeiteten, benutzte Frau S. diese Toilette erst seit dem vorigen Jahr gelegentlich. Während ich auf sie wartete, fiel mir ein Ereignis von vor fünf oder sechs Jahren ein: Frau S. war beim Verlassen der Toilette aufgefallen, dass sie vergessen hatte, einige der vielen Knöpfe ihrer Hose zuzuknöpfen. Die Hose hätte zwar nicht herunterfallen können, doch war sie sehr verlegen gewesen, als sie die nicht benutzten Knöpfe bemerkt hatte. Ich erinnerte mich, dass ich Frau S. damals auf die Möglichkeit hingewiesen hatte, sie könne die Toilette als einen Ort empfunden haben, an dem sie sich ebenso wie ich gelegentlich unbekleidet aufhielt (wenn auch nie zum gleichen Zeitpunkt), und sie habe vielleicht das Gefühl gehabt, wir hätten uns gemeinsam unbekleidet in jenem kleinen Raum aufgehalten. Rückblickend erschien mir meine Deutung als plump und formelhaft. Dem »Toilettenvorfall« folgte ein mehrmonatiger starker emotionaler Rückzug der Patientin. Damals befand sich meine Praxis in einem anderen Bürogebäude. Ich erinnerte mich mehr in Form einer viszeralen Empfindung als in der einer visuellen Vorstellung, wie es gewesen war, als meine engste Freundin, J., im Büro neben meinem gearbeitet hatte, und wie leer das Gebäude mir erschienen war, als ihr Büro nach ihrem Tode an jemand anderes vermietet wurde.

Diese Gedanken und Gefühle, die sich bei mir einstellten, als ich hörte, wie sich die Toilettentür schloss, riefen in mir eine diffuse Besorgnis hervor. Als ich im Warteraum auf Frau S. traf, hatte dieses Zusammentreffen einen unerwartet und unangenehm formellen Charakter.

Nachdem die Patientin den Behandlungsraum betreten und sich auf die Couch gelegt hatte, teilte sie mir unverzüglich mit, sie habe in der vergangenen Nacht einen Traum gehabt, den sie mir unbedingt schildern wolle. Der Traum sei insofern sehr ungewöhnlich gewesen, als er von uns beiden und einer Freundin von ihr gehandelt habe, nicht von meinen Studentinnen. (Jahrelang war sie davon überzeugt gewesen, dass meine Studentinnen für mich wesentlich liebenswerter und interessanter seien als sie.) Der Traum erschien ihr als sehr wichtig.

> In dem Traum hat Ihre Praxis sehr weiße Wände. Im Schrank hinter Ihrem Sessel bewahren Sie eine Sammlung von zehn Statuen auf. Sie haben diese schon lange dort, aber Sie wussten nie so recht, was Sie damit anfangen sollten. Sie sind die Person im Traum, aber Sie sehen nicht so aus, wie Sie jetzt aussehen. Die Statuen sind Talismane. Eine steht für Sieg, eine andere für Mut. Was die übrigen verkörpern, habe ich vergessen. Sie haben sie im Laufe der Jahre gelegentlich aus dem Schrank genommen. Meine Freundin R. ist anwesend, und ich freue mich, dass Sie einander kennen lernen. Sie erzählt Ihnen eine Geschichte darüber, wie ich einmal in einem eisbedeckten See geschwommen bin. Es ist für mich sehr angenehm zuzuhören, wie sie Ihnen die Geschichte erzählt. Ich lache und sage: »Das würde ich jetzt nicht mehr tun.« Sie nehmen eine Statue aus dem

> Schrank, in der echtes grünes Gras wächst. Ich glaube, sie stellt eine Frau dar, die kocht, eine Frau, die Dinge produziert. Ich habe vergessen, was als Nächstes geschah, doch schließlich verlassen R. und ich die Praxis. Im Traum denke ich, dass das im Leben mein Los ist – ich werde immer Freunde haben, aber keine Liebesbeziehung zu einem Mann. Ich fange an zu akzeptieren, dass ich allein bin – ich weiß, wie schwer es ist, mit mir zusammen zu sein.

Die simple Direktheit des Traums verblüffte mich. Wichtige Dinge waren zum Vorschein gekommen. Gefühle waren zutreffend benannt worden. Ihre Gewohnheit, in einem eisbedeckten See zu schwimmen, die sie (recht optimistisch, wie ich meinte) als eine Sache der Vergangenheit dargestellt hatte, schien auf jenen chronischen Zustand psychischen Rückzugs hinzuweisen, in dem sie sich nicht bewusst zu machen vermochte, was sie dachte, fühlte oder in ihrem Körper empfand. Frau S. hatte im Laufe der Analyse häufig theatralische Gefühlsimitationen produziert und immer wieder versucht, mich zu Wutgefühlen zu provozieren. Wenn ihr dies gelang, wurden ihre starken Empfindungen, psychisch abgestorben zu sein, zeitweilig gelindert. Dass die Patientin den Statuen im Traum Bezeichnungen gegeben hatte, erinnerte mich daran, dass ihre Mutter, die bei der Geburt von Frau S. zwanzig Jahre alt gewesen war, hinsichtlich der Tatsache, nun ein eigenes Kind zu haben, so ambivalent gewesen war, dass sie fast einen Monat lang nicht bereit oder in der Lage war, dem Neugeborenen einen Namen zu geben.

Nachdem Frau S. mir den Traum geschildert hatte, sagte sie, sie vermisse die aufgeregte Erwartung, dass ich mittels Magie etwas bewirken könne, die sie einst zu Beginn jeder Sitzung empfunden habe. (Damit bezog sie sich auf ihre zuvor unbewussten Wünsche, die beinhalteten, »die Behandlung« werde darin bestehen, dass ich ihr meine Gedanken gäbe [in ihrer Phantasie Teil meiner Lebenskraft und meines Selbstgefühls], die sie dann auf magische Weise in eine Person, die sich lebendig fühlte, verwandeln würden – wenngleich mit meinen Gefühlen.) Sie erklärte mir, in jenem Traum hätte sie die Statuen nicht wie magische Zauber empfunden, die ihr Sieg oder Mut oder irgendetwas anderes schenken würden. Sie seien interessante Objekte gewesen, besonders diejenige, in der Gras wuchs. Sie habe das Gefühl gehabt, dass diese Statue im Gegensatz zu den anderen aus meiner Sammlung kein »von irgendeinem Ritual einer erloschenen Kultur übrig gebliebenes Objekt« sei; vielmehr sei es, als habe sie etwas mit »einem Ereignis zu tun, das nie stattzufinden aufgehört habe«. Sie sagte, beim Erzählen des Traums sei ihr der Gedanke gekommen, ich hätte die Statuen vielleicht für Erfolge in meinem Leben erhalten. Als neuartig an diesem Traum empfand ich, dass sie sich nicht, wie vorher so oft, in einer Geschichte verheddert hatte, in der sie als Außenseiterin auftrat, die versuchte, mir mein Leben, meine Erfolge, meine Familie und meine Freunde zu stehlen. Sie erklärte, obwohl für sie auch in diesem Traum die Empfindung vorgeherrscht habe, sie werde für den Rest ihres Lebens allein bleiben, habe sie doch zumindest ihre Freundin, ihre persönlichen Interessen und ihre Neugier mitgebracht.

Während die Patientin mit mir über ihren Traum sprach, fühlte ich mich ziemlich verwirrt; ich wusste nicht, was ich von dem, was da in der Analysestunde geschah, halten sollte. Frau S. schien ihren Traum analytisch zu nutzen, doch hielt ich es durchaus für möglich, dass sie das Gefühl gehabt hatte, sie sei verpflichtet, etwas zu produzieren, das ihr als »die richtige Antwort« (das heißt, *meine* Antwort) auf den Traum erschien. Mein Eindruck war, dass der Traum vieles enthielt, wozu ich etwas zu sagen hatte. Beispielsweise konnte die Frauenstatue, in der Gras wuchs, auf das stärker werdende Gefühl der Patientin, fruchtbar zu sein, hinweisen – auf ihre Fähigkeit, mit ihrem Geist Dinge zu produzieren (vielleicht sogar unser imaginäres Baby) – und auf ein stärkeres Gefühl der Verwurzelung in ihrer eigenen Weiblichkeit. Diese und einige weitere Interpretationen, die mir in den Sinn kamen, erschienen mir allerdings als oberflächlich, und ich entschloss mich, zu schweigen, statt etwas zu sagen, nur um es gesagt zu haben. Dann merkte ich, dass meine Gedanken zu einer Patientin abschweiften, die später am gleichen Tag zu mir kommen würde. Sie hatte am Ende unserer letzten Sitzung unter starken Schmerzen gelitten und war in innerem Aufruhr gewesen. Ich machte mir ihretwegen Sorgen und war gespannt zu hören, wie es ihr ging.

Frau S. beschrieb nun das Gefühl der Hoffnungslosigkeit ausführlicher, das sie am Ende ihres Traums empfunden hatte. Dann berichtete sie, sie habe seit einigen Wochen sehr starke Angst davor, im Regen mit dem Auto zu fahren, weil sie dann nicht klar sehen könnte, obwohl sie schon zweimal die Scheibenwischerblätter ausgetauscht hätte. Sie hatte befürchtet, sie könnte bei einem Frontalzusammenstoß *(head-on collision)* umkommen. (Als sie dies sagte, fiel mir wieder ein, dass ihr Vater vor ihrer Geburt in einen sehr schweren Autounfall verwickelt gewesen war. Er hatte schon vor dem Unfall unter chronischer Depression gelitten, doch war sie durch diesen offenbar noch verstärkt worden. Frau S. hatte bereits sehr früh in ihrem Leben das Gefühl gehabt, die Vertraute ihres Vaters zu sein und [in der unbewussten Phantasie] seine Therapeutin, seine Mutter und seine Frau.) Am Morgen der Sitzung, die ich hier beschreibe, hatte der Automechaniker von Frau S. gesagt, die Windschutzscheibe ihres Autos sei leicht trüb geworden und müsse ersetzt werden. Ohne dass es mir so recht bewusst wurde, schweiften meine Gedanken in diesem Moment zu dem in wenigen Tagen bevorstehenden Besuch des älteren meiner beiden Söhne, der zu jener Zeit in New York City lebte. Ich freute mich sehr darauf, ihn wieder zu sehen, und vergegenwärtigte mir im Geiste den Zeitpunkt seines Fluges und die Einzelheiten seiner Ankunft und dachte, ich müsste ihm noch mitteilen, dass ich ihn an der Gepäckausgabe abholen würde. Wir trafen uns schon seit Jahren regelmäßig an der Gepäckausgabe, wenn er zu Besuch kam, doch empfand ich es in diesem Augenblick der Sitzung als ungeheuer dringlich, ihn daran zu erinnern. Außerdem fühlte ich mich plötzlich von ihm ausgenutzt – was mir seltsam erschien. Mir wurde klar, dass meine Verstimmung über meinen Sohn meine Angst davor, ihn nicht zu finden oder mich zu verirren, maskierte. Außerdem kam ich darauf, dass das Bild der Flughafenbeleuchtung, die ich innerlich vor mir sah, für mich mit einer viszeralen Erinnerung an Gefühle der Traurigkeit, Leere und Angst verbunden war, da ich vor einigen Jahren einmal spät abends im Flughafengebäude auf einen Flug nach New York gewartet hatte, wo ich meinen damals schwer kranken Vater besuchen wollte, der im Krankenhaus lag.

Als ich meine Aufmerksamkeit wieder auf Frau S. konzentrierte, brachte mir mein teilweises Verstehen der Träumereien, die mich beschäftigten (insbesondere mein irrationaler Ärger auf meinen älteren Sohn) die Verdrießlichkeit und die verkappten Ängste in stärkerem Maße zu Bewusstsein, die ich in jenem Moment empfand – und die ich, wie mir rückblickend klar wurde, während der ganzen Sitzung empfunden hatte. Ich glaube, dass eher der Ton meiner Stimme als der Inhalt meiner Interventionen die emotionale Veränderung übermittelte, zu denen es auf Grund dieses verstärkten Selbstgewahrseins kam.

Ein wenig später sagte Frau S., obwohl sie heute das Gefühl habe, dass in meinem Büro für sie Raum sei, und sie sogar meine Praxistoilette benutzt habe, habe sie, als ich sie im Wartezimmer abholte, das Gefühl gehabt, ich sei überrascht gewesen, sie dort zu treffen. Die Freimütigkeit und Direktheit ihrer Beobachtung verblüffte mich. Ich hatte das etwas beunruhigende Gefühl, dass die Patientin mir in dieser Sitzung und wahrscheinlich auch schon seit einiger Zeit in früheren Sitzungen »voraus« war: Sie schaute vorwärts (durch ihre Windschutzscheibe) und war erpicht darauf *[»looking forward«]*, mir ihren Traum zu berichten). Ich hingegen schaute rückwärts (zu dem »Toilettenvorfall« vor einem halben Dutzend Jahren und zu dem Tod einer Freundin). Was für mich vorher abgehobene Gedanken und unterschwellige Gefühle und Bilder gewesen waren, gewann nun Klarheit und emotionale Unmittelbarkeit. Meine Gedanken und Gefühle über meinen Besuch an der Ostküste bei meinem Vater wurde in diesem Moment zu einem analytischen Objekt anderer Art. Ich erinnerte mich daran, wie ich nach dem Besuch bei meinem Vater im Krankenhaus mit meiner Frau und meinen Söhnen in einer bitterkalten Januarnacht über eine Straße in New York City gegangen war. Mein älterer Sohn war damals siebzehn Jahre alt gewesen und würde in einem Jahr zum College gehen. Mir war auch schon vorher die starke Traurigkeit aufgefallen, die ich angesichts seines näherrückenden Fortgangs aus der Familie empfunden hatte; doch bis zum besagten Augenblick in der Sitzung mit Frau S. war mir noch nicht völlig klar gewesen, dass ich während jener Reise nach New York City sein Weggehen aus dem Elternhaus so empfunden hatte, als sterbe er (und ich), nicht mein Vater.

Obwohl es viel Zeit und viele Worte gekostet hat, diese Träumerei zu beschreiben, füllten diese Gedanken, Gefühle, Bilder und Empfindungen in der Realität nur eine sehr kurze Zeitspanne aus. Frau S. berichtete anschließend, beim Betreten des Behandlungsraums habe sie sich entschlossen, an diesem Tag die Decke (die ich am Fußende meiner Couch aufbewahre) nicht zusammenzufalten und unter ihren Kopf zu legen, so wie sie es seit etwa einem Monat getan hatte: »Wenn ich die Decke auf das Kissen lege [um keine Rückenschmerzen zu bekommen], kommt meine Stimme aus der Kehle. Lege ich meinen Kopf hingegen nicht mit der Decke höher, klingt meine Stimme voller und kommt eher aus der Brust. Ich wollte heute feststellen, wie es ist, wenn ich die Decke nicht dazu benutze. Während ich jetzt darüber spreche, frage ich mich, ob Sie die Veränderung bemerkt haben. Für mich zählt offenbar nur, was Sie denken oder sehen oder empfinden. Weshalb brauche ich das immer noch von Ihnen?« Dieser Frage folgte ein etwa einminütiges Schweigen. Dann sagte ich der Patientin, ich hätte das Gefühl, sie sei sehr stolz und erfreut darüber, dass sie ihre volltönende Stimme gehört und die Fülle ihres Geistes empfunden habe, die in ihrem geheimnisvollen und interessanten Traum und ihren kreativen Gedanken darüber zum Ausdruck gekommen sei. Ich fügte noch hinzu, sie habe enttäuscht gemerkt, dass sie sich unterbrochen habe, als bei ihr das Gefühl aufgekommen war, ich sei der einzige im Raum, der einen Geist habe. Frau S. entgegnete, sie habe eine Besorgnis bei sich wahrgenommen, als sie mir früher in der Sitzung gesagt habe, sie genieße es, auf eine Weise zu denken und zu sprechen, die sie als kreativ empfinde. Ihr sei zwar bewusst gewesen, was sie tue, doch habe sie der Versuchung nicht widerstehen können, sich auf diese Weise an mich zu wenden. Ich äußerte die Vermutung, sie fürchte vielleicht, wenn sie sich als eine selbstständige Person empfinde und nicht mehr als aus Teilen von mir bestehend, bedeute dies nicht nur, dass das Ende der Analyse nahe, sondern auch, dass wir absolut jede Verbindung zu einander verlieren würden, fast so, als ob der eine oder die andere von uns gestorben sei. (Dabei dachte ich nicht nur an mein Gefühl in meiner Träumerei, dass das Erwachsenwerden meines älteren Sohnes gleichbedeutend sei mit seinem Tod und mit meinem Gefühl, völlig allein zu sein, sondern auch an die Träumerei, in der es um mein Empfinden eines Mangels in meinem Leben [in Form des leeren Büros nebenan] nach J.s Tod ging. Außerdem war mir die Angst der Patientin, bei einem Frontalzusammenstoß *(head-on collision)* zu sterben, gegenwärtig [einem tödlichen Zusammenstoß, der in ihrer Phantasie möglicherweise darauf zurückzuführen war, dass sie ihren »Kopf aufgesetzt behielt« – d. h., dass sie in der Lage war, eigene Gedanken und Gefühle zu produzieren].)

Frau S. weinte und sagte nach einigen Minuten, sie sei mir dankbar dafür, dass ich so mit ihr gesprochen hätte, und auch dafür, dass sie heute auf diese Weise mit mir habe sprechen können. Sie wolle nicht mehr dazu sagen, weil sie fürchte, in leeren Worten zu ertränken, was sie empfinde.

In den letzten Minuten der Sitzung schwiegen wir gemeinsam. In dieser Zeit empfand ich ein ruhiges Gefühl der Liebe zu Frau S., wie ich es zu ihr vorher noch nie empfunden hatte. Es war mit Traurigkeit verbunden. In dieser Zeit der Stille wurde mir klar, dass ich Frau S. dankbar war für ihre unbewusste Bemühung, mir in dieser Sitzung den Kampf zu Bewusstsein zu bringen, in den wir beide verwickelt waren (indem sie ihn mir zeigte), einen Kampf darum, mit der Traurigkeit, den Verlustgefühlen, dem Stolz, der Freude und der simplen Unvermeidlichkeit der Hinbewegung zum

Getrenntsein [Alleinsein] zu leben, die das Erwachsenwerden und die Entwicklung zur Eigenständigkeit als Mensch mit sich bringen.

Die nächste Sitzung begann die Patientin mit der Erklärung: *»I've never met anyone like you before«* (»Noch nie zuvor habe ich jemanden wie Sie getroffen«). Ich lachte daraufhin, und Frau S. stimmte in dieses Lachen ein. Es war ein von Zuneigung (und einer gewissen heiteren Erleichterung) erfülltes Lachen, das uns beiden ermöglichte, nach einer sehr langen Zeit gemeinsamer (und manchmal auch streitender) mühsamer und ernster Arbeit (wie aus der Ferne) uns selbst anzuschauen. Ich sagte: »Vielleicht hatten Sie in der Sitzung gestern das Gefühl, mich zum ersten Mal wirklich zu treffen. Mich auf diese Weise zu treffen ist nicht das Gleiche wie ein [formelles] Treffen mit mir.«

In den folgenden Wochen sprachen wir über die Idee/das Gefühl, dass man einen Ort, wo man noch gar nicht gewesen ist, nicht verlassen kann. Erst nachdem Frau S. mich »getroffen« hatte, konnte sie die Möglichkeit erwägen, mich zu verlassen.

III. Diskussion

Eine detaillierte Erläuterung der Bewegungen in jedem Augenblick des analytischen Prozesses im soeben vorgestellten Ausschnitt aus einer Analyse würde zu viel Raum in Anspruch nehmen. Deshalb werde ich mich darauf konzentrieren, wie ich in meinem Bemühen, die Bewegungen des Unbewussten zu erfassen, mit den einander überschneidenden Träumereien [bzw. Traumzuständen] des Analytikers und der Analysandin verfahren bin und wie ich diese Empfindungen des Geschehens genutzt habe, um Übertragungsdeutungen und andere Interventionen zu formulieren.

Wie ich bereits erläutert habe, benutze ich den Begriff »Träumerei« (*rêverie* – Bion 1962/1990) zur Bezeichnung von Tagträumen, Phantasien, Grübeleien, Körperempfindungen und dergleichen, welche ich als Derivate jener unbewussten intersubjektiven Konstruktionen ansehe, die das analytische Paar gemeinsam, wenn auch asymmetrisch, konstruiert. Diese intersubjektiven Konstruktionen, die ich »den analytischen Dritten« (Ogden 1994a) genannt habe, sind ein wichtiges Medium, in dem das Unbewusste des Analysanden in der analytischen Beziehung zum Leben erwacht. Fast immer hält der Analytiker seine Träumereien zunächst für banale Gedanken über sein Alltagsleben, die mit dem Patienten kaum etwas oder gar nichts zu tun haben; meist erscheinen sie ihm als Ablenkungen und persönliche Angelegenheiten (»sein eigener Kram«), die spiegeln, inwiefern er im betreffenden Moment *kein* Analytiker ist: wie er dem, was der Patient sagt und tut, nicht seine völlige Aufmerksamkeit widmet.

Die Sequenz, die ich beschrieben habe, begann, als ich hörte, wie sich unmittelbar vor Beginn einer Sitzung hinter Frau S. die Toilettentür schloss, und sie endete mit den ersten Augenblicken der folgenden Sitzung. Rückblickend scheint mir, dass meine Träumerei bezüglich des »Toilettenvorfalls« meinen unbewussten Wunsch spiegelte, die Patientin und die analytische Beziehung zu ihr so zu sehen, als seien Frau S. und meine Beziehung zu ihr ohne jeden Einfluss der Zeit in jener früheren Phase der Analyse stehen geblieben. Das Erleben dieser Träumerei, die ein durch J.s Tod verursachtes tiefes Gefühl des Mangels einschloss, hatte in mir eine diffuse Besorgnis hervorgerufen und trug zu meiner Empfindung von Steifheit bei, als ich Frau S. im Wartezimmer traf.

Der Traum, den sie zu Beginn der Sitzung beschrieb, weist, ebenfalls rückblickend betrachtet, auf einige wichtige Veränderungen hin, zu denen es bei Frau S. im Laufe der Analyse gekommen war: Sie schwamm nicht mehr in einem eisbedeckten See – was heißt, dass sie nicht mehr in einem erstarrten Zustand autistischer Verkapselung lebte (»Ich würde das jetzt nicht mehr tun«). Sie versuchte nicht mehr permanent, wenn auch vergeblich, mir auf parasitenhafte Weise Leben zu stehlen, um ihr eigenes Gefühl der Abgestorbenheit zu kompensieren. Stattdessen hatte sie in starkem Maße die Fähigkeit entwickelt, fruchtbar zu sein und Dinge zu produzieren (das lebendige grüne Gras), die sie als echt und lebendig empfand. Außerdem vermittelte der Traum das Gefühl, dass die Patientin über die Beendigung der Analyse nachzudenken begann (was dadurch angedeutet wurde, dass sie mich am Ende ihres Traums in meinem Büro zurückließ).

Ein Teil meiner Reaktion auf den Traum, so wie Frau S. ihn erzählte, bestand in Dankbarkeit für ihre simple Direktheit. Doch obwohl die Patientin an ihrem Traum interessiert, auf ihn neugierig und in der Lage war, ihn analytisch zu nutzen (beispielsweise in Form ihrer Äußerungen darüber, dass sie es nicht mehr als unverzichtbar ansehe, mich dazu zu bringen, sie auf magische Weise umzuwandeln), empfand ich die Deutungsmöglichkeiten, die mir in den Sinn kamen, als banal und emotional oberflächlich. Wenn ich mir rückblickend diesen Moment vergegenwärtige, so scheint mir, dass es mich beunruhigte, zu akzeptieren, dass die Patientin psychisch gereift war und mir zu verstehen zu geben versuchte, sie wage es erstmals, sich vorzustellen, sie würde mich verlassen (wenn auch voller Traurigkeit und Enttäuschung).

Während die Patientin über ihre Gefühle bezüglich des Traums sprach, schweiften meine Gedanken zu einer anderen Patientin, die mich eindeutig brauchte und die sich kaum mit dem letztendlich irgendwann anstehenden Abschluss ihrer Analyse beschäftigte. In dieser Verschiebung kam meine (unbewusste) Sehnsucht zum Ausdruck, in eine Zeit zurückzukehren, in der Frau S. mich auf eine primitivere und verzweifeltere Weise gebraucht hatte und von mir abhängiger gewesen war als zum aktuellen Zeitpunkt.

Die Ängste von Frau S. wegen der trüb gewordenen Windschutzscheibe erscheinen mir heute als Spiegelung ihrer Ambivalenz bezüglich ihres Nach-vorn-Schauens. Doch dies vermochte ich zum Zeitpunkt des Geschehens nicht zu hören. Ich fing in jenem Augenblick an, besorgt über mein Zusammentreffen mit meinem Sohn auf dem Flughafen zu grübeln, und empfand es irrationalerweise als belastend, ihn an unseren vereinbarten Treffpunkt erinnern zu müssen. Außerdem verspürte ich flüchtig (mehr in Form eines unterschwelligen Bildes als in der einer Geschichte) ein Gemisch aus Furcht, Traurigkeit, Einsamkeit und Leere, während ich an den Abend zurückdachte, an dem ich am Flughafen auf ein Flugzeug gewartet hatte, das mich zu meinem Vater bringen sollte, der sehr krank war.

Während meine Aufmerksamkeit sich wieder auf Frau S. konzentrierte, führte das Zusammenwirken der bereits beschriebenen Träumereien zu einer stärker werdenden Wahrnehmung von Wut, Groll und Verärgerung, die ich der Patientin gegenüber während der ganzen Sitzung unbewusst empfunden hatte. Außerdem wurde mir klar, dass die Wut mich vor Gefühlen der Furcht und Trauer schützen sollte.

Dieses verstärkte Selbstgewahrsein und teilweise Verstehen wurde der Patientin wahrscheinlich eher durch den Ton meiner Stimme als durch den Inhalt dessen, was ich sagte, vermittelt: durch meinen »Bedeutungston, doch ohne Worte« (Frost 1942b/2002, zitiert nach Ogden; dt. Parallelstelle: S. 143). Etwas später in der Sitzung vermochte die Patientin mir zu sagen, ich hätte offenbar nicht erwartet, sie zu sehen, als ich sie im Wartezimmer traf. Ihre Bemerkung verblüffte mich und half mir, meine bewussten und unterschwelligen Träumereien zusammenzufassen. Mir wurde nun wesentlich klarer, wie ich mich unbewusst auf den früheren Charakter meiner Beziehung zu ihr versteift hatte, während sie (wenn auch ambivalent) versuchte, nach vorn zu schauen und den Zustand ihrer Reife, Fruchtbarkeit und Unabhängigkeit in den Blick zu bekommen. Ihre Beobachtung bereicherte mein Erleben meiner eigenen Träumerei, und dies wiederum erleichterte es mir, im Kontakt mit ihr völlig präsent zu sein. Ich *rief* mir einen Augenblick des Verstehens in Erinnerung *zurück (»recalled«)*, der, obwohl er viele Jahre zurücklag, sich in einem gewissen Sinne in dieser Sitzung mit Frau S. zum ersten Mal manifestierte: den Augenblick des Erkennens, dass nicht mein älterer Sohn oder ich, sondern mein Vater im Sterben lag. Mein Sohn wurde erwachsen und war dabei, sein Elternhaus (und damit mich) zu verlassen, doch war dies für uns beide eine Form des Lebendigseins (auch wenn sie ebenso von Trauer und Verlustgefühlen erfüllt war wie von Stolz, freudiger Erregung und der Aussicht auf neue Möglichkeiten), also keine Form von Totsein oder Abgestorbenheit.

Die Verbindungen zwischen diesen Einsichten und dem, was in der Sitzung mit Frau S. geschehen war, fühlte sich nun offensichtlich echt und unmittelbar an. Frau S. äußerte ihre Empfindung, sie spreche mit einer volleren Stimme, seit sie ihren Kopf nicht mehr mit meiner Decke abstütze (das heißt, mich nicht mehr benutze, um sich auf eine Weise abzustützen, die ihre Stimme dünn klingen und ihr Selbstgefühl schwach wirken ließ). Doch dann merkte sie, dass sie plötzlich wieder das Gefühl hatte, sie brauche Teile von mir als Ersatz für die Teile, die ihr selbst fehlten.

Von meiner Träumerei aus (aber nicht über sie) sprechend und unter Berücksichtigung des Rests von dem, was ich von den Vorgängen in der Analysestunde verstanden hatte, unterhielt ich mich mit Frau S. am Ende unserer Sitzung über ihre Angst, wenn sie einen eigenen Geist, eine eigene Stimme und ein eigenes Leben hätte, werde ein so endgültiges Ende ihrer Beziehung zu mir eintreten, als sei einer von uns gestorben. Am Ende der Sitzung brachte die Patientin ihre Dankbarkeit darüber zum Ausdruck, dass wir auf diese neuartige Weise hatten miteinander nachdenken und reden können. Weil sie ein Gefühl, das sie als echt empfand, nicht durch leere Worte überdecken wollte, schwieg sie in den letzten Minuten der Sitzung. In dieser Zeit der Stille empfand ich eine Art von Liebe und Traurigkeit, die ich mit ihr zusammen bisher noch nicht erlebt hatte.

In einem gewissen Sinne endete die Sitzung in den ersten Augenblicken der Sitzung am nächsten Tag. Gleichzeitig begann etwas Neues, als Frau

S. sagte: »*I've never met anyone like you before.*« Ich empfand ihre Bemerkung als humorvoll und wunderbar vieldeutig. Wir lachten gemeinsam, und dann sagte ich spontan, dass ich glaubte, sie müsse in der Sitzung am Vortag das Gefühl gehabt haben, mich zum ersten Mal zu treffen/mir zum ersten Mal gewachsen zu sein (*that she had met me for the first time*). Ich fügte hinzu, mich auf diese Weise zu »treffen«, sei nicht das Gleiche wie ein Treffen mit mir. Weil das Element des Spielerischen in ihrer Analyse bis zu diesem Zeitpunkt fast gänzlich gefehlt hatte, war es für uns beide ein völlig neuartiges Erlebnis, uns am spontanen Spiel mit Worten, Gefühlen und Ideen zu erfreuen.

IV. Nachgedanken

In diesem letzten Abschnitt des Kapitels möchte ich einiges dazu sagen, was – nach meiner Auffassung und so, wie ich es höre – das Erlebnis, das Gedicht *Acquainted with the Night* zu sprechen, und die Reaktion darauf mit dem Erlebnis, Frau S. zuzuhören und mit ihr zu sprechen, zu tun haben. Doch zuvor möchte ich erklären, in welchem Kontext ich den Vergleich zwischen dem Gebrauch der Sprache in der Dichtung und in der Psychoanalyse ziehen werde. Eine wichtiger Unterschied zwischen diesen beiden Bereichen ist, dass die Psychoanalyse eine therapeutische, das Lesen und Schreiben von Gedichten hingegen eine ästhetische Aktivität ist. Nach direkten Entsprechungen zwischen beiden zu suchen halte ich für eine Form von Reduktionismus, die die Essenz dieser beiden recht unterschiedlichen Bereiche menschlichen Tuns verdunkelt und verzerrt.

Analytiker versuchen (mit unterschiedlichem Erfolg), die Sprache für die Kommunikation mit dem Patienten zu nutzen, damit dieser in seinen (stets ambivalenten) Bemühungen um emotionales Wachstum optimalen Nutzen davon hat. Sie streben nach Lebendigkeit im Gebrauch der Sprache, sodass in ihren Worten Gefühle und Ideen zum Leben erwachen, die den analytischen Prozess fördern. Eine bewusste oder unbewusste Bemühung von Seiten des Analytikers, im analytischen Dialog »poetisch« zu sein (d. h. mit Worten schöne, prägnante künstlerische Formen zu schaffen), spiegelt mit ziemlicher Sicherheit eine Form des *Acting-in* narzisstischer Gegenübertragung. Dies kann den analytischen Prozess stark behindern, wenn nicht gar völlig zum Erliegen bringen, falls der Analytiker nicht erkennt, was er tut, und seine Gedanken, Gefühle, Körperempfindungen und Verhaltensweisen nicht einer eingehenden analytischen Überprüfung unterzieht. Der Dichter hingegen ist allein der Kunst, die er zu schaffen versucht, verantwortlich; *seine* Misserfolge sind Zeilen, denen es an Lebendigkeit, Vorstellungskraft und Gefühl mangelt.

Bei der Arbeit mit Frau S. habe ich versucht, nicht nur auf das zu lauschen und zu achten, worüber sie sprach, sondern auch die Wirkungen im Blick zu behalten, die durch ihre und meine Art der Sprachbenutzung entstanden. Dieses Achten auf den Gebrauch der Sprache prägte in starkem Maß die Formen und Eigenschaften meines Zusammenseins und Redens mit ihr: d. h. meiner »analytischen Technik« – ein sehr trockener Name für etwas recht Lebendiges. In der beschriebenen Sitzung »übersetzte« ich das, was Frau S. sagte, *nicht* »im Sinne des Unbewussten«, beispielsweise in Form einer Deutung wie: »In Ihrem Gefühl am Ende des Traums, Sie hätten sich damit abgefunden, dass Sie in Ihrem weiteren Leben ohne eine Liebesbeziehung zu einem Mann auskommen müssten, kommt Ihre unbewusste Enttäuschung und Wut über Ihr Empfinden zum Ausdruck, dass Sie mit mir niemals eine romantische Beziehung haben werden.« Natürlich ist diese fiktive Deutung recht plump, doch ich möchte damit nur veranschaulichen, was nach meiner Auffassung ein unangemessener Umgang mit Deutungen ist – nämlich einer, der die Worte, Sätze, Bilder und Ideen des Patienten in übertriebenem Maße als Symbole versteht, die zu durchschauen sind und mit denen der Patient anschließend konfrontiert werden muss.[4] Ein derartiger Umgang mit der Sprache der Deutung (sowohl eines Gedichts als auch des Erlebens in der Analyse) setzt voraus, dass Gefühle und Ideen »hinter« der Verdrängungsbarriere »im Unbewussten« existieren und darauf warten, erschlossen [engl.: *mined*] (zu Bewusstsein gebracht – [*brought to mind*]) und ans Tageslicht befördert zu werden – das heißt: ins Licht der bewussten Aufmerksamkeit und des Sekundärprozessdenkens. Wenn ich vom »Übersetzen« oder »Dekodieren« von Symbolen spreche, meine ich

[4] Searles (1959) hat beobachtet: »Sicherlich geht vielen neurotischen Patienten in der Analyse (...) in zahlreichen Situationen auf die Nerven, daß ihre Analytiker die Bedeutung ihrer bewußten Gefühle und Einstellungen als nebensächlich werten und daß sie auf vorbewußte und unbewußte Kommunikationen so reagieren, als seien diese der Ausdruck der einzig ›realen‹ oder ›echten‹ Wünsche und Einstellungen.«

damit eine ziemlich mechanische Art, Patienten zuzuhören, die unterstellt, dass es nur eine Bewegung gibt, die in eine Richtung verläuft – vom Symbol zum Symbolisierten, das manifest oder latent, bewusst oder unbewusst sein kann. Im Gegensatz dazu steht eine Art des Zuhörens, die auf die im Herzen der Dichtung wie der Psychoanalyse zu findenden zahlreichen klanglichen Spiegelungen und vielschichtigen Bedeutungen eingeht. Natürlich erfordert jede Deutung verbaler Symbole ebenso wie der emotionale Kontext, in dem sie geschaffen werden, in der einen oder anderen Form eine Suche nach einem Sinn/Inhalt, der unausgesprochen und möglicherweise unaussprechlich ist. So verstanden, ist alles deutende Zuhören gewissermaßen ein »Zuhören durch« die Sprache hindurch. Allerdings wird Deutung meiner Meinung nach zu einer ziemlich trockenen Angelegenheit (»dies bedeutet das«), wenn man dem »Zuhören durch die Sprache hindurch« zu viel Raum gibt. Außerdem ist das Unausgesprochene ebenso wie das Unaussprechliche nach meiner Auffassung in der gesprochenen Sprache präsent (manchmal in Form von Abwesenheit), nämlich in der Art, wie sie gesprochen wird, in den Klängen der Worte und Sätze, in den Gefühlen, die im Zuhörer hervorgerufen werden, und (in der analytischen Situation) im Verhalten und in den Körperempfindungen, die das Gesagte begleiten.

In der beschriebenen analytischen Sitzung nutzte ich einige Träumereien, die mir zunächst nur unterschwellig zur Verfügung standen (sie waren eher Empfindungen als Gedanken). Ich behandelte sie weder als Ablenkungen von der »eigentlichen« Arbeit der Analyse noch als »Päckchen« reiner unbewusster Bedeutung. Vielmehr bediente ich mich ihrer (insoweit es mir gelang, ihrer gewahr zu werden und zu bleiben) als einer indirekten (assoziativen) Methode, mit mir selbst über die unbewussten Vorgänge zwischen Frau S. und mir zu sprechen. Diese Art, mit Träumereien umzugehen, ist Ausdruck einer Sicht, derzufolge sich das Unbewusste nicht *hinter* den Träumereien oder am Ende einer Kette von Träumerei-Assoziationen befindet, sondern in der Bewegung von Fühlen, Denken, bildlicher Vorstellung und Sprache des Traumerlebens selbst zum Leben erwacht.

An einem bestimmten Punkt muss der Analytiker seine Träumereien in eine stärker organisierte und verbal symbolisierte Form des Sprechens mit sich selbst (und später auch mit dem Patienten) über die affektive Bedeutung des Traumerlebens »ummünzen«, damit das Resultat dem entspricht, was auf der unbewussten Ebene in der Übertragungs-Gegenübertragungs-

Beziehung vor sich geht, und wie es sich aus ihr ergibt. Diese Umwandlung des eigenen Erlebens in eine verbal symbolisierte Form ist beim Sprechen von Gedichten nicht unbedingt notwendig. Zuweilen mag es einem Leser als nützlich und interessant erscheinen, mit sich selbst ein Gespräch darüber zu führen, was in der Sprache eines Gedichts geschieht (so wie ich es in meiner Auseinandersetzung mit Frosts Gedicht getan habe), doch in anderen Fällen wird er es vorziehen, das Gedicht in erster Linie sensorisch zu erleben, ohne dass er die Notwendigkeit und vielleicht auch die Möglichkeit sieht, es in eine verbal symbolisierte Antwort zu transformieren. Tatsächlich zeigt sich in der Unmöglichkeit, einem Gedicht durch den Versuch, es zu paraphrasieren, gerecht zu werden, was Dichtung von anderen imaginativen Arten des Gebrauchs von Worten unterscheidet (beispielsweise in Romanen und Kurzgeschichten, in denen die Handlung und die Entwicklung der mitwirkenden Personen eine wesentlich größere Bedeutung haben als in der Lyrik).

Gegen Ende der Sitzung mit Frau S. sagte ich auf Grund meines (immer vorläufigen) Verständnisses meiner Träumereien, ich glaubte, in jenem Augenblick habe sie das Erwachsenwerden gleichzeitig als gefährlich und als aufregend empfunden. Es schiene, als habe sie das Gefühl, die mit dem Erwachsensein verbundene Unabhängigkeit führe zwangsläufig dazu, dass die Verbindung zu mir zu Ende gehe, dass es zu einem Bruch kommen werde, der so endgültig wie der Tod des einen oder der anderen von uns sei. Damit schrieb ich Frau S. *nicht* zu, was sie *wirklich* fühlte oder was sich unter oder hinter dem, was sie zu fühlen *glaubte*, befand. Vielmehr benutzte ich die Sprache der Metapher, um einen Aspekt ihres Erlebens so zu einem anderen in Beziehung zu setzen, dass etwas Neues entstand: eine Art, sich selbst zu sehen und zu erleben, die vorher nicht existiert hatte.[5]

Ebenso wie es mir, während ich Frau S. zuhörte, nicht primär darum ging, »hinter« das zu kommen, was sie sagte, war die Art, wie ich dem Gedicht von Frost lauschte, nicht in erster Linie ein »Übersetzen« oder »Dekodieren« von Symbolen. Beispielsweise berücksichtigte ich bei meiner Annäherung an das Gedicht, dass die Nacht manchmal die Dunkelheit der

[5] Es entspricht dem Wesen einer Metapher (im Gegensatz zum »Dekodieren« der unbewussten Bedeutungen von Symbolen), dass sie einen Raum von Möglichkeiten zwischen den beiden Elementen schafft, die in eine Beziehung von Ähnlichkeit und Unterschiedlichkeit, nicht von Gleichwertigkeit, gebracht werden.

Verzweiflung repräsentiert und in anderen Fällen das Geheimnisvolle der unermesslichen Andersheit, die uns umgibt und der wir zugehören. Doch in meinen Äußerungen über *Acquainted with the Night* ging es mir in erster Linie darum, dem Klang und der Atmosphäre zu lauschen, die durch die Sprache entstand, während ich die Zeilen des Gedichts sprach. In den letzten vier Zeilen beispielsweise zieht sich die Sprache auf anmutige – himmlische – Weise, die kein Ende zu finden scheint, immer wieder auf sich selbst zurück. Selbst während der Sprecher über die unermessliche nichtmenschliche Andersheit des Nachthimmels staunt, tut die Sprache etwas völlig anderes, indem sie die »Uhr aus Licht vorm Himmel« versinnbildlicht (und damit vermenschlicht), die die willkürliche (gemessene) Zeit verkündet, während die Sprache der Verkündigung (das Gedicht selbst) vom Lebensatem der ungeheuer menschlichen, wunderschönen Rhythmen und Kadenzen der »*lebendigen* Klängen des Sprechens« erfüllt ist. Schönheit und Geheimnis des Menschlichen und des Nichtmenschlichen gehen wie die beiden Seiten einer Möbiusschleife ineinander über.

Eine der fundamentalsten Ähnlichkeiten zwischen Frosts Gedicht *Acquainted with the Night* und dem in diesem Kapitel vorgestellten Ausschnitt aus der Analyse von Frau S. scheint mir die Art zu sein, wie beide durch das, was Frost »Bravourstücke der Assoziation« (*feats of association* – zitiert in Pritchard 1994, S. 9) genannt hat, ihre emotionale Kraft erlangen. Mit anderen Worten: Das Gedicht erzeugt ebenso wie die analytische Sitzung starke Resonanzen und gewaltige Kakophonien von Klang und Bedeutung. Ich habe mich damit beschäftigt, wie in Frosts Gedicht das letzte Wort/der letzte Klang, *night*, mit Hilfe von Klang- und Sinnresonanzen alles in sich versammelt, was das Gedicht ausmacht, alle seine wunderschönen Klänge, seine Kargheit, seine fließenden, ätherischen Elemente (»*One luminary clock against the sky*«) ebenso wie sein Zerbrechendes, wenn das Ohr in Traurigkeit verwundert »still steht«, als »ein [unter]brochener Schrei, aus anderer Straße über Häuser fuhr«.[6]

---

[6] Durch das Nebeneinanderstellen meiner Erlebnisse mit Frau S. und mit dem Gedicht von Frost in diesem Absatz wird noch ein weiterer Unterschied zwischen analytischem und poetischem Erleben deutlich. Im ersteren Fall handelt es sich (bei dieser Analyse) um eine zwölfjährige Beziehung, in der im Laufe dieser langen Zeit Millionen von Dingen (in der psychischen und in der äußeren Wirklichkeit) geschehen sind (beispielsweise haben beide Beteiligten darin viele Abstufungen von Intimität und Distanz, Wut und Liebe, Hoffnung

Die Bemerkung von Frau S., »*I've never met anyone like you before*«, ist hinsichtlich des Reichtums der mit ihr verbundenen Assoziationen nicht weniger lebendig als der »unterbrochene Schrei« in dem Gedicht von Frost. Ihre Äußerung bereitete einer erstaunlichen Fülle bewusster und unbewusster Assoziation den Weg, die sich in vielerlei Hinsicht auf das bezogen, was im gegenwärtigen Augenblick geschah und worum es in der vorherigen Sitzung gegangen war, und schuf aus alldem durch ihren Gebrauch der Sprache etwas Neues. (Zur Beziehung zwischen unaufgelösten Übertragungs-Gegenübertragungs-Gefühlen in einer Analysestunde und dem Beginn der folgenden vgl. Boyer 1988.)

Italo Calvino (1986/1991) ist der Auffassung, dass das Reimen von Worten in der Dichtung in der Prosaerzählung ein Äquivalent hat, da es »(...) in der erzählenden Prosa Ereignisse [gibt], die sich reimen« (ebd., S. 56). Dem möchte ich hinzufügen, dass es auch in der analytischen Situation bewusste und unbewusste Gefühle, Gedanken und andere intrapsychische und intersubjektive Ereignisse gibt, die sich reimen – »die einander entsprechen« (Calvino 1986/1991, S. 56). Beispielsweise bestand zwischen dem Wort/der Idee/dem Klang »treffen« von Frau S. und ihrer (in der vorangegangenen Sitzung gemachten) Beobachtung, dass sie, als ich sie im Warteraum traf, das Gefühl hatte, ich hätte sie dort nicht erwartet, eine lebendige Verbindung (beides »reimte sich« miteinander). Und auch im Traum der Patientin ging es um ein »Treffen«: Eine Freundin von ihr (vielleicht ein Aspekt von ihr selbst) traf zum ersten Mal mit mir zusammen und sagte daraufhin etwas, mit der Folge, dass die Patientin auf gutmütige Weise zu lachen begann – was meinem Gefühl nach in enger Beziehung zu dem Lachen am Anfang der folgenden Sitzung steht. Außerdem bestand zwischen der Bemerkung von Frau S. über das Treffen mit mir und einem weiteren »Treffen« eine wichtige Resonanz: dem

---

und tiefster Frustration erlebt). Hingegen kann ein Erlebnis mit diesem Gedicht, so sehr ich es auch schätze, niemals dem Spektrum und der Tiefe des Erlebens, das in einer zwölfjährigen Beziehung möglich ist, gleichkommen. Meiner Auffassung nach erklärt dieser Unterschied teilweise, weshalb meine Reaktionen auf das Gedicht sich auf die universellen Elemente des Erlebens konzentrieren (denen das Gedicht einen unmittelbaren und persönlichen Charakter gibt), während sich meine analytische Aufmerksamkeit in erster Linie darauf konzentrierte, was an meinem Erleben *dieser* Patientin in *dieser* Analysestunde spezifisch und einzigartig war.

imaginären Treffen mit meinem Sohn auf dem Flughafen, das bei mir das Gefühl erzeugt hatte, wir hätten uns zuvor noch nie dort getroffen. Diese Resonanzen traten nicht sequenziell auf, sondern unmittelbar, und sie erzeugten einen auf eine komische Weise ergreifenden Augenblick, in dem Frau S. und ich gemeinsam intensiv ein Zusammen-Sein als getrennte Personen empfanden.

Durch dieses »Reimen« des Worts/der Idee »treffen« in den aufgeführten verschiedenen Formen des Erlebens von Zusammentreffen entstand eine reiche und lebendige Ambiguität und Expressivität. Die äußerst komprimierte Äußerung der Patientin deutete darauf hin, dass sie mich im Sinne eines erstmaligen Sehens (bzw. Erkennens als einer separaten Person) traf; dass sie mich im Sinne eines Mir-gleich-Seins »traf« (d. h. dass sie in der Lage war, der Kraft meiner Gegenwart standzuhalten [*to meet*]); dass sie sich im Sinne eines romantischen Rendezvous mit mir traf, möglicherweise sogar zu einer Romanze. Ihre Äußerung vermittelte all diese Gefühle/Bedeutungen zugleich und noch mehr.[7]

Der Klang der Stimme von Frau S. versicherte, dass das »wie Sie« in »Noch nie zuvor habe ich jemanden wie Sie getroffen« (engl.: *»I've never met anyone like you before«*) sanfte Gefühle der Zuneigung zu mir (des »Mich-Mögens«) vermittelte, also nicht einfach einen Vergleich meiner Person mit all den anderen Menschen, mit denen die Patientin jemals zusammengetroffen war.

Und dann ist da noch das Wort *be*, unauffällig in *before* versteckt, das das Erleben des Seins ins Blickfeld *(to the fore)* bringt. Indem Frau S. eine

---

7 Diese »Bravourstücke der Assoziation«, die mit (realen und phantasierten) Treffen und Trennungen zusammenhängen, lassen das Konzept der »Überdeterminierung« (Freud 1900, S. 312, GW II/III) wieder aufleben und offenbaren, dass damit eher ein Verb als ein Substantiv gemeint ist und dass sich der Begriff mehr auf die Zukunft als auf die Vergangenheit bezieht. Im Rahmen des Ausschnitts aus einer Analyse, mit dem wir uns hier beschäftigen, erscheint es mir als nützlich, Überdeterminierung als einen Prozess zu verstehen, in dem sich Bedeutungen und Gefühlstöne manifestieren und auf eine Weise ansammeln, so dass es unmöglich wird, ihre Auswirkungen auf das Erleben vorauszusehen, da sie ständig in Bewegung sind: »dass wir wie Riesen ständig Erleben vor uns schleudern, um die Zukunft damit zu pflastern« (zitiert nach Frost 1939, S. 777; dt. Parallelstelle in »Die Figur, die ein Gedicht beschreibt«, S. 25, aus Frost, *Gesammelte Gedichte* [Kessler]) Das Überdeteminierte ist aus dieser Perspektive betrachtet stets mit einer Menge von »noch zu Determinierendem« verbunden.

eigene Stimme entwickelte, mit der sie sprechen konnte, trat sie auf eine wichtige Weise in das Sein.

Ich habe selten ein liebevolleres und interessanteres Geschenk erhalten als dasjenige, das Frau S. mir verpackt in den Worten *»I've never met anyone like you before«* machte.

Vielleicht am wichtigsten sowohl für die Dichtung als auch für die Psychoanalyse ist das Bemühen, die Breite und Tiefe unserer Erlebensfähigkeit zu vergrößern. Mir scheint, dass die Dichtung wie die Psychoanalyse im günstigsten Fall die Sprache so nutzen, dass das vollständige Spektrum menschlichen Erlebens einbezogen ist – wie Jarrell (1955), über Frost sprechend, formuliert hat: »ein Spektrum, das von den schrecklichsten und unerträglichsten bis zu den sanftesten, subtilsten und liebevollsten Aspekten« reicht (ebd., S. 62). Sowohl die Dichtung als auch die Psychoanalyse ist bemüht, »*so viel* einzuschließen, zu verbinden und menschlich verständlich oder menschlich unverstehbar zu machen« (ebd.).

Die Bewegung des Klangs und der Kadenz von Einsamkeit, Traurigkeit und Möglichkeit in *Acquainted with the Night* und die Bewegung von Gefühlen der Wut, Traurigkeit, Enttäuschung und Liebe in der Sitzung mit Frau S. repräsentieren Bemühungen, Erlebnisse zu ermöglichen, durch die zwei Menschen (Dichter und Leser, Analytiker und Analysandin) in stärkerem Maße in die Lage versetzt werden, für das gesamte Spektrum und die ganze Komplexität menschlichen Erlebens offen zu sein und zu bleiben. Diese Anstrengungen werden sogar angesichts »menschlich verständlicher« und »menschlich unverständlicher« bewusster und unbewusster Wünsche unternommen, den Schmerz des menschlichen Lebendigseins zu beseitigen, zu pervertieren, zu unterbinden oder auf andere Weise abzutöten. Vielleicht ist der fast unwiderstehliche Impuls, den Schmerz und mit ihm einen Teil von uns selbst zu töten, das Menschlichste an uns. Wir wenden uns der Dichtung und der Psychoanalyse teilweise deshalb zu, weil wir hoffen, uns mit ihrer Hilfe Formen menschlicher Lebendigkeit wiederanzueignen – oder diese vielleicht zum ersten Mal zu erleben –, von denen wir selbst uns abgeschnitten haben.

5

Borges und die Kunst des Trauerns

Mit der Zeit wird jedes Gedicht eine Elegie.
Jorge Luis Borges: »Besitz des Gestern«, 1994, S. 159

Und nun Borges – für ihn ist das ganze Universum in jedem seiner Teilchen enthalten; die gesamte Literatur steckt in jedem Buch, das jemals geschrieben wurde oder noch geschrieben werden wird. Einem Buch über Gespräche im Zwischenreich des Träumens würde ohne die Stimme von Jorge Luis Borges etwas Wichtiges fehlen.

Ich versuche in diesem Kapitel, etwas über das Trauern zu lernen, so wie es im Gespräch zwischen Borges, dem Mann *der* Buchstaben, und Borges, dem Mann *in* den Buchstaben – dem Sprecher / der Gestalt / der Stimme in seinen Schriften – stattfindet. Insbesondere werde ich mich mit der Vorstellung auseinandersetzen, dass Trauern nicht einfach eine Form psychischer Arbeit ist, sondern ein Prozess, in dem es zentral darum geht, etwas zu *machen*, etwas zu schaffen, das dem Verlusterlebnis gerecht wird. Was »gemacht« wird, und das Erlebnis des Machens könnte man zusammen »die Kunst des Trauerns« nennen – sie gelangt in den Bemühungen des Individuums zum Ausdruck, sich mit der Gesamtheit und Komplexität seiner Beziehung zu dem Verlorenen auseinanderzusetzen, sich ihr gewachsen zu zeigen und ihr gerecht zu werden.

Die Kreativität, die die Kunst des Trauerns erfordert, ist nicht unbedingt die hoch entwickelte Kreativität des talentierten Künstlers. In diesem Zusammenhang geht es um »gewöhnliche Kreativität«, die Kreativität des Alltagslebens. Was man beim Prozess des Trauerns »macht« – ob es sich dabei um einen Gedanken, ein Gefühl, eine Geste, eine Wahrnehmung, ein Gedicht, eine Reaktion auf ein Gedicht oder ein Gespräch handelt –, ist weitaus weniger wichtig als das Erlebnis des Machens selbst.

Ich werde mich in diesem Kapitel mit zwei Schriften von Borges beschäftigen: »Pierre Menard, Autor des Quijote« (1941), und »Borges und ich« (1957). Die besondere Bedeutung dieser beiden Werke hinsichtlich des Erlebens von Trauer hängt teilweise mit einer Reihe innerer und äußerer Umstände im Leben ihres Autors zusammen, die beim Schreiben der Fiktionen/Prosagedichte eine Rolle spielten. Beide Texte entstanden in wichtigen Augenblicken, und beide Male ging es um schwerwiegende Verlusterlebnisse. Man kann erwarten, dass ein Musiker trauert, indem er musiziert, ein Maler im Malen, ein Analytiker in der Art seines Engagements in einer analytischen Beziehung oder vielleicht auch, indem er über seine analytischen Erlebnisse (und von diesen aus) schreibt. Borges trauerte im Schreiben von Gedichten. Das Erlebnis des Trauerns, so wie es in den beiden genannten Prosagedichten zum Ausdruck gelangt, ist das Hauptthema dieses Kapitels.

Ich habe die Darstellung absichtlich ziemlich locker strukturiert. Der Text umfasst drei Abschnitte (eine biografische Skizze und Erörterungen von zwei Prosagedichten des Autors), die mich alle auch unabhängig von ihrer Beziehung zum Erleben von Trauer interessieren. Kein Leben und kein Gedicht bezieht sich nur auf eine einzige Facette menschlichen Erlebens: Jeder Aspekt des Lebens, jeder durch ein Erlebnis hervorgerufene oder in einem gelungenen Text beschworene Gefühlszustand ist mit jedem anderen Aspekt des Lebens und mit jedem anderen Gefühlszustand verbunden.

In der kurzen biografischen Skizze am Anfang werde ich nicht versuchen, auf Grund der Ereignisse in Borges' Leben seine Schriften aus psychoanalytischer Perspektive zu »erklären«, sondern ich werde dieses biografische Geschehen als eine Folge von Erlebnissen verstehen, die mit seinen Texten im Gespräch sind. Die Biografie eines Schriftstellers ist zu einem großen Teil in seinen Schriften enthalten: Sein Leben ist in einem gewissen Sinne das Leben seiner Schriften. Im Erlebnis des Schreibens ist er am lebendigsten; dies ist der Ort, an dem er lebt. Mit nur wenigen Ausnahmen werde ich es den Lesern dieses Buches überlassen, die Resonanzen zwischen dem Leben des Menschen und dem Leben der Schriften zu erlauschen und nach eigenem Belieben mit ihnen zu verfahren. So belauschen wir als Leser nicht nur das »Gespräch« zwischen Leben und Werk, sondern nehmen auch selbst daran teil.

Im zweiten Teil des Kapitels beschäftige ich mich mit der Fiktion »Pierre Menard, Autor des Quijote« (1941), um zu erlauschen, wie Borges in der Struktur des literarischen Genres, das er früh in einer Phase tiefen Trauerns erfand, die Sprache benutzt. Diese literarische Form, so wie Borges sie im Laufe der Zeit entwickelt hat, hat nicht nur die lateinamerikanische und spanische Literatur des zwanzigsten Jahrhunderts, sondern die gesamte westliche Literatur entscheidend beeinflusst.

Im letzten Abschnitt dieses Kapitels beschäftige ich mich mit dem Prosagedicht »Borges und ich« (1957), das ebenfalls kurz vor Beginn einer Phase schwerwiegenden Verlustes entstanden ist, dessen Nachwirkungen die letzten drei Jahrzehnte von Borges' Lebens dominieren sollten.

Klang und Struktur des Trauerns in »Borges und ich« und in »Pierre Menard« sind recht unterschiedlich. So wie fünfzehn Jahre zuvor mit »Pierre Menard«, schafft Borges auch mit »Borges und ich« eine literarische Form, um ein bestimmtes Trauererlebnis zum Leben erwachen (und zu Tode gelangen) zu lassen.

Borges: Ein Mensch der Buchstaben

Seit seiner Geburt im Jahre 1899 und vielleicht sogar schon vorher bewirkte eine Konspiration der Umstände, dass Borges in einer Familie geboren wurde, die emotional sehr stark durch eine innere Gespaltenheit hinsichtlich der Sprache geprägt war. Wie viele junge Paare in Buenos Aires um 1900 lebten auch Borges' Eltern bei ihren Eltern: bei Borges' Großmutter väterlicherseits (der Großvater war einige Jahre zuvor gestorben). Diese recht banale soziale Gepflogenheit, die auf ökonomischen Erwägungen basierte, bildete die Grundlage für eine schicksalhafte innerfamiliäre Spaltung. Borges' Großmutter väterlicherseits war in Staffordshire in England geboren, hatte einen Argentinier geheiratet und danach ihr gesamtes weiteres Leben in Buenos Aires verbracht. Ihr Sohn, Borges' Vater, sprach in seiner Kindheit und Jugend mit seiner Mutter englisch, und diese unternahm auf Grund ihrer starken anglophilen Neigungen nie in ihrem Leben ernsthafte Anstrengungen, fließend Spanisch sprechen zu lernen. Schon sehr früh las die Großmutter dem Enkel Geschichten auf Englisch vor. Als er älter wurde, las er selbst viele der fast ausschließlich englischsprachigen Bücher in der großen Bibliothek seines Vaters: »Fragte man mich heute nach dem Hauptereignis in meinem Leben, so würde ich die Bibliothek meines Vaters nennen. Tatsächlich glaube ich manchmal, nie aus dieser Bibliothek hinausgefunden zu haben« (Borges 1970/1991, S. 13).

Borges' Mutter stammt aus einer argentinischen Familie, aus der seit vielen Generationen hochrangige Offiziere hervorgegangen waren. Das Haus, in dem er aufwuchs, war eine Art familieneigenes »Militärmuseum« (Rodriguez Monegal 1978, S. 6), in dem Fotografien, Uniformen, Schwerter und andere militärische Gegenstände ausgestellt waren, um die Tapferkeit, den Mut und die Würde der mütterlichen Vorfahren zu bezeugen. Diese stillen Männer der Tat und ihre tüchtigen und hingebungsvollen Frauen hatten an Literatur kein Interesse gehabt.

Angesichts dieser Familienkonstellation ist es kaum verwunderlich, dass Borges früher Englisch als Spanisch lesen konnte. Weil er so perfekt zweisprachig aufwuchs, war ihm nach seinen Erinnerungen in einer bestimmten Kindheitsphase nicht klar, dass er zwei unterschiedliche Sprachen benutzte; ihm schien, er spräche eine einzige, die je nach den Umständen unterschiedliche Formen annähme (Guibert 1973, S. 81).[1] Was, wie er später herausfand, Englisch war, war die Form von Sprache, die er mit seinem Vater und seiner Großmutter väterlicherseits sprach – die Sprache der Geschichten und Ideen, die Sprache der Bücher in der Bibliothek seines Vaters. Spanisch hingegen war die Sprachform, die er benutzte, wenn er über die Ereignisse des Alltagslebens sprach – die Sprache, in der er sich mit seiner Mutter und ihren Eltern sowie mit Bediensteten verständigte. Borges (1970/1991) erinnert sich, den *Don Quijote* zuerst auf Englisch gelesen zu haben. »Als ich den *Don Quijote* später im Original las, klang es mir wie eine schlechte Übersetzung« (ebd., S. 13).[2]

Die Tiefe der Liebe und Bewunderung, die Borges für seinen Vater hegte, ist kaum zu überschätzen: »Mein Vater war sehr intelligent und wie alle intelligenten Menschen sehr gütig. (...) Er war es, der mir die Augen für

---

[1] Man muss sich vergegenwärtigen, dass die »Erinnerungen« von Borges Geschichten sind, erzählt von einem der größten Geschichtenerzähler des zwanzigsten Jahrhunderts, von einem Mann, der Geschichten über nichtexistierende Bücher imaginärer Autoren geschrieben hat.

[2] Das Englisch, mit dem Borges in den Geschichten, die seine Großmutter ihm vorlas, und in den Büchern aus der Bibliothek seines Vaters in Kontakt kam, war das literarische Englisch des neunzehnten Jahrhunderts. In neueren Übersetzungen von Borges' Schriften aus dem Spanischen ins Englische (Hurleys Übersetzung der Fiktionen [1988] beispielsweise) wurde versucht, einen englischen Stil zu entwickeln, der demjenigen des im Buenos Aires des zwanzigsten Jahrhunderts gebräuchlichen Spanisch entspricht, das Borges in seiner Dichtung und seinen Fiktionen benutzt hat. Diese Übersetzer sind der Auffassung, frühere Übersetzungen der Borges-Werke ins Englische (beispielsweise die Übersetzungen von di Giovanni, an denen Borges selbst aktiv mitgewirkt hat) benutzten eine formelle, »altmodische« Art von Englisch (Rodriguez Monegal 1978), die dem spanischen Schreibstil und der Stimme des Autors nicht gerecht würde. Allerdings war eben dies das Englisch, das Borges sprach, wenn er vor Englisch sprechenden Zuhörern Vorträge hielt (beispielsweise bei seiner Vorlesungsreihe *This Craft of Verse* [1967–1968; dt.: *Das Handwerk des Dichters, 2002*], die kürzlich auch auf CD veröffentlicht wurde). Deshalb habe ich mich entschlossen, für meine Auseinandersetzung mit den Werken dieses Autors eine ältere Übersetzung von Donald Yates und James Irby (1962) zu benutzen.

die Macht der Dichtung öffnete – die Tatsache, dass Wörter nicht nur ein Mittel zur Kommunikation sind, sondern auch magische Symbole und Musik« (Borges 1970/1991, S. 10). Borges' Vater wäre gern Schriftsteller geworden, und er hat tatsächlich einen vollständigen Roman, einige andere Bücher und eine Reihe von Gedichten geschrieben; allerdings ist nichts von alldem jemals veröffentlicht worden. »Seit meiner Knabenzeit, bis mein Vater erblindete, wurde stillschweigend vorausgesetzt, dass ich das literarische Schicksal zu erfüllen habe, das die Umstände meinem Vater versagt hatten. Dies wurde für selbstverständlich gehalten (und dergleichen Dinge sind weitaus wichtiger als die, die man nur sagt)« (Borges 1970/1991, S. 16). Charakteristisch für Borges, ist jene letzte Nebenbemerkung in Klammern, die so lässig hingeworfen wirkt, der lebendigste und aufschlussreichste Teil dieses ansonsten nicht besonders außergewöhnlichen Berichts über den Wunsch eines Sohnes, die Träume seines Vaters zu erfüllen – bzw. über die mit diesem Versuch verbundene Belastung.

Obwohl die Familie Borges Bedienstete hatte, gehörte sie der Mittelklasse an und lebte in Buenos Aires im Bezirk Palermo, einem damals eher ärmlichen Randgebiet der Stadt. Die dort wohnenden Familien der Mittel- und Arbeiterklasse empfanden die unmittelbare Nachbarschaft von Gangstern und Prostituierten als nicht sonderlich beunruhigend. Abgesehen von den Stunden, die Borges in der Bibliothek seines Vaters verbrachte, hielt er sich als Kind meist im Garten hinter dem Haus auf, wo er mit seiner jüngeren Schwester Norah zusammen spielte. Dass er in seiner frühen Kindheit keinen Kontakt zu anderen Kindern hatte, war teilweise dem Beharren seines Vaters und seiner Großmutter zuzuschreiben, ihn zu Hause zu unterrichten, bis er gefestigter sei (ein Ziel, das sie im Alter von neun Jahren für erreicht hielten).

Wie sein Vater und seine Großmutter (sowie drei Generationen vor diesen) war Borges mit einer erblichen Augenkrankheit geboren worden, die die Sehfähigkeit von Geburt an beeinträchtigt und sie allmählich immer weiter verschlechtert, bis im mittleren Lebensalter die völlige Erblindung eintritt. (Borges' Vater erblindete, kurz nachdem er vierzig Jahre alt geworden war).

Auf Grund seines schlechten Sehvermögens und seiner ziemlich schwachen Konstitution wurde Borges als für den Militärdienst völlig untauglich eingestuft.

> Da die meisten meiner Verwandten Soldaten gewesen waren – sogar der Bruder meines Vaters war Marine-Offizier – und ich wusste, dass ich keiner werden würde, schämte ich mich schon sehr früh, eine Art Bücherwurm zu sein und kein Mann der Tat. (…) Ich hatte nicht das Gefühl, besondere Liebe zu verdienen, ich erinnere mich, dass ich mich an meinen Geburtstagen furchtbar schämte, weil mich jeder mit Geschenken überhäufte und ich fand, ich hätte sie nicht verdient – und sei ein Versager. Mit dreißig etwa überwand ich dieses Gefühl. (Borges 1970/1991, S. 12f)

Borges' Selbstdarstellung als Jugendlicher wird im letzten Satz unerwartet von einem Anflug von schwarzem Humor geprägt, wo er die Tatsache »einschmuggelt«, dass Empfindungen, die zunächst als auf die Kindheit beschränkt hingestellt wurden, in Wahrheit ein fester Bestandteil seines Selbstempfindens waren, den zu überwinden er nicht nur Monate oder Jahre, sondern Jahrzehnte brauchte. Im Grunde hat er diese Gefühle nie völlig überwunden, und im Erwachsenenalter nahmen sie die Form eines Abscheus vor dem eigenen Körper an (Rodriguez Monegal 1978, S. 348–349). Borges meint zweifellos auch sich selbst, wenn er über einen argentinischen Schriftsteller des frühen neunzehnten Jahrhunderts ironisch schreibt: »Wie allen Menschen fielen ihm zum Leben schlimme Zeiten zu« (Borges 1946/2003, S. 181).

Eine Art Wunderkind, veröffentlichte Borges im Alter von neun Jahren in einer in Buenos Aires erscheinenden angesehenen Literaturzeitschrift eine Übersetzung einer Geschichte von Oscar Wilde. »Da ich nur mit Jorge Borges unterzeichnet hatte, nahm man selbstverständlich an, die Übersetzung stamme von meinem Vater [Jorge Guillermo Borges, ein Rechtsanwalt und Lehrer für Psychologie und Englisch]« (Borges 1970/1991, S. 16). Von früher Kindheit an war Borges' Selbstwertgefühl untrennbar mit seinem Selbstverständnis als Leser, Schriftsteller und Denker verbunden.

Obwohl Borges mit dreißig Jahren schon drei Gedichtbände und viele Essays über philosophische und literarische Themen veröffentlicht hatte, war er sogar in Buenos Aires als Dichter und literarische Persönlichkeit immer noch relativ unbekannt. Er bezahlte die Herstellung der dreihundert Exemplare seines ersten Gedichtbandes selbst und schenkte sie Freunden oder steckte sie in der Garderobe eines wichtigen Zeitschriftenverlags in Buenos Aires in die Taschen der dort hängenden Mäntel. Über jenen Gedichtband, *Fervor de Buenos Aires* (1923 – dt.: *Buenos Aires mit*

Inbrunst, in Bd. 1 der Taschenbuch-Gesamtausgabe), hat Borges später mit der für ihn typischen Mischung aus Aufrichtigkeit und Selbstironie gesagt: »Ich glaube, dass ich im Laufe meines Lebens dieses Buch immer wieder geschrieben habe« (Borges 1970/1991, S. 32).

Da er von seinen Beiträgen für Zeitungen und Literaturzeitschriften nicht leben konnte und mit sechsunddreißig Jahren immer noch zu Hause wohnte, nahm er schließlich in einer kleinen Filiale der Stadtbibliothek von Buenos Aires eine Stellung als Hilfsbibliothekar an. In den neun Jahren, die er dort verbrachte, war er sehr einsam und unglücklich und erlebte ein tiefes Gefühl der Sinnlosigkeit. Da die Mitarbeiter der Bibliothek praktisch nichts zu tun hatten, verbrachte Borges ganze Tage verborgen hinter Stapeln noch nicht katalogisierter Bücher und schrieb Gedichte und Essays.

Im Februar 1938 starb sein Vater. In seinen Interviews und seinem »Autobiografischen Essay« (1970/1991) sagt er kaum etwas darüber, was dieses Ereignis für ihn bedeutete, nur, dass der Tod des Vaters ihn erleichtert habe, weil damit ein viel zu langes körperliches Leiden zu Ende gegangen sei. Die aufschlussreichste Bemerkung über den Tod seines Vaters ist vielleicht eine Verbindung, die Borges zwischen diesem und einem anderen Ereignis des gleichen Jahres herstellt: »Am Weihnachtsabend 1938 – dem Todesjahr meines Vaters – passierte mir ein ernster Unfall« (Borges 1970/1991, S. 52). An jenem Abend hatte Borges seiner Mutter eine junge Frau vorstellen wollen, die er sehr liebte. Doch als er am Morgen die Treppe der Bibliothek, in der er arbeitete, hinaufeilte, stieß er mit dem Kopf gegen die Kante eines gerade frisch gestrichenen Flügelfensters, das man zwecks besserem Trocknen offen gelassen hatte. Wahrscheinlich hatte er die geöffneten Fensterflügel nicht zuletzt auf Grund seiner schlechten Sehfähigkeit nicht bemerkt. Er zog sich eine Kopfwunde zu, die sich entzündete und zu einer Blutvergiftung, hohem Fieber, Halluzinationen und Verlust der Sprechfähigkeit führte. Fast zwei Wochen lang war fraglich, ob er überleben würde.

Nach seiner Genesung war Borges von panischer Angst erfüllt, er könne nun nicht mehr lesen, schreiben und phantasievoll denken. Um sich selbst zu beweisen, dass er diese Fähigkeiten nicht eingebüßt hatte und dass sie auch nicht beeinträchtigt waren, stellte er sich die Aufgabe, »etwas [zu schreiben], das ich vorher nie versucht hatte (...) Ich entschloss mich also, eine Erzählung zu schreiben. Das Resultat war ›Pierre Menard, Autor des Quijote‹« (Borges 1970/1991, S. 53).

Wie für Borges typisch, ist sein Bericht über diesen wichtigen Punkt in seinem Leben sowohl übertrieben als auch untertrieben. Tatsächlich hatte er schon fünf Jahre früher eine fiktionale Geschichte veröffentlicht, nämlich *Mann von Esquina Rosada* (Borges 1933/1970, S. 321ff.) – von der er später sagte, sie sei so schlecht, dass es ihm peinlich sei, sie geschrieben zu haben. Außerdem hatte er in einer angesehenen Literaturzeitschrift die bereits erwähnten Buchrezensionen über nichtexistierende Bücher von nichtexistierenden Autoren veröffentlicht. Was zunächst als eine Art Streich geplant und als solcher gelungen war, entwickelte sich im Laufe der Zeit zu einer literarischen Form, in der Borges gern schrieb. Prosa zu schreiben war ihm also im Jahre 1938 keineswegs völlig neu. Das Element der *Über*treibung im obigen Bericht wird jedoch durch das Ausmaß der *Unter*treibung des Autors bei weitem in den Schatten gestellt: Indem er »etwas« versuchte, »das ich vorher nie versucht hatte«, versuchte er tatsächlich etwas, das noch *niemand* je versucht hatte. Er hatte sich vorgenommen, ein neues literarisches Genre zu schaffen – eines, das durch seine einzigartige Handschrift geprägt sein würde.

Es ist schwierig, das besondere Wesen dieses von Borges völlig neu geschaffenen literarischen Genres zu definieren. Seine *Ficciones* »Fiktionen«), wie er sie nannte, sind kurze Texte, gewöhnlich etwa vier bis acht Seiten lang, die mit Gedichten eine extreme Kompaktheit und Selbstgenügsamkeit der Sprache sowie eine ungeheure Sensibilität für den Klang und den Rhythmus der Worte und Sätze gemeinsam haben. Wenn sie gelungen sind, verdienen sie den Namen »Prosagedichte«.[3] Ihre Sprache

[3] Im Vorwort zu einer Gedichtesammlung (die auch einige Prosagedichte umfasst) schreibt Borges (1971): »Ich vermute, dass sich Dichtung von Prosa nicht, wie viele behauptet haben, durch ihre unterschiedlichen Wortmuster unterscheidet, sondern insofern, als beide auf unterschiedliche Weise gelesen werden. Eine Passage, die gelesen wird, als sei sie an den Verstand gerichtet, ist Prosa; wird sie hingegen gelesen, als sei sie an die Phantasie gerichtet, kann es sich um Dichtung handeln. Ich vermag nicht zu sagen, ob mein Werk Dichtung ist oder nicht; ich weiß nur, dass ich mich zur Imagination hingezogen fühle« (S. XV). Einige Jahre später fügte er hinzu: »Gute Prosa muss Dichtung sein« (1984/1992, S. 52–53). Aus diesen Gründen benutze ich, wenn es um Borges' Fiktionen geht (sofern die Texte gut geschrieben sind), den Begriff »Dichtung«. Bei *Viking Press* ist vor einigen Jahren eine Auswahl von Borges-Gedichten (1999) und eine Sammlung seiner Fiktionen (1998) erschienen, und viele der in der Sammlung von Fiktionen veröffentlichten Texte befinden sich auch in der Sammlung ausgewählter Gedichte.

ist so verdichtet, dass einzelne Worte oder Phrasen oder Nebenbemerkungen in Klammern Dinge vermitteln, die auszudrücken andere Schriftsteller einen langen Absatz oder gar ein ganzes Kapitel benötigen.

In den Fiktionen von Borges kommt es fast immer zu einer Begegnung mit jemandem oder etwas »Phantastischem«, das sich mit dem Leben im normalen Wachzustand nicht vereinbaren lässt – so als hätte sich das Traumleben auf subtile, unaufdringliche Weise in eine Ecke des Lebens im Wachzustand eingeschlichen (oder umgekehrt). Ebenso wie in Borges' lyrischer Dichtung gibt es auch in seinen Fiktionen praktisch keine Handlung und keine ausgeprägten handelnden Personen – sofern man von der Stimme des Sprechers absieht.[4] Der Sprecher ist sowohl der Autor, Borges (die reale Person, die die Fiktion schreibt), als auch eine Gestalt in der Fiktion. In diesem Punkt sind die Fiktionen von Borges am rätselhaftesten: paradox, von lebendiger Energie pulsierend und ständig in Bewegung: Die handelnde Person bzw. der Sprecher ist die Erfindung des Autors, während im Text der Autor gleichzeitig durch die Stimme des Sprechers / der Figur zum Leben erweckt (geschaffen) wird. Das Geschichtenerzählen, nicht die Geschichte selbst oder der Symbolismus, ist in den Fiktionen das eigentliche literarische Ereignis.

Die komplizierte Struktur des Texts ist vielleicht das Bemerkenswerteste und Unverwechselbarste an den Fiktionen: Sie gleichen einem endlosen Labyrinth ohne Zentrum und Ausgang; das Labyrinth und das Universum lassen sich nicht mehr voneinander unterscheiden, und ebenso verhält es sich mit Traum und Wachzustand, Imagination und Wirklichkeit, handelnder Person und Autor.

Trotz seiner immer schwächer werdenden Sehkraft schrieb Borges seine Manuskripte in einer gestochen scharfen, winzigen Handschrift, in der sich die feine Struktur seiner Texte gleichsam spiegelt. Die Manuskripte mit ihren zahllosen Durchstreichungen von Wörtern und Sätzen bezeugen die außergewöhnlich große Zahl von Revisionen, die alle diese Fiktionen durchliefen, während ihr Autor versuchte, das nicht mehr weiter reduzierbare Essenzielle herauszuarbeiten, und zu diesem Zweck jedes unnötige Wort beseitigte.

---

[4] Was Borges über die handelnden Personen (die Chiffren) in Dantes *Inferno* (Hölle) sagt, gilt ebenso für die Figuren in seinen Fiktionen: »Sie leben in einem Wort, einer Handlung, mehr ist nicht nötig« (Borges 1984/1992, S. 87).

Borges, der Autor von »Pierre Menard, Autor des Quijote«

In den Jahren unmittelbar nach dem Tod seines Vaters und nach »dem Unfall« begann für Borges eine sehr kreative Zeit, in der er das neue Genre, das er »Fiktionen« nannte, entwickelte und verfeinerte. Seine Fiktionen erschienen in zwei Bänden, *Ficciones* (dt.: *Fiktionen*), veröffentlicht im Jahre 1944, und *El Aleph* (dt.: *Das Aleph*), veröffentlicht 1949, die von Literaturkritikern und von Borges selbst als »zwei wichtige Werke« (dt. Parallelstelle: Borges 1970/1991, S. 54: »meine beiden besten Bücher«) bezeichnet wurden. Die Jahre nach dem Tod seines Vaters waren für ihn jedoch nicht nur eine Zeit großer literarischer Erfolge, sondern auch großer Einsamkeit. In einem schon 1940 geschriebenen Text, der erst 1973 veröffentlicht wurde, beschreibt er fiktiv seinen Selbstmord. (Es liegen keinerlei Hinweise vor, aus denen zu schließen ist, dass er in dieser Zeit tatsächlich mit Selbstmordgedanken spielte.)

In diesem emotionalen Kontext schrieb Borges (1941) die erste seiner Fiktionen, »Pierre Menard, Autor des *Quijote*«, einen Text von atemberaubender Erzählgeschwindigkeit: Schon in den ersten beiden Sätzen wird klar, dass die Geschichte in Form eines ironischen Essays geschrieben ist, dessen Ziel ist, eine falsche und in ihrer Tendenz herabsetzende Auflistung der Werke eines kürzlich verstorbenen fiktiven Romanciers, Pierre Menard, richtig zu stellen. Nachdem der Sprecher/Borges in dem fieberhaften Bemühen, diese Demütigung zu korrigieren, Menards »Privatarchiv« untersucht hat, legt er eine akribisch recherchierte Liste (Punkt »a« bis »s«) von Menards vollständigem »sichtbarem Werk« vor. Unter den neunzehn in dieser Liste erfassten Werken (von denen keines ein Roman ist) befindet sich als Punkt »e«: »ein technischer Artikel über die Möglichkeit, das Schachspiel durch Abschaffung eines der Turmbauern zu bereichern. Menard schlägt diese Neuerung vor, empfiehlt sie, erörtert sie und verwirft sie schließlich« (Borges 1941/1992, S. 36). Weitere Punkte sind: »Eine Untersuchung der wesentlichen metrischen Gesetze der französischen Prosa, erläutert an Beispielen von Saint-Simon *(›Revue des langues romanes‹)*, Montpellier, Oktober 1909)« (Borges 1941/1992, S. 36); und »eine handschriftliche Liste von Versen, die ihre Wirkung der Interpunktion verdanken« (ebd., S. 38).

Die »korrigierte« Liste ist von einer traurig-komischen Qualität. In ihrer selbstbewussten Schlauheit wirkt sie gekünstelt und erzeugt einen Eindruck von der Plattheit »der literarischen Hinterlassenschaften« eines verstorbenen Autors. Sie hat etwas von der sentimentalen Nüchternheit eines Bestattungsunternehmers, der den trauernden Angehörigen »die Habseligkeiten des Verstorbenen« übergibt.

Nach der sorgfältigen chronologischen und völlig absurden Auflistung von Menards vollständigem »sichtbarem« Werk nimmt die Fiktion »Pierre Menard« eine überraschende Wendung. Dabei handelt es sich nicht so sehr um eine Wendung in der Geschichte (weil es eine solche gar nicht gibt), sondern die Transformation wird hauptsächlich durch eine Veränderung der Stimme erreicht: durch einen Wechsel von der fast manischen Leidenschaft des ersten Teils des »Essays« zu den ehrfürchtigen Tönen des zweiten. Selbst in ihrer Ehrfurcht ist die Stimme des Sprechers nie völlig frei von Ironie. Dann wendet er sich »dem anderen, dem unterirdischen, dem unendlich herrischen, dem beispiellosen« (Borges 1941/1992, S. 38) Werk Menards zu.

In einer Serie von Briefen hat Menard ihn über seinen Versuch unterrichtet, ein so kühnes literarisches Glanzstück zu bewerkstelligen, dass vermutlich noch nie irgendjemand über ein solches Projekt auch nur nachgedacht hat, ganz zu schweigen von dem Versuch, es in die Tat umzusetzen. Menard hatte sich vorgenommen, den Quijote zu schreiben, nicht in Form eines sinnleeren Abschreibens von Cervantes' Quijote mit der Hand oder des Hinzufügens weiterer Kapitel oder gar der Entwicklung einer modernen Version des Werks. Vielmehr hatte er sich daran gemacht, den Quijote selbst zu schreiben. »Die Methode, die er sich anfänglich ausdachte, war relativ einfach. Gründlich Spanisch lernen, den katholischen Glauben wiedererlangen, gegen die Mauren oder den Türken kämpfen, die Geschichte Europas zwischen 1602 und 1918 vergessen, Miguel Cervantes *sein*. Pierre Menard studierte dieses Verfahren (ich weiß, dass er es zu einer recht getreuen Handhabung der spanischen Sprache des 17. Jahrhunderts brachte), schob es aber als zu leicht beiseite« (ebd., S. 39). Der Text hat hier das Tempo, die Dichte und die Leuchtkraft der Poesie von Dante oder Blake, auf Grund seiner ironischen Schärfe – ob diese nun von Wagemut, Humor oder Charme geprägt sein mag – würde man ihn jedoch niemals auch nur für einen Augenblick mit dem Werk der beiden genannten Autoren verwechseln. Wie könnte man in einer anderen als der von Borges ersonnenen Form die Wirkungen erzielen, die jene Liste unvorstellbarer vorbereitender Arbeiten erzeugt, die mit einem unerwarteten, wegwischenden, in nur zwei Worten ausgedrückten Abtun des Plans, Cervantes zu werden, als »zu leicht« endet?

Borges lässt eine Nebenbemerkung folgen (einer von ihm besonders geschätzten Form, in der er aus der Fiktion in die »Wirklichkeit« tritt – die sich dann ebenfalls als Fiktion erweist). In dieser Nebenbemerkung geht Borges auf die zu erwartende Reaktion des Lesers auf Menards dreiste Behauptung ein, Cervantes zu werden, um den Quijote zu schreiben, sei zu leicht: »Eher darum, weil es unmöglich war, wird der Leser sagen. Einverstanden, aber das Vorhaben war von vornherein unmöglich, und von allen unmöglichen Mitteln, es zu Ende zu führen, war dieses am wenigsten interessant« (ebd., S. 39). Diese Worte werden in einem Ton vorgetragen, der nahe legt, dass die der Aussage zugrunde liegende Logik unwiderlegbar, unausweichlich ist: Wenn man sich schon die ungeheure Mühe macht, das Unmögliche zu versuchen, will man natürlich die interessanteste aller vorstellbaren unmöglichen Methoden (selbst wenn diese gleichzeitig die schwierigste ist) benutzen. Cervantes zu *sein* und durch ihn zum Quijote zu gelangen, wäre sinnlos, selbst wenn es gelänge: Das hat schon Cervantes geschafft. Warum sollte man es wiederholen? Die große Schwierigkeit und die große Bedeutung von Menards Versuch, den Quijote zu schreiben, liegen in der Tatsache, dass ihm dies aus seiner Erfahrung als Mensch des zwanzigsten Jahrhunderts heraus gelang. Gleichzeitig ist mit der Vorstellung, dass Menard/Borges (beide werden allmählich eins) die größte Anstrengung seines literarischen Lebens darauf verwendet, einen eigenen Weg in einen Text hinein zu finden, der bereits geschrieben ist, »eine gewisse Trauer« verbunden (um Borges' Worte aus dem ersten Absatz der Fiktion [S. 35] zu entlehnen).

Menard und Borges sind sich bezüglich der Antwort auf die Frage, ob die Aufgabe, die Menard sich gestellt hatte, unlösbar oder nur »nahezu unmöglich« (Borges 1941/1992, S. 42) sei, nicht völlig sicher. Menard gesteht zu: »Ich müsste nur unsterblich sein, um es zu vollenden« (ebd., S. 40); doch eine Seite später sinnt er darüber nach, dass seine Aufgabe, den *Quijote* zu schreiben, nicht schwieriger sei als die, vor der Cervantes selbst stand, bevor er das Werk geschrieben hatte: »Meine allgemeine Erinnerung an den Quijote, durch Vergessen und Gleichgültigkeit vereinfacht, kann durchaus dem undeutlichen Bild entsprechen, das einem noch nicht geschriebenen Buch vorausschwebt« (ebd., S. 41).

Die Fiktion scheint sich selbst und den Leser auf ihren bestürzendsten Augenblick vorzubereiten, der eintritt, wenn Borges eine Passage aus dem Quijote von Cervantes einer Passage aus dem Quijote von Menard gegenüberstellt:

> Es ist eine Offenbarung, den Quijote Menards dem von Cervantes gegenüberzustellen. Dieser schrieb beispielsweise (*Don Quijote,* Erster Teil, Neuntes Kapitel:)
> »(…) Die Wahrheit, deren Mutter die Geschichte ist, Nebenbuhlerin der Zeit, Archiv aller Taten, Zeugin des Verflossenen, Vorbild und Anzeige des Gegenwärtigen, Hinweis auf das Künftige. (…)«
> (…) Menard dagegen schreibt: (…) (S. 43)
> »(…) Die Wahrheit, deren Mutter die Geschichte ist, Nebenbuhlerin der Zeit, Archiv aller Taten, Zeugin des Verflossenen, Vorbild und Anzeige des Gegenwärtigen, Hinweis auf das Künftige. (…)«

Der Leser kann der Versuchung nicht widerstehen, zwischen den beiden Passagen hin- und her zu wandern – um zu entdecken, dass beide identisch sind, Wort für Wort, Komma für Komma. Und indem er dies tut, wird ihm klar, dass er zu einer Gestalt in der beschriebenen Geschichte geworden ist und auf diese Weise bezeugt, dass es Menard tatsächlich gelungen ist, einen Teil des Quijote zu schreiben. Wichtiger noch ist: Er kann nur bestätigen, dass es etwas völlig anderes ist, den *Quijote* von Menard oder den von Cervantes zu lesen, und dass Ersteres das weitaus interessantere Erlebnis ist: »(Zweideutiger, werden seine Verlästerer sagen; aber die Zweideutigkeit ist ein Reichtum)« (ebd., S. 43). Die von Cervantes geschriebene Passage zu lesen ist ein Erlebnis des Staunens über die Schönheit des Klangs der Worte und der Anmut, mit der eine Formulierung oder Idee in die folgende übergeht, wodurch in der Sprache der Eindruck entsteht, dass Klänge und Ideen zum Leben erwachen, wobei jeder und jede aus den vorangegangenen geboren wird.

Menards »Version« hingegen erzeugt eine völlig andere Wirkung und auch völlig andere Bedeutungen: »Die Geschichte, *Mutter* der Wahrheit: Dieser Gedanke ist verblüffend. Menard, Zeitgenosse von William James, definiert die Geschichte nicht als eine Erforschung der Wirklichkeit, sondern als deren Ursprung. Die historische Wahrheit ist für ihn nicht das Geschehene; sie ist unser Urteil über das Geschehene« (ebd., S. 43).

Menard, ein »Romancier« des zwanzigsten Jahrhunderts, untersucht den im siebzehnten Jahrhundert beheimateten Erzähler des Quijote mit der nüchternen Sensibilität des zwanzigsten Jahrhunderts und projiziert Ideen des zwanzigsten Jahrhunderts in die Sprache des siebzehnten Jahrhunderts. »Erstaunlich« an Menards Version ist, dass die Bewegung dieses metaphorischen »Flusses« der Formulierungen und Ideen nicht nur eine Bewegung vorwärts von der Vergangenheit über die Gegenwart in die Zukunft, sondern gleichzeitig auch eine Bewegung zurück zu sich selbst ist, da die Vergangenheit durch die Gegenwart geschaffen wird. Die Besetzung des siebzehnten Jahrhunderts durch das zwanzigste und umgekehrt ist nicht einfach anachronistisch, sondern ermöglicht ein völlig eigenartiges Erleben der Zeit. Auf Grund seiner eigenen Kindheitserlebnisse kannte Borges die imaginativen Möglichkeiten sowie die unvorstellbaren Verwicklungen, die entstehen, wenn man Sprache, Literatur und Geist des Spanischen des zwanzigsten Jahrhunderts und des Englischen des neunzehnten Jahrhunderts miteinander vermischt – »(vielleicht ohne es zu wollen)« (ebd., S. 44).

Das Lebendigste an dieser Fiktion ist nicht das magische oder »phantastische« Projekt und der teilweise (aber außergewöhnliche) Erfolg von Pierre Menard beim Schreiben des Quijote, sondern es geht um etwas für Borges noch weitaus Wichtigeres. Wenn wir die beiden Versionen des Quijote nebeneinander gestellt sehen, spüren wir unterschwellig, dass Menards Bemühen, den Quijote zu schreiben, eine wundervolle Metapher ist, und zwar nicht für das Schreiben, sondern für das Lesen: eine Metapher für »gutes Lesen«, eine Art zu lesen, die das Geschriebene erfindet, die den Quijote erfindet, die das siebzehnte Jahrhundert erfindet und die die Fiktion, die wir lesen, erfindet.

Borges interessiert (oder zutreffender gesagt, er verzehrt sich darin), wie eine Generation von Autoren (und Lesern) eine andere beeinflusst/erschafft:

> Als ich vor ein paar Abenden im Kapitel XXVI blätterte – das er nie in Angriff genommen hat –, erkannte ich den Stil unseres Freundes und beinahe seine Stimme in diesem außergewöhnlichen Satz: *»Los ninfas de los ríos, la dolorosa y húmida eco«* [Die Nymphen der Flüsse, die schmerzbewegte und feuchte Echo]. Diese wirkungsvolle Verbindung eines Gemütsadjektivs mit einem anderen aus dem physischen Bereich brachte mir einen Vers Shakespeares ins

Gedächtnis, den wir eines Abends durchsprachen: *Where a malignant and a turbaned Turk …* (S. 40)[i]

In dieser Passage deutet Borges an, dass der Klang von Menards Schreibstimme im Stil und in der Stimme von Cervantes zu hören ist, ebenso wie die Stimmen von Menard und Cervantes (und Borges) in Shakespeares Stil und Stimme (und Shakespeares Stimme in ihrem Stil und ihren Stimmen).

»Pierre Menard« ist ein außergewöhnliches »Training der Ohren« (Pritchard 1994; Erklärung siehe Ogden 1997b/2001, S. 144), dem wie nur wenigen anderen Texten Erfolg als eine in ihrer Natürlichkeit bestechende Lektion im Lesen beschieden ist. Dieser Fiktion gelingt es, viszeral zu vermitteln, dass die Sprache ein Eigenleben hat. Menards Sprache sowie die Sprache von Shakespeare und Cervantes und Borges (vier unterschiedliche Sprechweisen, die vier Jahrhunderte überspannen) sind nichtsdestoweniger eine Sprache, die niemandes Besitz ist – sie (und wir alle) entlehnen und benutzen sie, und sie benutzt uns eine Zeit lang.

Unmittelbar nach Borges' verblüffendem Vergleich der Passagen aus dem Quijóte von Menard und dem von Cervantes wird der Text der Fiktion von einem Missklang erschüttert. Beginnend mit dem Satz »Es gibt keine intellektuelle Tat, die nicht letztlich nutzlos wäre« (Borges 1992, S. 44) wird die Identität des Sprechers unklar. Auf diese Weise vermischt die Sprache im Weiteren die handelnden Personen Menard und Borges und den Schriftsteller Borges. Diesen Satz und die ihm folgenden charakterisiert eine nihilistische Schrillheit, die in der eher spielerischen Atmosphäre der ersten beiden »Abschnitte« der Fiktion völlig fehlt – der Parodie von Akademikern, die auf die Knochen eines kürzlich verstorbenen Autors einhacken, und dem Bericht über Menards manisch-heroische (quijoteske) Bemühungen, den Quijote zu schreiben. Diese Tönungen weichen in den letzten Absätzen einem resignierten Eingeständnis, das gleichermaßen für Menard wie für Borges den Sprecher und Borges den Autor gilt:

(…) er machte sich an ein äußerst kompliziertes und von vornherein belangloses Unternehmen. Er verwandte seine Skrupel und durchwachten Nächte

[i] Shakespeare, *Othello*, V. Aufzug, 10. Szene: »Wo ein boshafter Türke mit Turban …« (Anm. d. Übers.)

> darauf, in einer fremden Sprache ein schon vorhandenes Buch zu wiederholen. Er erging sich in einer Vielzahl von Entwürfen, er korrigierte hartnäckig und zerriss Tausende handgeschriebener Seiten. (ebd., S. 44)

In einer Fußnote (einer pedantischen, sich selbst ironisierenden Struktur), die dem Ende dieser Sätze hinzugefügt ist, erinnert Borges sich an Menards »karierte[n] Hefte, seine schwarzen Tilgungen, seine besonderen typografischen Zeichen und seine Insektenschrift« (ebd., S. 44, Fußnote). Ebenso entsinnt er sich Menards einsamer nachmittäglicher Spaziergänge durch die Vororte von Nîmes, wo er aus diesen Heften »ein lustiges Feuerchen« (ebd., S. 44) zu machen pflegte.

Wenn man diese Zeilen liest, kann man nicht umhin, daran zu denken, dass es für Borges, wenn er Spanisch schrieb, so war, als schriebe er in einer zweiten literarischen Sprache – der zweiten nach der englischen Sprache der Geschichten, die seine Großmutter ihm vorgelesen hatte, und der Bücher in der Bibliothek seines Vaters, von welcher er manchmal glaubte, »nie aus der Bibliothek hinausgefunden zu haben« (Borges 1970/1991, S. 13). Außerdem lässt sich das »schon vorhandene Buch«, das Menard/Borges zu schreiben bestrebt war, im Geiste des Lesers nicht vom Verlangen/Bedürfnis des Autors trennen, Bücher zu schreiben, die in den unerfüllten literarischen Bestrebungen seines Vaters »schon vorhanden« waren. Dieser Fußnote, die zum ersten Mal in dieser Fiktion Bilder und eine Sprache für Menards/Borges' Einsamkeit und tiefes Gefühl der Nichtigkeit schafft, ist etwas Stechendes eigen. Wir werden an die unendlich vielen Revisionen in winziger Handschrift erinnert, denen Borges seine Texte unterzog; diese werden in den Sätzen der Anmerkung durch die Charakterisierung »insektenhaft« als nichtmenschlich, also als mehr als nur ein wenig bizarr und abstoßend, hingestellt.

Unmittelbar nach der Fußnote fügt Borges hinzu: »Er ließ nicht zu, dass jemand sie durchsah, und sorgte dafür, dass sie ihn nicht überlebten. Vergebens habe ich versucht, sie zu rekonstruieren« (Borges 1992, S. 44). Nirgendwo sonst in dieser Fiktion wird die Endgültigkeit des Todes so sachlich beim Namen genannt. Es gibt ein absolutes Ende allen Schreibens – ein Ende des Lebens, das selbst Borges (die handelnde Person, der Schriftsteller, der Mensch) mit seinen Vorstellungen von zirkulärer Zeit nicht aufheben oder »rekonstruieren« kann.

Der Text lautet weiter: »›Denken, Analysieren, Erfinden‹ (schrieb er mir ebenfalls) ›sind keine anonymen Tätigkeiten, sondern der normale Atmungsvorgang der Intelligenz‹« (ebd., S. 45). Wie so oft, schreibt Borges auch hier über das Erlebnis des Schreibens und Lesens: Phantasievoll zu denken, zu erfinden, zu lesen und zu schreiben sind ganz gewöhnliche, sehr menschliche und sehr wichtige Geschehnisse – der »normale Atmungsvorgang« unserer Gedanken, Gefühle und Phantasien, einschließlich dessen, wie wir um das trauern, was wir für uns selbst und andere nicht erreichen können, und um das, was wir verloren haben und nicht zu »rekonstruieren« vermögen.

Der letzte Absatz der Fiktion beginnt: »Menard hat (vielleicht ohne es zu wollen) durch eine neue Technik die abgestandene und rudimentäre Kunst des Lesens bereichert: die Technik des vorsätzlichen Anachronismus und der irrtümlichen Zuschreibungen« (ebd., S. 45). Borges beschreibt hier (ganz offensichtlich) das literarische Genre, das er, sogar während wir diese Zeilen lesen, zu erfinden im Begriff ist. Der Klang dieser Sätze ist nicht der Klang des Erkennens einer enormen Leistung (einer unvorstellbaren Leistung!). Vielmehr handelt es sich um eine bescheidene, ruhige und elegante Aussage darüber, wie man einen Text gut liest (und in zweiter Linie auch darüber, wie man einen Text gut schreibt). Mit seiner einfachen und wunderschönen Formulierung »die abgestandene und rudimentäre Kunst des Lesens« atmet dieser Satz eine Atmosphäre, als würde Borges mit aufrichtiger Bescheidenheit seine eigene Grabinschrift (sowie die seines Vaters und seiner Großmutter) formulieren. Dies ist ein Epitaph für all jene, die nicht so sehr die Kunst des Schreibens bereichert haben – denn diese führt ein Eigenleben –, als vielmehr die Kunst des Lesens.

Borges und »Borges und Ich«

Im Jahre 1938, als Borges' Vater starb und »der Unfall« passierte, waren die Gedichte und Essays von Borges in der Literaturszene von Buenos Aires in aller Munde, außerhalb dieser Stadt jedoch praktisch unbekannt. Die Fiktionen, die Borges im Laufe der folgenden fünfzehn Jahre schrieb, wurden sehr positiv aufgenommen und festigten allmählich sein literarisches Ansehen – nicht nur unter den Lesern der Literaturzeitschriften von Buenos Aires, sondern auch beim Lesepublikum in ganz

Argentinien.[5] Während er als Schriftsteller immer bekannter und angesehener wurde, verschlechterte sich seine Sehfähigkeit stetig. Ende der 1940er Jahre warnten Ärzte ihn, wenn er weiter wie bisher lese und schreibe, werde er sein noch verbliebenes Sehvermögen noch schneller einbüßen. (Natürlich ignorierte er diese Warnungen – was hätte er auch sonst tun sollen?) Etwa im Jahre 1955 war seine Erblindung so weit fortgeschritten, dass er weder lesen noch schreiben konnte.

Ungefähr in der Zeitspanne, in der seine Fiktionen publiziert wurden (von 1939 bis 1955), wurde Borges zu seinem eigenen Erstaunen klar, dass er zu einem Symbol der argentinischen Opposition gegen das Péron-Regime geworden war. Dies hing teilweise mit der Veröffentlichung allegorischer Gedichte und Essays zusammen, in denen er den Widerstand der Bevölkerung gegen frühere Diktaturen in Argentinien gefeiert hatte. Nach dem Sturz der Péron-Regierung im Jahre 1955 wurde er als Direktor der Nationalbibliothek in Buenos Aires berufen, die zu jenem Zeitpunkt mehr als achthunderttausend Bände umfasste. In seinem »Gedicht von den Gaben« (1960a/1982, S. 39–41) spricht Borges über die »Meisterschaft / Gottes, der mit großer Ironie / mir gleichzeitig die Bücher und die [Blindheit] gab« (1960a/1982, S. 39).

Nach 1955 merkte Borges, dass er seine Fiktionen nicht mehr schreiben konnte; ihre bis zum Äußersten verdichteten Sätze und ihre filigranen Strukturen, die unzählige Überarbeitungen und endloses »Ausstreichen von Passagen (...) in seiner insektenhaften Handschrift« (dt. Parallelstelle Borges 1992, S. 44) notwendig machten, erforderten, die geschriebenen Worte und Sätze zu sehen. Texte produzieren konnte er fortan nur noch, indem er sie jemandem diktierte. Deshalb beschränkte sich seine weitere schriftstellerische Produktion auf kürzere Prosagedichte, die von wesentlich durchlässigerer Struktur waren als die frühen Fiktionen, und auf metrische Verse (im Gegensatz zu seinen früheren freien Versen). Borges merkte, dass er diese literarischen Formen beim Schaffensprozess leichter im Gedächtnis behalten konnte.

»Borges und Ich«, erstmals im Jahre 1957 veröffentlicht, ist ein Prosagedicht – hier vollständig wiedergegeben –, das Borges abfasste, kurz nachdem er die Fähigkeit, zu lesen und zu schreiben, verloren hatte:

[5] Erst 1961, als Jorge Luis Borges zusammen mit Samuel Beckett den ersten Fomentor-Preis erhielt, erlangte er internationale Anerkennung.

Dem Anderen, Borges, passiert immer alles. Ich schlendere durch Buenos Aires und verweile, vielleicht schon unwillkürlich, um einen Bogengang und die Gittertür zu betrachten; von Borges erhalte ich Nachrichten durch die Post und erblicke seinen Namen in einem Professorenkolleg oder in einem biografischen Lexikon. Ich habe Freude an Sanduhren, an Landkarten, an der Typografie des 18. Jahrhunderts, [an Etymologien,] an dem Aroma von Kaffee und an der Prosa Stevensons; der andere teilt zwar diese Vorlieben, aber in aufdringlicher Art, die sie zu Attributen eines Schauspielers macht. Es wäre übertrieben zu behaupten, dass wir auf schlechtem Fuß miteinander stünden; ich lebe, ich lebe so vor mich hin, damit Borges seine Literatur ausspinnen kann, und diese Literatur ist meine Rechtfertigung. Ich gebe ohne weiteres zu, dass ihm hie und da haltbare Seiten gelungen sind, aber diese Seiten können mich nicht retten, vielleicht weil das Gute schon niemandes Eigentum mehr ist, auch nicht des anderen Eigentum, sondern der Sprache oder der Tradition angehört. Im Übrigen ist es mein Los, mich zu verlieren, unwiderruflich, und nur irgendeiner meiner Augenblicke wird in dem Anderen überleben können. Allmählich trete ich ihm alles ab, obwohl mir seine widerwärtige Art des Verfälschens und Vergrößerns bekannt ist. Spinoza war der Auffassung, dass alle Dinge in ihrem Sein beharren wollen; der Stein will bis in alle Ewigkeit Stein und der Tiger Tiger sein. Ich muss in Borges bleiben, nicht in mir (sofern ich überhaupt jemand bin), aber ich erkenne mich in seinen Büchern weniger wieder als in vielen anderen, oder als im beflissenen Gezupf einer Gitarre. Vor Jahren wollte ich mich von ihm befreien; von den Mythologien der Vorstädte[6] ging ich zu Spielen mit der Zeit und mit dem Unendlichen über, doch treibt heute Borges diese Spiele, und ich werde mich anderen Dingen zuwenden müssen. So ist mein Leben eine Flucht, und alles geht mir verloren und fällt dem Vergessen anheim oder dem Anderen. Ich weiß nicht einmal, wer von uns beiden diese Seite schreibt.[ii]

(Borges 1957/1982, S. 35f)

[6] »Vorstädte« ist eine schlechte Übersetzung des spanischen Wortes *arrabal*, das sich in dieser Zeile auf die schäbigen Außenbezirke von Buenos Aires bezieht, wo Borges aufwuchs und über die er unzählige Gedichte und Geschichten schrieb. Anmerkung von Thomas Ogden.

[ii] In Ogdens englischer Version »geschrieben hat«. Anm. d. Übers.

Die erste Zeile des Gedichts ist wie eine an den Leser gerichtete Einladung, ein Labyrinth zu betreten; der offene Raum ist noch sichtbar, wenn wir uns umsehen, doch wir schauen nicht zurück, weil die Vorwärtsbewegung der täuschend einfachen Sprache einen zwingenden, hypnotisierenden Charakter hat:
»Dem Anderen, Borges, passiert immer alles.«

Diese Worte klingen trübselig, teilweise auf Grund der Reihe von Zugeständnissen, die die Sprache macht. »Dem Anderen« wird die wichtigste Position zugestanden, denn er allein wird in der Eröffnungspassage des Gedichts erwähnt. »Der Andere« wird nicht nur gesehen, sondern »gerufen«[iii], ein Wortspiel, das sowohl auf die Bedeutung des Gesuchtwerdens (Gerufenwerdens) als auch »Berufung« (engl.: *calling*) anspricht, eine Kraft, die einem Menschen eine Richtung und ein Sinngefühl vermittelt. »Der Andere« wird »Borges« genannt, und diesen Namen teilt er mit dem Autor, aber offenbar nicht mit dem Sprecher des Gedichts. (Schon nach den ersten Worten am Anfang des Satzes kommt es zu zahlreichen Selbstteilungen, einer endlosen Folge sich verzweigender Pfade ähnlich.)

Dass »der Andere« den gleichen Namen trägt wie der Autor, produziert in der Sprache einen Schriftsteller als handelnde Person, neben (oder in? oder identisch mit?) dem Autor als Person aus »Fleisch und Knochen« »de[r] mit dem heißen Blut« – Borges 1960b/1982, S. 75), der an einem Ort lebt, »der nicht im Vers ist« (ebd.). Nun befindet sich der Leser völlig im Labyrinth des Gedichts, in dem die Worte als ein Führer dienen, »dem es nur darum geht, dich in die Irre zu führen« *»who only has at heart your getting lost«* – Frost 1947, S. 341).

Der letzte Teil des ersten Satzes bezeichnet »den Anderen« als denjenigen, »dem immer alles passiert«. Was würde es bedeuten, jemand zu sein, dem *nichts* passiert? Sich nicht mehr im Sein zu manifestieren? Niemand zu sein? Oder nicht zu sein?

Die Stimme des Anfangssatzes ist von einer Traurigkeit erfüllt, vermittelt durch die ständige Negation des Sprechers – desjenigen, der nicht berufen ist, der keinen Namen hat (nicht einmal das Pronomen

---

[iii] »Bezieht sich nur auf die englische Version: *»The other one, the one called Borges«*. Im Spanischen fehlt dieses Wort völlig [»Al otro, a Borges, es a quien le ocurren las cosas«]. Die deutsche Übersetzung folgt jedoch dem Text des Autors Thomas H. Ogden. Anm. d. Übers.

»ich«), dem es sogar an der Substanz fehlt, die er bräuchte, um ein Selbst-als-Objekt zu sein »ich« oder »mich«), das auf Grund von Erlebtem »sichtbar« werden könnte. Und doch ist in diesem geradezu elegant einfachen, ungeheuer kompakten Satz gleichzeitig noch etwas anderes im Gange – etwas, das so delikat und subtil ist, dass man es kaum erkennt. Trotz der vielschichtigen Negation des Sprechers ist er es, nicht »Borges«, der eine Stimme hat und folglich auch die Möglichkeit, sich durch den Gebrauch der Sprache im Sein zu manifestieren. »Der andere, derjenige, der Borges gerufen wird« (engl.: »*The other one, the one called Borges*«), ist stumm, vom Akt des Sprechens abgeschnitten:

> Ich schlendere durch Buenos Aires und verweile, vielleicht [jetzt mechanisch][iv], um einen Bogengang und die Gittertür zu betrachten; [ich kenne] Borges durch die Post und [sehe] seinen Namen [auf einer Liste von Professoren] oder in einem biografischen Lexikon. (ebd., S. 35)

Das »ich« dieses zweiten Satzes ist ein schwaches »ich«, das ziellos durch die Straßen von Buenos Aires wandert und, »vielleicht jetzt mechanisch« (engl.: *perhaps mechanically now*), irgendwo verweilt. Eine wichtige sprachliche Dimension ist an dieser Stelle wie im gesamten Gedicht die unablässige Spannung zwischen der Negation des »ich« (hier ein zielloses und manchmal mechanisches »ich«) und der Unmittelbarkeit der Stimme, die nicht nur im Präsens spricht, sondern im gegenwärtigen Augenblick – »jetzt«. Der Sprecher scheint weder zum Leser noch in einem meditativen Sinne zu sich selbst zu sprechen, sondern es entsteht der Eindruck, dass er unzählige Male über diesen Boden gegangen ist – sowohl im wörtlichen Sinne endlosen Gehens auf den Straßen von Buenos Aires als auch im metaphorischen Sinne eines unablässigen grüblerischen Wiederholens dieser Gedanken –, ohne dabei die Erwartung zu hegen, dadurch irgendwann zu einer zündenden Idee oder zu einem neuen Gefühl zu gelangen.

Wie der erste Satz und wie praktisch jeder Satz in diesem Gedicht ist auch der zweite geteilt. In seiner zweiten Hälfte erklärt der Sprecher, dass er das, was er über denjenigen weiß, »der Borges gerufen wird«, durch

---

[iv] »In den folgenden Teilzitaten des Textes sind Passagen, die die von Ogden zitierte englische Fassung anders wiedergibt, in eckigen Klammern eingefügt. Anm. d. Übers.

geschriebene Worte weiß: durch seinen Namen auf Briefen, die mit der Post kommen, auf einer Liste von Professoren und auf Grund eines Eintrags in einem biografischen Lexikon. Während der Sprecher in der Gegenwart lebt – dem Präsens von »ich weiß« und »[ich] sehe]« –, ist »Borges« Teil der Vergangenheit. Die an ihn gerichteten Briefe, die Liste der Professoren, der Eintrag in dem biografischen Lexikon sind allesamt irgendwann in der Vergangenheit entstandene schriftliche Zeugnisse.

Die Stimme des Sprechers wird wesentlich persönlicher, wenn er die Liste der Dinge, die er »mag«, aufzählt:

> Ich [mag] Sanduhren, [...] Landkarten, [die] Typografie des 18. Jahrhunderts, [Etymologien,][v] [das] Aroma von Kaffee und [die] Prosa Stevensons; der andere teilt diese Vorlieben zwar, aber in aufdringlicher Art, die sie zu Attributen eines Schauspielers macht. (ebd., S. 35–36)

Fast zwanzig Jahre nach »Pierre Menard« ist die Liste mit ihrer ungeheuren Dichte, ihrer Spannung zwischen dem Sequenziellen und dem Simultanen, mit ihren Myriaden empfundener, aber nicht genannter Verbindungen zwischen ihren Elementen, immer noch eine von Borges besonders geschätzte Struktur. Der Liste von Dingen, die er »mag« (engl: *»things that I like«* – »mag« [span.: *me gustan*] ist ein so bescheidenes Verb), ist Vollständigkeit im Hinblick auf die Person, die sie zusammengestellt hat, zuzusprechen – und diese Person entsteht in einem gewissen Sinne durch den Prozess des Zusammenstellens der Liste. Die »Liste« erfasst in weniger als fünfzehn Wörtern das Wesen des Sprechers. Sanduhren machen für jemanden, der sehen kann, die Zeit sichtbar, und für jemanden, der nicht sehen kann, hörbar und spürbar. Sie verkörpern den sequenziellen Charakter der Zeit: Ein Sandkorn wird auf das vorige gehäuft. Doch wie im Handumdrehen wird die Zeit zirkulär – die vergangenen Körner des einen Augenblicks werden zu den Neuen des nächsten, die einander sanft und schweigend beiseite drängen.[7]

---

[v] In der englischen Version nicht enthalten; Anm. d. Übers.

[7] Borges muss sich von Anfang an (zumindest unbewusst, wenn nicht gar bewusst) auf schmerzhafte Weise über das stetige Fortschreiten der Zeit im Klaren gewesen sein, die er an der unaufhaltsamen Verschlechterung seiner Sehfähigkeit zu messen gezwungen war. Es ist kaum vorstellbar, dass er nicht jenen erbarmungslosen und unumkehrbaren Abstieg in die Blindheit auf sich zukommen sah, den er bei seinem Vater und bei seiner Großmutter miterlebt hatte.

Erst als zweiter Punkt in der »Liste« tauchen Landkarten auf. Diese leisten für den Raum das Gleiche wie Sanduhren für die Zeit: Sie verwandeln Straßen, Städte, Länder, Planeten und Milchstraßen in Zeichen auf Papier, das man in den eigenen Händen halten und spüren kann, in Zeichen, die man – sofern man sehen kann – mit einem Blick sieht. So werden hier mit nur zwei Worten alle Zeit und aller Raum »eingefangen« – nicht in Sand und Glas und Papier und Tinte, sondern in der metaphorischen Verwendung von Worten. Sicherlich gilt für die Worte, aus denen diese Liste besteht, »dass Wörter nicht nur ein Mittel zur Kommunikation sind, sondern auch magische Symbole und Musik« (Borges 1970/1991, S. 10). In einem gewissen Sinne sind die Elemente, aus denen die Liste besteht, und die Liste, die den Sprecher (und den Schriftsteller) ausmacht, im Grunde Metaphern für die Produktion von Metaphern mit Hilfe der Imagination sowie dafür, wie Menschen durch den imaginativen Gebrauch der Sprache in das Sein eintreten.

Die Atmosphäre in der Stimme des Gedichts verändert sich im Raum zwischen den beiden Hälften dieses Satzes. Die Dinge, die in der Liste, aus der die erste Hälfte des Satzes besteht, gemocht (engl.: *liked*) (und verglichen [engl.: *likened*]) werden, weichen dem Klang einer Stimme, die im Werk von Borges nicht oft zu hören ist. Das Nebeneinanderstellen der beiden Satzhälften erzeugt ein Gefühl des Gebens und Nehmens. Die wundervoll gelösten Worte der ersten Satzhälfte, die alle mit großer Sorgfalt ausgewählt wurden – »Sanduhren, [...] Landkarten, [die] Typografie des 18. Jahrhunderts, [das] Aroma von Kaffee und [die] Prosa Stevensons« – werden durch die Trockenheit und Dürre der Sprache der zweiten geradezu versengt: »der andere teilt zwar diese Vorlieben, aber in aufdringlicher Art, die sie zu Attributen eines Schauspielers macht.« Dies sind abstrakte, strukturlose Worte (»aufdringlich« und »zu Attributen eines Schauspielers«), die nicht wie gesprochen, sondern eher wie ausgespuckt wirken. Den sanften, einfachen Worten »Ich mag« folgt in der zweiten Satzhälfte die steife, formelle Formulierung »er teilt diese Vorlieben«.

Der Ton des gesamten Gedichts wird durch die Zäsur in der Mitte dieses Satzes völlig verwandelt. Dadurch entsteht der Eindruck einer Auflösung und Abwärtsbewegung in das, was folgt:

> Es wäre übertrieben zu behaupten, dass wir auf schlechtem Fuß miteinander stünden; ich lebe, [ich lasse mich so weiterleben], damit Borges seine Literatur [fabrizieren] kann, und diese Literatur [rechtfertigt mich].

Die Worte und Abschnitte dieses Satzes haben den Klang und die Bewegung von kraftvoll und unerbittlich ausgeführten Schlägen auf den Körper. Dies wird erreicht durch die sich summierende Schwere der Formulierungen »Ich lebe«, »Ich lasse mich so weiterleben« (engl.: *»I let myself go on living«*), »damit Borges seine Literatur fabrizieren kann« (engl.: *»so that Borges may contrive his literature«*), »und diese Literatur rechtfertigt mich« (engl.: *»and this literature justifies me«*).

> [Es fällt mir nicht schwer, zu bekennen], dass ihm hie und da [ein paar vertretbare] Seiten gelungen sind, aber diese Seiten [retten] mich nicht [...], vielleicht weil das[, was gut ist, niemandem gehört, nicht einmal ihm], sondern der Sprache oder der Tradition [...].[vi]

Die Ansicht, dass die Sprache »niemandem gehört«, spielt in fast allen Gedichten, Fiktionen und Essays von Borges in der einen oder anderen Weise eine Rolle. Natürlich stammt diese Vorstellung nicht von ihm, doch erweckt er sie immer wieder neu zum Leben, wenn er Gebrauch von ihr macht (sofern er gut schreibt). Beispielsweise steht die Begeisterung über die »Entdeckung dieser Idee in »Pierre Menard«, als käme sie ihm das erste Mal in den Sinn, im Gegensatz zu ihrer Nutzung in »Borges und Ich«, wo sie zur Keule wird, mit der »Borges'« Illusion von Originalität niedergeschlagen wird.

Die kämpferische Haltung und Bitterkeit des Sprechers (die sich zuweilen als Unparteilichkeit zu geben versucht) werden im folgenden Satz in etwas subtil Neues verwandelt:

> Im Übrigen [bin ich dazu bestimmt], mich zu verlieren, unwiderruflich, und nur [ein Augenblick von mir kann in ihm] überleben [...].

In diesen Worten liegt unverblümte Traurigkeit und Resignation. Der Sprecher, der vorher in der Gegenwartsform und für die Gegenwart

---

[vi] Um dem Leser einen Eindruck davon zu vermitteln, wie schwierig es ist, die Übersetzung dieses Textes aus der deutschen Gesamtausgabe zu übernehmen, möchte ich an dieser Stelle die englische Fassung, auf die Ogden sich bezieht, wiedergeben. Die Passage lautet dort: »It is no effort for me to confess that he has achieved some valid pages, but those pages cannot save me, perhaps because what is good belongs to no one, not even to him, but rather to the language and to tradition.« Anm. d. Übers.

gesprochen hatte (»jetzt«), ist eine Stimme, die zur Vergangenheit wird (der nicht das Leben, sondern das Nachleben wichtig ist – das Überleben eines Schriftstellers in seiner Literatur nach seinem Tode). In »Borges«, »dem Anderen«, zu überleben, ist nicht gleichbedeutend mit dem Überleben einer in der Gegenwart lebenden Person. »Borges« ist ein lebloses Denkmal, das nicht im Sinne von Leben und Veränderung und Werden überlebt, sondern im Sinne eines Gedenkens, das dem Schriftsteller gilt, der er einmal war, und den Schriften, die er einmal geschrieben hat.

Wenn der Sprecher Spinozas Vorstellung anführt, dass »alle Dinge in ihrem Sein beharren wollen; der Stein will bis in alle Ewigkeit Stein und der Tiger Tiger sein«, hört der Leser den unausgesprochenen Abschluss dieses Gedankens: »Und der Autor strebt danach, in seinem Dasein als Autor zu beharren.« Von diesem Punkt ab (und zurück bis zum Anfang) dringt das Gedicht immer tiefer in das Erleben des Sprechers/Autors, der (manchmal vergebens) darum kämpft, in seinem Dasein als Autor fortzubestehen.

> Ich muss in Borges bleiben, nicht in mir (sofern [es wahr ist, dass] ich überhaupt jemand bin), aber ich erkenne mich in seinen Büchern weniger wieder als in vielen anderen oder als im beflissenen Gezupf einer Gitarre.

Eine simple Trennung zwischen »Borges«, der öffentlichen Persönlichkeit, und Borges, dem privaten, alltäglichen Menschen, wird dem, was in diesem Gedicht geschieht, nicht gerecht. »Borges« ist nicht einfach eine Konstruktion der literarischen Welt, ebenso wenig wie er von Borges, dem Menschen, erfunden (also eine Maske, eine Persona) ist. Vielmehr ist »Borges« der Borges, der nicht mehr Borges ist: Er ist nicht mehr der Schriftsteller, der sich selbst in seinen Schriften wieder erkennt, die ihm einen gewissen Ruhm eingebracht haben.

Wenn der Sprecher zu jemandem werden will, wenn Borges zu Borges werden will, muss ihm dies in seinen Schriften gelingen, im Schreiben dieses Gedichts, »jetzt« – in seiner unnachgiebig beharrlichen, fast höhnischen Gegenwartsform. Wenn er jemand werden will, wird ihm dies nicht gelingen, indem er die Schriften von Borges, dem Autor der *Ficciones*, neu schafft, denn jener Borges existiert nicht mehr; seiner wird in biografischen Lexika und in der Erinnerung des Sprechers (und des Lesers) gedacht. Der Verlust des Borges wirkt nahezu vernichtend; er übersteigt fast jedes

Fassungsvermögen und ist zu gewaltig, als dass Trauer ihm gerecht zu werden vermöchte. Der Kampf, der dem Klang der Worte und der Zerrissenheit der Sätze dieses Gedichts innewohnt, ist der Kampf der Suche nach einer Möglichkeit zu trauern, wenn nichts von einem selbst mehr übrig ist, womit man trauern könnte (wenn man wahrhaftig nicht weiß, ob »es wahr ist, dass ich [...] jemand bin«). »Borges und ich« ist in diesem Sinne eine Elegie, die nicht dem Erleben von Trauer entspringt, sondern dem Bemühen, sich als Autor im Sein zu manifestieren, indem man durch das Erlebnis des Schreibens zum Gefühl der Trauer gelangt. Das Gedicht ist eine Elegie für Borges (der »Borges« ist), den phantasievollen Autor, dem es einmal so große Freude machte, beim Schreiben seiner Fiktionen mit der Struktur der Sprache zu spielen.

Dass diese Arbeit des Trauerns in »Borges und ich« geleistet oder zumindest begonnen wird, spürt der Leser in der letzten Zeile des Gedichts:

> Ich weiß nicht [...], wer von uns beiden diese Seite [geschrieben hat].[vii]

Dies ist kein bloßer literarischer Trick, sondern eine echte Überraschung, die ich jedes Mal erlebe, wenn ich dieses Gedicht erneut lese. Bis zum letzten Satz besteht es in der Rezitation einer Reihe deklarativer Aussagen des »Ich«[viii]: »Ich gehe«, »Ich mag«, »Ich lebe«, »Ich bin dazu bestimmt«, »Ich trete ab«, »mir ist bekannt«, »Ich muss bleiben«, »Ich erkenne«, »Ich wollte«, »Ich werde ausdenken müssen«, »Ich verliere«. Und schließlich konzentriert sich die Konstruktion des Gedichts in einem zweiten Absatz, der nicht einmal eine einzige Zeile umfasst und mit den Worten »Ich weiß nicht« beginnt – als würde eine Pyramide auf ihre Spitze gestellt.

Die letzte Zeile wirkt deshalb so überraschend, weil die sprechende Stimme, das »Ich« des Satzes, ein neues und bemerkenswertes Ereignis ist, das vor diesem Augenblick nicht hätte eintreten können, ein Klang, der ohne die vorangegangene Arbeit und Kunst des Trauerns nicht existieren könnte. Die letzte Zeile spricht mit der Stimme eines »Ich«, das zum ersten

---

[vii] Engl.: *I do not know which of us has written this page.*

[viii] Der deklarative Charakter wird im spanischen Original nicht so deutlich, weil das Subjektpronomen im Spanischen der Verbform nur beigefügt wird, wenn eine besondere Betonung des Subjekts beabsichtigt ist. Anm. d. Übers.

Mal für »uns« sprechen kann – für Borges und für »ich«. In dieser letzten Äußerung über das Nicht-Wissen liegt gleichzeitig ein Triumphieren und ein trauriges Akzeptieren. Der Triumph der Zeile und der Erfolg des Gedichts als eines Ganzen liegt in dem dadurch entstehenden Paradox: Damit ein Autor sich mit seinem Erleben dessen auseinandersetzen kann, dass er nicht mehr in der Lage ist, so wie früher einmal zu schreiben, muss er eine Elegie schreiben, die imaginativ, geheimnisvoll und musikalisch in seiner Sprache etwas bewirkt, das all dem entspricht, was er verloren hat. Eine Elegie, diese Elegie, beginnt nicht mit dem Schmerz; vielmehr entspringt sie dem Bemühen, den Schmerz im Erlebnis des Schreibens zu erreichen. Im Gegensatz zu einer Eulogie muss eine Elegie die ganze Komplexität des verlorenen Lebens in sich aufnehmen und ihm entsprechen (was nicht Identischsein bedeutet). Die Sprache eines Gedichts, das eine Elegie ist, muss durch den Verlust oder Tod des Menschen oder des eigenen Anteils, der nicht mehr existiert, beseelt werden. Mit anderen Worten: Will eine Elegie ihren Zweck erfüllen, so wie »Borges und ich« dies tut, muss sie nicht die verklungene Stimme einfangen, sondern im Erleben jenes Verlusts eine Stimme zum Leben erwecken, die vom Erlebnis des Trauerns beseelt [und damit belebt] wird. Diese neue Stimme kann die alten nicht ersetzen und versucht dies auch nicht; keine Stimme, keine Person, kein Aspekt des Lebens vermag eine andere Stimme, eine andere Person oder einen anderen Aspekt des Lebens zu ersetzen. Doch kann der Eindruck hervorgerufen werden, dass die neue Stimme auf irgendeine Weise schon immer in den alten gegenwärtig war – so wie ein Kind auf irgendeine Weise seinen Vorfahren innewohnt und sowohl durch deren Leben als auch durch deren Tod zum Leben erwacht.

6

Die Wiedervergeistigung des Körpers

In der Praxis der Psychoanalyse gibt es wenig, was mir verwirrender (oder interessanter) erscheint als die Frage, wie Erlebnisse in der Analyse beim Patienten die gesunde Entwicklung des Gefühls, im eigenen Körper lebendig zu sein, fördern. Im gesunden Zustand sind das Erleben der eigenen Körperlichkeit und der eigenen Geistigkeit untrennbar miteinander verbundene Eigenschaften des ganzheitlichen Empfindens der Lebendigkeit. Besonders schwer zu erreichen ist dieses Empfinden von Lebendigkeit, wenn Menschen auf Grund frühkindlicher Erlebnisse (ob durch konstitutionelle Hypersensibilität, unzulängliche mütterliche Fürsorge oder ein Trauma hervorgerufen) einen pathologischen geistigen Zustand entwickelt haben, der zum Erleben des Körpers in keinerlei Beziehung steht. In solchen Fällen wird das Denken der Betreffenden häufig von dem Bestreben beherrscht, absolute Unabhängigkeit zu erreichen: sowohl bezüglich der körperlichen Empfindungen als auch hinsichtlich der Beziehungen zu inneren und äußeren Objekten (Gaddini 1987; McDougall 1974; Tustin 1986; Winnicott 1949/1964, 1952/1964). Dieses Ziel wird mittels übertriebener geistiger Aktivität verfolgt, die dazu dient, alles, was im Erleben des Körpers sowie in Beziehungen zu inneren und äußeren Objekten geschieht, zu antizipieren, zu verstehen, zu erklären, zu messen, zu erschaffen und zu vernichten (und auf all diese Weisen kraft des Gefühls eigener Allmacht zu beherrschen). Diese Art defensiver geistiger Aktivität wird als vom Körper abgespalten empfunden: Die Betroffenen erleben Empfindungen, die vom Körper ausgehen, als so bedrohlich, dass sie fürchten, nicht nur ihre geistige Gesundheit, sondern sogar ihr Dasein stehe auf dem Spiel.

Die Analyse eines Patienten, der in seiner frühen Kindheit sowohl vernachlässigt als auch traumatisiert worden war, half mir, Eindrücke zusammenzufassen, die sich im Laufe vieler Jahre analytischer Arbeit bei mir angehäuft hatten. In dem Ausschnitt aus einer Analyse, den ich hier vorstellen werde, hatte ich die entscheidenden Interventionen nicht im Voraus geplant. Weil mich selbst überraschte, dass ich sie ausführte, erscheinen sie mir als besonders interessant und einer eingehenden Untersuchung wert. Ich bemerkte in diesen Fällen eine Empfindung von »Ich-heit« (ein Gefühl davon, wer ich im betreffenden Augenblick im Zusammensein mit dem Patienten war), das sich sowohl im Klang meiner Stimme (für mich ein sehr sensorisches Erlebnis) als auch im Inhalt dessen, was ich sagte, spiegelte. Diese »Ich-heit« war mir nicht völlig bewusst, bevor ich sie in meiner

Stimme hörte und in meinem Körper spürte. Die Stimme war ganz persönlich meine und gleichzeitig zweifellos das Produkt des unbewussten Erlebens, das der Patient und ich im Laufe der Analyse gemeinsam produzierten.

Fest verbunden mit der Empfindung von »Ich-heit«, die im Medium der Stimme zum Leben erwachte, war eine Form von Intervention, die ich ebenfalls als neu empfand, obwohl sie mit meinem laufenden Erleben meines Seins als Analytiker durchaus im Einklang war. In dem Abschnitt jener Analyse, mit dem ich mich hier beschäftigen werde, ertappte ich mich dabei, wie ich dem Patienten eine phantasierte gegenwartsbezogene Geschichte erzählte (die auf der Lebensgeschichte des Patienten und auf der Geschichte seiner Analyse basierte). Diese und die Reaktion des Patienten darauf, dass ich sie ihm erzählte, erschlossen ihm Symbole und eine menschliche Verbindung zu mir, mit deren Hilfe er dann sich und mich in die Vergangenheit projizieren konnte. Auf diese Weise gelang es ihm, eine Reihe für ihn bis dahin unglaublich unmenschlicher, einsamer, unfassbarer und unvorstellbarer psychischer und körperlicher Geschehnisse menschlichem Verständnisvermögen zu erschließen.

Klinisches Beispiel: Ein Mann mit dem Rücken zur Wand

Herr S., ein sehr erfolgreicher achtunddreißigjähriger Anwalt, hatte sich an mich gewandt, weil er das Gefühl hatte, als Person allmählich dahinzuschwinden. Noch stärker beunruhigte ihn jedoch, dass ihm sein allmähliches Verschwinden immer gleichgültiger wurde. Seit einigen Jahren hatte er den Eindruck, dass er sich stetig von seiner Familie, seiner Arbeit und seinen Arbeitskollegen zurückzog. Im Laufe der Analyse wurde klar, dass derartige Rückzugsgefühle ihm keineswegs neu waren, sondern schon so lange, wie er sich zurückerinnern konnte, in seinem Leben eine Rolle spielten. Er gab sich selbst die Verantwortung für das Scheitern seiner vorigen Ehe und für die Probleme in seiner jetzigen. Er bezeichnete sich als »konstitutionell unfähig«, jemals zuzugeben, dass er im Unrecht sei. Auf Grund dieser »unbeugsamen Halsstarrigkeit« konnte keine Verletzung in seinen Beziehungen jemals heilen, wodurch Zwistigkeiten irgendwann so schwerwiegend wurden, dass der Kontakt daran zerbrach.

Da mein Interesse in diesem Kapitel auf die Erforschung einer Sequenz von Interventionen und Reaktionen aus dem vierten Jahr der Analyse von Herrn S. gerichtet ist, werde ich nur einen groben Überblick über die Ereignisse geben, die zum Geschehen in den Sitzungen führten, mit denen ich mich hier eingehender befassen möchte. In den ersten Jahren unserer gemeinsamen Arbeit war die analytische Beziehung durch intensive Bemühungen von Herrn S., mich in intellektuelle Zweikämpfe zu verwickeln, geprägt. Ganz gleich, wovon die Rede war, er spielte stets den *Advocatus diaboli* und verfocht hartnäckig eine wie auch immer geartete Gegenposition. (Dabei schien ihm völlig gleich zu sein, für welche Seite er eintrat – entscheidend war das Argumentieren um des Argumentierens willen.) In dieser Phase unserer Arbeit verließ sich der Patient ebenso wie ich in der Übertragung-Gegenübertragung vorzugsweise auf die weitgehend unbewusste Abwehrphantasie, dass intellektuelle Meisterleistungen (in »Kampf«-Situationen) ihn (und mich) vor schmerzlichen Empfindungen des Verlusts der Kontrolle über den eigenen Körper und vor beängstigenden Aspekten der inneren und äußeren Wirklichkeit, die ihn (und mich) zu überwältigen drohten, schützen könnten. Auf Grund dieser Arbeit gelangten wir beide zu der Auffassung, dass sein aggressiver »Starrsinn« (zumindest teilweise) ein unbewusster Versuch sei, angesichts einer als unmittelbar bevorstehend empfundenen psychischen Desintegration die geistige Gesundheit zu erhalten.

Im weiteren Verlauf unserer Arbeit berichtete Herr S. mir ängstlich und verschämt (in Fragmenten, die sowohl verwirrt als auch verwirrend wirkten) über eine Reihe sexueller Belästigungen, die er in der Kindheit erlebt hatte. Dazu war es in einem Zeitraum von zwei oder drei Jahren gekommen, und die Vorfälle hatten begonnen, als Herr S. drei oder vier Jahre alt gewesen war. Da er zur damaligen Zeit niemandem etwas über das Erlebte erzählt hatte, wusste er nicht genau, wie alt er gewesen war und wie lange sich die Vorfälle tatsächlich hingezogen hatten. Sein Gefühl bzw. seine Überzeugung, dass die Belästigungen tatsächlich stattgefunden hatten, basierte auf bruchstückhaften, aber sehr lebhaften Erinnerungen an das Geschehene sowie auf einem kurzen Gespräch, das er viele Jahre später mit seinem älteren Bruder geführt hatte. Dieser hatte ihm erzählt, dass er vom gleichen Täter, einem Nachbarn, der direkt neben der Familie gewohnt hatte, auf fast genau die gleiche Weise belästigt worden war. Der Patient erinnerte sich, dass der Nachbar, ein »Freund der Familie«, ihn mit in eine Garage genommen, in eine Ecke gedrängt und sich an seinen Genitalien zu schaffen gemacht hatte.

Vor der Analyse hatte der Patient nie mit irgendjemandem eingehender über diese Belästigungen gesprochen (auch nicht in Form eines inneren Selbstgesprächs). Weder er noch sein Bruder hatte zur Tatzeit den Eltern oder einer anderen erwachsenen Person etwas von den Vorfällen erzählt; das »Gespräch« der Brüder über ihre Erlebnisse (das etwa zwanzig Jahre später stattfand) hatte aus nur wenigen Sätzen bestanden. Herr S. erzählte, es sei ihm zuwider, die Geschichte an die große Glocke zu hängen oder von anderen als Opfer angesehen zu werden (bzw. sich selbst so zu sehen): »Dass sich heute fast jeder als Opfer sexueller Belästigungen in der Kindheit sieht, ekelt mich an.« Er hatte sich einzureden versucht, die Belästigungserlebnisse seien »Schnee von gestern«. Während der Analyse wurde ihm die Defensivität dieser Haltung deutlich, insbesondere als er schließlich die ungeheure Scham spürte, die ihn befallen hatte, weil er während der Belästigung (neben Taubheitsgefühlen, Entsetzen, Unwirklichkeitsempfindungen und Verwirrung) sexuelle Erregung empfunden hatte. Im Laufe der Zeit lernten Herr S. und ich, den kämpferischen »Starrsinn« des Patienten als einen von frühester Kindheit an unternommenen unbewussten Versuch zu verstehen, angesichts realer und phantasierter Gefahren für sein Leben seine geistige Gesundheit zu erhalten. Aus dieser Perspektive betrachtet, war sein »Starrsinn« paradoxerweise einer der gesündesten Aspekte seiner Persönlichkeit, weil darin zum Ausdruck kam, dass er nicht bereit war, sich zu unterwerfen, sich aufzugeben oder sich vom Willen eines anderen Menschen unterdrücken zu lassen.

Der Vater von Herrn S. war ein sehr erfolgreicher, international aktiver Finanzier, der aus geschäftlichen Gründen fast ständig auf Reisen war. Die Mutter des Patienten war eine depressive, passive Frau, die »bei den Kindern« zu Hause blieb, obwohl sie kaum mit ihnen spielte oder auch nur sprach, außer um die wichtigsten praktischen Dinge zu regeln, beispielsweise: »Es ist Essenszeit!«, »Bleib nicht zu lange auf!«, »Putz' dir die Zähne!«. Als der Patient zwei oder drei Jahre alt gewesen war, hatte seine Mutter angefangen, viel Alkohol zu trinken und außerdem Beruhigungsmittel einzunehmen, die der Arzt der Familie ihr verschrieb. In einer der Sitzungen, die der hier beschriebenen, in der ich zwei wichtige ungeplante Interventionen ausführte, vorausgingen, erwähnte Herr S., er habe während eines großen Teil seiner Kindheit versucht, seine Mutter aufzuheitern, indem er sich bemühte, ihre Bedürfnisse vorauszuahnen (beispielsweise hatte er ihr ihre Zigaretten oder ihren Kaffee gebracht) oder indem er darüber nachdachte, was er tun könnte, damit sie sich besser fühle. »Im Hintergrund lauerte ständig die Bedrohung, dass sie sich umbringen könnte.«

Das Leben, das der Patient als Kind geführt hatte, bestand (wenn er sich nicht gerade um seine Mutter kümmerte) größtenteils im Erfinden von Geschichten und im Tagträumen, seinen bevorzugten Rückzugsaktivitäten. Dieser Geisteszustand, der ihm das Leben in der äußeren Welt und in seinem Körper ersetzte, war durch die sexuelle Belästigung des Nachbarn und durch die Forderungen, denen er sich durch die depressive Gemütsverfassung und die impliziten Selbstmorddrohungen der Mutter ausgesetzt sah, auf unvorhersehbare Weise gestört worden.

Unter Einbeziehung des obigen, sehr gerafften Überblicks über die ersten Jahre der Analyse von Herrn S. werde ich mich nun mit einer Reihe von Sitzungen aus dem vierten Jahr unserer gemeinsamen Arbeit befassen. In der ersten Sitzung dieser Sequenz war ich stiller als gewöhnlich. Herr S. sagte: »Ich kann Sie heute nicht finden.« Der Patient verfolgte die Gezeitenwechsel meiner emotionalen Präsenz in den Sitzungen mit erstaunlicher Sensibilität. Tatsächlich hatte ich mich zu Beginn jenes Treffens sehr schläfrig gefühlt und gegen den Schlaf angekämpft. Ich sagte zu Herrn S., sein Bericht darüber, wie er versucht habe, seine Mutter am Leben zu erhalten, Tag für Tag, Jahr für Jahr, müsse erschöpfend gewirkt haben. (Das Zusammensein mit Herrn S. an jenem Tag war für mich extrem auslaugend gewesen, doch das sagte ich ihm nicht, denn dadurch wäre mein psychischer Zustand zum wichtigsten Ereignis in der Analysestunde geworden und somit zu einem Äquivalent der früheren Beziehung des Patienten zu sein Mutter. Ich sagte auch nicht, er erlebe mich wie seine Mutter als distanziert und selbstbezogen. Dies hätte den Patienten noch stärker verwirrt, denn damit hätte ich seine Wahrnehmung wie eine Projektion behandelt.) Ich sagte zu Herrn S., dass ich glaubte, ich hätte einen Ort zum Ausruhen während der Sitzung gesucht – etwas, das zu tun Herr S. sich als Kind nicht hatte leisten können, weil er ständig das Gefühl gehabt hatte, das Leben seiner Mutter liege in seinen Händen.

Später in der Sitzung sagte ich, ich glaubte, auf Grund der Kenntnisse des Nachbarn über die Familie oder weil dieser gespürt habe, dass der Patient das Gefühl hatte, kein Erwachsener innerhalb oder außerhalb der Familie werde ihn schützen, habe er sich als Missbrauchsopfer geradezu angeboten. Er hatte seine Eltern praktisch nirgendwo finden können, so wie es ihm zu Beginn unserer laufenden Sitzung mit mir ergangen war. Schon während dieser Intervention war mir klar, dass sich das etwas an den Haaren herbeigezogen anfühlte, auch wenn an dem Gedanken etwas Wahres daran sein mochte. Mir war, als versuchte ich etwas zu krampfhaft zu demonstrieren, dass ich über die Umstände, unter denen es zu sexuellen Belästigungen von Kindern kommt, genau im Bilde sei. Herr S. antwortete auf meine Bemerkung hin, wahrscheinlich habe er dies als Kind so empfunden, doch sei es ein so fester Bestandteil seines Lebens gewesen, dass ihm nie in den Sinn gekommen wäre, es auf diese Weise zu beschreiben.

In der nächsten Sitzung berichtete Herr S. mir über einen Traum, der aus einem einzigen Bild bestand: »Da war ein riesiger Baum, den ich als bedrohlich empfand. Möglicherweise konnte er sogar sprechen.« Das Gefühl in dem Traum brachte er mit einem Gefühl von der »enormen Größe« des Nachbarn in Verbindung – verglichen mit seiner eigenen –, das er als Kind gehabt zu haben glaubte. Natürlich kam mir der Gedanke, jener ominöse große Baum könnte nicht nur die überwältigende körperliche und emotionale Präsenz des Nachbarn, sondern auch seinen Penis repräsentieren. In diesem Augenblick der Analyse beschloss ich, auf der Ebene des eher bewussten Erlebens des Patienten zu bleiben, um nicht seine Privatsphäre zu verletzen, indem ich den Eindruck erweckte, ich könnte seine Gedanken lesen.

Während der Patient mir den Traum erzählte, fiel mir ein, dass mich am Vorabend der »zufällige« Anblick einiger Striche (in Verbindung mit Namen und Daten) an der Wand eines Schlafzimmerschranks in meiner Wohnung mit einem Gefühl der Trauer erfüllt hatte. Diese Markierungen dokumentierten die zunehmende Größe meiner allmählich heranwachsenden Söhne. Ich hatte an jenem Abend darüber gestaunt, dass sich die erste Markierung nur fünfzig oder sechzig Zentimeter über dem Boden befand. Diese unterste Linie war gezogen worden, als mein jüngerer Sohn gerade zehn Monate alt war. Nicht die Tatsache, dass inzwischen neunzehn Jahre vergangen waren, hatte mich so sehr bewegt, sondern der Gedanke an die völlige Abhängigkeit des winzigen Kindes, das meine Hilfe benötigt hatte, um so mit dem Rücken an der Wand zu »stehen«, dass ich »seinen Strich« anzeichnen konnte. Diese Träumerei war mit einer starken sensorischen Komponente verbunden, und ich spürte, fast als handle es sich um ein Geschehnis in der Gegenwart, die weiche Haut der Arme und des Körpers meines Sohnes, während ich ihm half, sich aufrecht zu halten. In Reaktion auf seinen

Traum und meine Träumerei sagte ich zu Herrn S., zum Zeitpunkt der Belästigung, die er erlebt habe, sei er nicht viel größer gewesen als der niedrige Tisch neben der Couch für die Analysanden. (Ich sprach *von* meinem Erlebnis der Träumerei *aus*, nicht *über* sie. [Ogden 1994a, 1997a, b]).

An all dies dachte ich (und spürte die damit verbundenen Körperempfindungen), als ich den Patienten am folgenden Tag im Wartezimmer zu unserer Sitzung abholte. Während er in mein Büro ging und sich auf die Couch legte, wirkte er aufgebracht. Er sagte sofort, er sei auf die ganze Welt wütend. Er hatte sich über einen »Schwachkopf« von Autofahrer aufgeregt, der mit seinem Fahrzeug mitten auf einer Kreuzung stehen geblieben war und dadurch einen Verkehrsstau verursacht hatte. Der Kerl habe offenbar nicht gewusst, ob er vorwärts oder rückwärts fahren sollte und habe deshalb »einfach dagesessen und nichts getan«.

Es erschien mir offensichtlich, dass Herr S. unbewusst (wenn auch vielleicht nicht völlig) sowohl sich als auch mich als zum Verrücktwerden ineffektiv empfand. Ich beschloss, diese Wahrnehmung nicht als Deutung anzubieten, weil ich annahm, dass dies (ein Akt defensiven »Wissens« meinerseits) sein Gefühl noch verstärkt hätte, ich sei ein unfähiger, ineffektiver Analytiker und er ein ineffektiver Mensch. Ich hielt es für besser, dass wir beide eine Zeit lang mit diesen Gefühlen lebten, ohne zu versuchen, sie zu vertreiben. Mir wurde bewusst, dass ich über eine Diskussion nachdachte, die ich über das Internet mit einem Freund geführt und in der ich geäußert hatte, ich hielte es für möglich, dass man über etwas *zu* gut informiert sei. Dann fiel mir ein, dass ich während der zweiten Schwangerschaft meiner Frau nach der Fruchtwasseruntersuchung das Geschlecht unseres Kindes nicht hatte wissen wollen. Unser erstes Kind war ein Junge gewesen, und obwohl ich keinen besonders stark ausgeprägten Wunsch hatte, dass unser zweites Kind ein Mädchen werden würde, sah ich der Möglichkeit, zumindest während der Schwangerschaft meiner Frau in mir Raum dafür zu schaffen, dass ich Vater eines Mädchens werden würde, mit einer gewissen Freude entgegen. Dieses Erlebnis schätze ich noch immer sehr, denn das Baby war ein Junge, und ich werde nie mehr auf die Weise wie in jenen Monaten eine eigene Tochter haben. Obwohl es nun ziemlich viele Worte gekostet hat, die Bewegung der Emotionen in dieser Träumerei zu beschreiben, nahmen diese Gedanken in »Echtzeit« nur wenige Augenblicke in Anspruch.

Nachdem der Patient sich ziemlich ausführlich darüber ausgelassen hatte, dass er gegen die verschiedensten Personen aus unterschiedlichen

Gründen Groll hegte, und nachdem ich meine eigenen Träumereien darüber, zu viel zu wissen, und über das Erlebnis, (nach jener Fruchtwasseruntersuchung) mehr zu wissen, indem ich weniger wusste, erlebt hatte und von ihnen beeinflusst worden war, trat eine Veränderung ein. Die Deutung, die ich noch einige Minuten zuvor als verfrüht und defensiv empfunden hatte, erschien mir nun in einer modifizierten und spezifischeren Form als passend. Ich sagte zu Herrn S., er habe in der Vergangenheit erwähnt, er fühle sich von mir unter Druck gesetzt, Gefühle zu reproduzieren, die sowohl mit seinen Belästigungserlebnissen in Zusammenhang stünden als auch mit seinen Empfindungen in jener Zeit seiner Kindheit, in der er sich völlig allein gefühlt hatte. Er hatte gesagt, wenn er diese Empfindungen zulasse, bekomme er entsetzliche Angst und ein Gefühl völliger Macht- und Einflusslosigkeit. Ich fügte hinzu, ich könnte mir vorstellen, dass er heute auf mich wütend sei, weil ich ihn wieder in diese Haltung zurückversetzt hätte. (Erst während ich dies sagte, wurde mir klar, dass ich mich mit der Wahl meiner Worte nicht nur auf die psychische Haltung, sondern auch auf die unterwürfige Körperhaltung bezog.)

Herr S. schwieg etwa eine Minute und bewegte sich danach sehr unruhig auf der Couch. Er rollte sich von einer Körperseite auf die andere, als versuche er – erfolglos –, einen körperlichen Schmerz zu lindern. Er sagte, er fürchte, verrückt zu werden und nie wieder gesund werden zu können. Er wisse nicht, wie er in diesem Geisteszustand arbeiten sollte, und er sehe es als sicher an, dass er dadurch seine Arbeit verlieren werde. Im Vorjahr war er in zwei oder drei Sitzungen ähnlich desorganisiert und aufgeregt gewesen, doch diesmal waren die Erregung und die Verwirrung viel stärker als damals und hielten länger an. Ich sagte, er erlebe offenbar etwas, das ihm einen Eindruck davon vermittle, wie er als kleiner Junge die sexuellen Belästigungen empfunden habe – ein Gefühl, er verliere die Fähigkeit, zu denken und seinen Körper zu beherrschen, und ihm entgleite jedes Empfinden dessen, wer er sei. Herr S. setzte sich auf den Rand der Couch und nahm seinen Kopf in die Hände. Dann sagte er laut zu sich selbst: »Das ist ein Fenster, das ist eine Pflanze, das ist ein Teppich« (offenbar versuchte er, auf diese Weise die Verbindung zur äußeren Wirklichkeit aufrechtzuerhalten).

Als er mir erneut in flehendem Ton erklärte, er habe Angst, er werde sich von diesem Gefühl, verrückt zu werden, nie mehr erholen, sagte ich spontan zu ihm: »Ich werde das nicht zulassen« (Engl.: *»I won't let that happen«)*. Ich meinte das in diesem Moment tatsächlich, obwohl mir klar war, dass ich damit ziemlich viel versprach. Herr S. beruhigte sich ein wenig und legte sich, immer noch zitternd, wieder auf die Couch. Ich sprach weiter mit ihm, um ihm durch meine Präsenz Sicherheit zu vermitteln. Ich sagte: »Stellen Sie sich einmal vor, ein Mann, so groß wie ein Baum, würde Sie in Ihrem jetzigen Alter ohne Vorwarnung in eine Ecke drängen, sich an Ihren Genitalien zu schaffen machen, und Sie hätten allen Grund anzunehmen, dass dies nun in Ihrem weiteren Leben immer und immer wieder passieren würde. Das ist mehr als irgendein Junge oder auch ein Mann verkraften oder womit so jemand leben kann.« (Mir war bewusst, dass ich die Situation der sexuellen Belästigung als Symbol für ein riesiges Konglomerat von Erlebnissen der Vernachlässigung und Überstimulation benutzte, die Herr S. sowohl während der sexuellen Belästigungsvorfälle als auch in den Phasen dazwischen und schließlich auch im Rahmen seiner »privilegierten« Rolle als Behüter und Vertrauter seiner Mutter gehabt hatte.)

Der Körper des Patienten, der sich zuvor auf der Couch verkrampft und gewunden hatte, entspannte sich nun sichtlich. Herr S. sagte, in seinem Kopf sei es jetzt ruhig, und sein Körper fühle sich »aufgekratzt ... nein, das ist nicht das richtige Wort ... er fühlt sich einfach lebendig an.« Ich sagte: »Es ist so, als ob das, was in Ihrem Kopf vor sich ging, auf irgendeine Weise in Ihren Körper heruntergeladen worden wäre.« Er lachte gelöst und antwortete: »Ja, aber durch das Herunterladen hat es sich verändert. Es fühlt sich völlig anders an als das, was zuvor in meinem Kopf war. Mein Körper fühlt sich kribbelig an ... nein, das ist es auch nicht. Ich spüre einfach, dass mein Körper da ist. Sonst habe ich fast nie das Gefühl gehabt, einen Körper zu haben. Das Gefühl jetzt ist merkwürdig, und es gefällt mir.« Später an jenem Tag hinterließ er auf meinem Anrufbeantworter die Nachricht, er fühle sich besser und sei mir sehr dankbar.

Zu Beginn der nächsten Sitzung sagte Herr S., beim Betreten meines Büros sei ihm der Gedanke gekommen, dass er sich am liebsten auf meine Couch legen und schlafen würde. Dann erklärte er, er habe das Gefühl, dieser Wunsch hinge mit einem Traum zusammen, den er in der vergangenen Nacht gehabt habe. »Darin sollte ich ein Baby analysieren. Ich wusste nicht so recht, was das bedeutete oder wie ich es anstellen sollte. Ich betrat das Zimmer des Babys und sah es in seiner Wiege schlafen. Ich legte mich auf ein Bett neben der Wiege, und wir schliefen. Dann kam ein Mann in das Zimmer. Er sah aus wie der Kinderarzt, den ich als Kind hatte.

Ich mochte ihn. Doch obwohl der Mann wie jener Arzt aussah, wusste ich, dass Sie es waren. Er schaute eine Weile einfach nur zu, wie das Baby und ich schliefen, und verließ dann den Raum wieder.«

Ich sagte zu Herrn S., er habe mir erzählt, dass er als Kind ständig nach Möglichkeiten gesucht hätte, seine Mutter aufzuheitern und seine Eltern wieder näher zusammenzubringen. Er hatte nie das Gefühl gehabt, er könne sich einfach zum Schlafen hinlegen und es ihnen überlassen, sich mit der aktuellen Situation auseinanderzusetzen und das Notwendige zu tun. Ich sagte, zumindest als das Baby und als er selbst in jenem Traum, und vielleicht auch gelegentlich in meiner Gegenwart in unseren gemeinsamen Sitzungen, könne er es einfach mir überlassen, mich mit dem aktuellen Geschehen auseinanderzusetzen, sodass er (in dem Wissen, dass ich mich um ihn kümmere und dafür sorge, dass alles in Ordnung sei) friedlich schlafen könne. Herr S. antwortete, heute beim Joggen habe er sich anders als sonst gefühlt. Vorher habe ihn das Gefühl in seinen Beinen immer wieder geängstigt, und er habe meist schon nach sehr kurzer Zeit aufgehört zu laufen. »Heute habe ich eine ungeheure Erschöpfung in meinen Beinen gespürt, aber nicht das schreckliche Gefühl, der Situation nicht gewachsen zu sein. Es war eher so, wie ich mich am Ende der letzten Sitzung auf der Couch gefühlt habe, und ich empfand es als interessant.«

Erörterung

Die Auszüge aus der soeben beschriebenen Sitzung sind nicht als Modell analytischer Arbeit mit Patienten, die Geist und Körper aus Gründen der Abwehr dissoziativ getrennt halten, zu verstehen. Vielmehr versuche ich, mir und dem Leser über Empfindungen und Interventionen Klarheit zu verschaffen, die mich selbst überraschten und die für diesen Patienten offenbar von Wert waren. In den Worten des Patienten ausgedrückt: Ich habe in jener Situation Gefühle und Verhaltensweisen bei mir festgestellt, die ich als eigenartig und interessant empfand.

Herr S. hatte zu Beginn der Sitzung, in der ich zweimal auf Weisen intervenierte, die auch mich überraschten, sehr aufgeregt gesprochen. Er hatte seine Wut über einen »Schwachkopf von Autofahrer« zum Ausdruck gebracht, der in einer Situation, mit der er nicht fertig wurde, wie gelähmt gewesen war. Die Identifikation mit diesem Fahrer, die der Patient nicht wahrhaben wollte, und seine auf mich verschobene Wut hatte ich im Raum physisch spüren können. Herr S. schien verzweifelt seine Gefühle der Verwirrung und Hilflosigkeit abzuwehren. Zunächst hatte ich mich in jener Sitzung unbewusst mit ihm identifiziert, um mich vor dem Gefühl des Verwirrtseins und des Überflutetwerdens zu schützen. Ich versetzte mich in die etwas distanzierte und gekünstelte Haltung des aufgeklärten und wissenden Psychoanalytikers, der mit der gesamten Thematik der sexuellen Belästigung von Kindern wohlvertraut war.

Wenn ich in jener Sitzung in irgendeiner Weise psychologisch arbeiten wollte, musste ich »zu [meinen] Sinnen kommen«, sowohl insofern, als ich das aktuelle Geschehen verstehen musste, als auch – und das war vielleicht noch wichtiger – insofern ich in der Lage sein musste, meine Körperempfindungen zu erleben und aus diesem Erleben heraus zu sprechen. Nur unter diesen Voraussetzungen würde der Patient seine eigene Fähigkeit, »zu [seinen] Sinnen zu kommen«, entwickeln können: auf physische, emotionale und kognitive Weise zum Leben zu erwachen. Meine eigene psychische Arbeit fand großenteils im Medium der Träumerei statt, und sie kreiste darum, wie ich meinem zehn Monate alten Sohn geholfen hatte, sich mit dem Rücken gegen die Schrankwand zu stellen, damit ich seine Größe markieren konnte. Der teuflische Charakter der Situation, in welcher der Patient »mit dem Rücken zur Wand« gestanden hatte, wurde mir auf schmerzliche und traurige Weise unmittelbar sensorisch klar, als ich sie unbewusst mit der Situation verglich, in der ich meinem kleinen Sohn liebevoll geholfen hatte, an der Wand zu »stehen«. Das Messen und Aufzeichnen »dauerhafter« Markierungen auf der Schrankwand waren Teil eines Familienrituals (mit einer lebendigen emotionalen/physischen Geschichte), an dem wir alle große Freude hatten. Der taktile Aspekt jener Träumerei bestand im sensorischen Erleben der zarten Haut meines Sohnes, als ich ihm half, sich aufzurichten, um ihn messen zu können. Auf Grund der Traurigkeit, die diese physisch lebendige Träumerei bei mir hervorgerufen hatte, sagte ich zu Herrn S., als er als Kind sexuell belästigt worden sei, sei er nicht größer gewesen als der Tisch neben der Couch in meinem Behandlungsraum hoch.

Erst als ich selbst besser in der Lage war, auf diese sensorisch-emotionale Weise präsent zu sein, konnte ich auf das Entsetzen des Patienten angesichts seiner Befürchtung, er werde nie mehr völlig gesund werden, adäquater reagieren. Rückblickend scheint mir eine der wichtigsten Folgen der Entstehung eines lebendigeren Bezugs zu meinem sensorischen Erleben jene

Äußerung gewesen zu sein, die ich an den Patienten richtete, als seine Furcht vor dauerhafter Verrücktheit ihren Höhepunkt erreichte – ich sagte: »Ich werde das nicht zulassen.«

Eine derartige spontane (»unbedachte«) Äußerung hatte ich Herrn S. gegenüber zuvor nie verlauten lassen. Ich hatte nicht das Gefühl, dass ich dies nur gesagt hatte, um ihn zu beruhigen (dies wäre eine Art des Herabspielens und Ausdruck der Weigerung, dem Patienten zu helfen, sich mit seinem psychischen Schmerz auseinanderzusetzen und ihn zu verstehen, gewesen). Vielmehr empfand ich jene spontane Aussage so, als sei sie nicht nur der Rolle eines Elternteils (im Sinne der Übertragung-Gegenübertragung) entsprungen, sondern auch der des Analytikers, der die Verantwortung für das Denken und die klinischen Urteile übernimmt, auf denen die Arbeit mit einem Patienten basiert, der mit Ängsten von psychotischer Stärke und mit dem Gefühl des unmittelbaren Bevorstehens einer Desintegration kämpft. Meine Bereitschaft, diese Verantwortung zu übernehmen, erleichterte es dem Patienten offenbar, seine Gefühle in voller Intensität zu erleben. Es war meine Aufgabe, für eine zuverlässige Umgebung zu sorgen, in welcher der Patient in dieser Phase unmittelbar drohender Desintegration körperlich und psychisch überleben konnte. Ich hätte eine solche Aussage nicht gemacht, wenn ich nicht auf Grund meiner Ausbildung und Erfahrung das Gefühl gehabt hätte, dass ich während der laufenden Sitzung und in den folgenden Tagen und Monaten die erforderliche körperliche und emotionale Präsenz aufbringen könnte. Bei der Arbeit mit Patienten, die sich in akuter Gefahr einer psychotischen Desintegration befinden, musste ich mir sicher sein, dass ich bereit und in der Lage war, mich mit dem Patienten nach Bedarf zu treffen (sowohl im metaphorischen als auch im wörtlichen Sinne). Eine länger als ein Jahr dauernde gemeinsame Arbeit an sechs oder sogar sieben Tagen, Woche für Woche, hatte sich schon bei meiner analytischen Arbeit mit anderen Patienten als notwendig erwiesen und bewährt.)[1]

---

[1] Ich glaube nicht, dass ich zu diesem Patienten spontan hätte sagen können: »Ich werde das nicht zulassen«, wenn ich mich damals nicht schon seit vielen Jahren mit Winnicotts Aufsätzen über Psyche und Soma (1949/1964) und die Rolle der Regression im analytischen Prozess (1954/1964) beschäftigt hätte. Dabei denke ich insbesondere an die klinische Vignette, in der Winnicott sagt: »Der Patientin wurde es möglich, den Zustand des Nichtwissens zu akzeptieren, weil ich sie [metaphorisch] hielt und durch mein Atmen eine Kontinuität aufrechterhielt, während sie losließ, nachgab, nichts wusste« (Winnicott 1949, S. 252; Parallelstelle der dt. Ausg. [1983b] S. 178).

Ein weiterer Aspekt dieser Sitzung, der einer Untersuchung bedarf, war meine (ebenfalls ungeplante) an den Patienten gerichtete Aufforderung, sich vorzustellen, wie er seine Belästigungserlebnisse in seinem augenblicklichen Alter empfinden würde. Obwohl ich oft mit Patienten gearbeitet habe, die in ihrer Kindheit sexuellen Missbrauch erlebt hatten, war mir bis zum Augenblick dieser Intervention nie in den Sinn gekommen, mir vorzustellen, wie ich die unheimliche alltägliche Atmosphäre des Missbrauchserlebnisses als Erwachsener empfinden würde, und auch den Patienten dazu aufzufordern.

Wenn ich mir vergegenwärtige, wie ich diese Geschichte erzählt und meinen Patienten aufgefordert habe, daran teilzunehmen, scheint mir, dass dieses Erlebnis unterschiedliche physische und psychische Funktionen erfüllte. Der Klang meiner längere Zeit sprechenden Stimme war schon in sich eine Form (emotionaler/sensorischer) mitfühlender Präsenz, die zu jenem Zeitpunkt sehr wichtig war. Ich begleitete den Patienten psychisch (indem ich eine auf seinen Erlebnissen basierende Geschichte erfand) und physisch (durch den Klang und die Ausstrahlung meiner Stimme) in die imaginierte Szene. Mir selbst und, wie ich glaube, auch dem Patienten war klar, dass ich nicht nur ihm half, sich in die von mir beschriebene Szene hineinzuversetzen, sondern auch dadurch, dass ich mir vorstellte, ich selbst befände mich darin, sowohl im Sinne meiner Identifikation mit ihm als auch, indem ich mich als eine dritte, bezeugende Person einschaltete (und indem ich die Sprache, das Sekundärprozessdenken und das Mitgefühl ins Spiel brachte).

Auf meine Einladung hin, sich zusammen mit mir imaginativ in diese Geschichte hinein zu versetzen, beruhigte der Patient sich; seine vorherigen körperlichen Krampfbewegungen wichen einem deutlich entspannten Muskelzustand. Herr S. sagte, in seinem Kopf herrsche Frieden. Auf der Suche nach einem Wort, das seine Körperempfindungen adäquat beschrieb, fiel ihm als Erstes *jazzed* (»peppig«) ein. Dann brachte ich eine etwas merkwürdige und ziemlich »hinkende« Metapher ins Spiel, in der ich die Gefühlstransformation, die Herr S. soeben erlebt hatte, mit dem Herunterladen von Computerdaten aus seinem Kopf in den Körper verglich. Offensichtlich erfreut, lachte der Patient – was im Laufe dieser Analyse nur sehr selten vorgekommen war. Dann korrigierte er meine »hinkende« Metapher: Nachdem er eine Reihe von Wörtern ausprobiert hatte, die ihm als zur Beschreibung seines körperlichen Empfindens nicht geeignet erschienen, sagte er, er spüre einfach, dass sein Körper da sei, und dies sei ein merkwürdiges und interessantes Gefühl, das ihm gefalle.

Die nächste Sitzung begann Herr S. mit einer lässigen Bemerkung darüber, dass er auf meiner Couch schlafen wolle, und anschließend berichtete er über seinen Traum, der endete: »Ich legte mich auf ein Bett neben der Wiege, und wir schliefen.« Mich verblüffte die Einfachheit und Zärtlichkeit der Formulierung »wir schliefen« – also nicht: »Ich schlief ein« oder: »Ich schlief neben dem Baby«, sondern: »Wir schliefen.« Durch diese Ausdrucksweise hatte er, ohne sich dessen bewusst zu sein, eine Qualität der analytischen Beziehung zu jenem Zeitpunkt erfasst: das Gefühl, das zwei unabhängige Personen den Schlaf (einen »Raum des Traums bzw. der Träumerei«) miteinander teilten. Der Traum endete mit dem Bild eines Mannes, der den Raum betrat und wie der Kinderarzt aussah, den er als Kind gehabt hatte, wobei er schon während jenes Traums wusste, dass ich dieser Mann war. Nachdem der Mann sich die Situation eine Weile angeschaut hatte, um festzustellen, ob alles in Ordnung war, verließ er die Szene wieder. Meine Interpretation des Traums bezog sich auf das Gefühl des Patienten, er könne, anders als in seinem Leben von früher Kindheit an, (in jenem Traum und manchmal auch in den Sitzungen mit mir) »einfach schlafen« und es mir überlassen, dafür zu sorgen, dass alles seine Ordnung hatte. Die Reaktion von Herrn S. ließ in mir den Eindruck entstehen, dass er mir voraus war (so wie schon vorher, als er meine Metapher des »Herunterladens« korrigiert hatte). Er berichtete daraufhin, er werde beim Joggen nun nicht mehr von der Furcht geplagt, Körperempfindungen könnten ihn überwältigen. Diese auf den ersten Blick mit dem vorher Geschehenen nicht zusammenhängende Bemerkung erschien mir als seine Art, uns beiden – ohne sich dessen bewusst zu sein – zu sagen, dass es für ihn ein wichtiges Erlebnis sei, nichts begreifen zu müssen, sondern »einfach schlafen« zu können, und dass dies außerdem noch etwas anderes ermöglicht hätte: ein »Empfindungswissen«, dass er ein Körper sei – nicht ein Körper als Idee oder Bild, sondern ein lebendiger Körper mit physischen Empfindungen wie dem Gefühl der Erschöpfung in den Beinen, das er beim Joggen verspürt hatte.

Ich möchte nun noch einmal zusammenfassen, dass ich Fragmente einer Analyse vorgestellt habe, um mich mit den Ursprüngen und Wirkungen von zwei Interventionen zu beschäftigen, deren Zustandekommen mich selbst überraschte. Die erste von ihnen (»Ich werde das nicht zulassen«) bestand darin, dass ich von einer Art von »Ich-heit« aus sprach (sie spiegelte sich in meiner Stimme beim Sprechen), die mir neu war. Es war eine elterliche Stimme, die die Verantwortung dafür übernahm, sich schützend um den Patienten zu kümmern (*»minding«*), während er sich in einem Zustand befand, in dem jederzeit eine psychotische Desintegration eintreten konnte. Die zweite Intervention bestand in meiner spontanen Aufforderung, der Patient möge sich in eine (auf seiner Lebensgeschichte und dem bisherigen Verlauf seiner Analyse basierende) Geschichte über eine sexuelle Belästigung hineinversetzen, in der ich als eine dritte Präsenz Zeugnis ablegte und ihn sowohl durch Bereitstellen einer Sprache als auch durch Mitgefühl unterstützte. Beide Interventionen wirkten sich offenbar recht positiv auf den Fortschritt der Analyse aus. Meine spontanen Reaktionen auf die nahezu psychotische Angst des Patienten und auf sein Gefühl, eine psychische Desintegration stehe unmittelbar bevor, scheinen einen Prozess gefördert zu haben, in dessen Verlauf sein Gefühl der Lebendigkeit gestärkt wurde, indem er gleichzeitig einen vom Geist durchdrungenen Körper (*minded body*)[2] und einen verkörperten Geist *(bodied mind)* erlebte.

[2] Ich möchte Frau Dr. Gloria Burk für den Ausdruck *»minded body«* danken. Er erscheint mir nicht nur deshalb sehr passend, weil er den Geist als einen Aspekt des Körpers darstellt, sondern auch wegen der Art, wie er auf das Erleben des kleinen Kindes anspielt, das im positiven Fall das Gefühl hat, von seiner Mutter permanent gut behütet (*being »minded«* – körperlich und emotional umsorgt) zu werden.

7

Eine Elegie, ein Liebeslied und ein Schlaflied

Prosa stellt fest; Dichtung deutet nur an. Dichtung deutet an, weil das, *was* sie andeutet, nicht konstatiert werden kann. Deshalb wende ich mich in diesem und einigen anderen Kapiteln des vorliegenden Buches der Dichtung zu, denn ich möchte mir selbst und dem Leser einen Eindruck – und nicht mehr als das – vom Wesen wichtiger menschlicher Erlebnisse vermitteln. Der Eindruck von einem Wesenskern, den wir durch ein Gedicht – sofern es ein gutes ist – erlangen, ist nicht schon da (»im« Leser oder »im« Gedicht) und wartet nur darauf, ins Licht gerückt zu werden, sondern wird jedes Mal neu geschaffen, nicht nur im Medium der Worte, sondern, was ebenso wichtig ist, im Medium der Worte eines anderen Menschen. Und dieses Erlebnis, von einem anderen Menschen »gesprochen« zu werden, so wie man selbst diesen Anderen »spricht«, ist ein wichtiger Teil dessen, was an Dichtung außergewöhnlich und überraschend und beunruhigend ist. Wir werden auf eine Weise gekannt, wie wir uns bisher selbst nicht kannten; wir waren nicht so völlig wir selbst, wie wir es werden, indem wir ein Gedicht erleben und indem das Gedicht uns erlebt. Ähnlich lesen in der analytischen Beziehung Patient und Analytiker einander als Individuen und werden vom Unbewussten des anderen gelesen. Wenn die Analyse einen guten Verlauf nimmt, werden so beide Beteiligten auf eine Weise gekannt, wie sie sich selbst bisher nicht kannten – weil sie vorher noch nie in einem so umfassenden Sinne sie selbst waren.

Ich habe in diesem Buch versucht, mit Hilfe der Metapher der Gespräche im Zwischenreich des Träumens – neben vielen anderen Dingen – einen Eindruck davon zu vermitteln, wie bewusste und unbewusste Empfindungen die Sprache formen und wie die Sprache die Empfindungen formt. In diesem Kapitel werde ich einen Strang jener Gespräche aufgreifen, die Erlebnisse des Trauerns betreffen, so wie sie auf eine unverbrauchte, feinfühlige und unerwartete Weise in »Clearances« (dt.: »Lichtungen«) zum Ausdruck gelangen, einem Gedicht, das Seamus Heaney (1987/1990) kurz nach dem Tod seiner Mutter schrieb und ihr widmete. Ich werde versuchen, tief in das Gedicht einzutauchen und zuzulassen, dass es tief in mich eintaucht – was bedeutet, sich auf eine Vielfalt nebeneinander existierender Formen von Liebe einzulassen, die ein Erlebnis der Trauer formen.

Ein geteiltes Leben

Bevor wir uns »Clearances« zuwenden, einem Gedicht, das nach meiner Auffassung gleichzeitig eine Elegie, ein Liebeslied und ein Schlaflied ist, möchte ich kurz auf Heaneys Leben eingehen, um es als Kontext für die Vertiefung in sein Gedicht nutzen zu können. Wie für die meisten lebenden Autoren ist auch für Heaney ein Bericht über sein Leben in erster Linie der Bericht eines Autors darüber, wie er sein Leben erzählt wissen möchte. Keinem Biografen ist es bisher gelungen, eine Perspektive zu entwickeln, die Heaneys eigenen Äußerungen über die wichtigen Ereignisse und Strömungen in seinem Leben etwas wirklich Bereicherndes hinzufügen würde. Zum Glück wird dieses Manko zumindest teilweise durch die drei außergewöhnlichen Sammlungen von Heaneys Essays über Dichtung und über seine Entwicklung als Dichter ausgeglichen, die er im Laufe der letzten zwanzig Jahre (1980b, 1988a, 1995) geschrieben und veröffentlicht hat.

Nach seiner eigenen Beschreibung lebte Heaney von Anfang seines Lebens an in einem »Zwischenraum« *(»space between«)*. Er wurde 1939 in Mossbawn geboren, auf einem kleinen Familiengehöft am Rande von Londonderry in Nordirland, dessen Bewohner ständig um das Überleben kämpften.

> Von Anfang an war ich sehr grenzbewusst. Da gab es einen Drän oder Bach, den Sluggan Drain, eine alte Grenzlinie, die sehr nah an unserem Haus verlief. Sie trennte das Townland von Tamniarirn vom Townland von Anahorish, und diese beiden Sprengel gehörten zu unterschiedlichen Pfarrbezirken (...) die wiederum unterschiedlichen Diözesen angehören. (...) Ich ging ständig hin und her. [Heaney besuchte in einem Pfarrbezirk eine katholische Schule und in einem anderen den Katechismusunterricht.] Ich kam mir immer ein wenig fehl am Platze vor; zwischen Dingen zu sein war für mich von Anfang an eine Art Grundzustand. (Heaney, zitiert von Corcoran 1986, S. 13)

»Dazwischen sein« mag für Heaney auch in seiner Familie »eine Art Grundzustand« gewesen sein. Die Mutterrolle war für ihn und seine acht jüngeren Brüder und Schwestern zwischen zwei Frauen aufgeteilt: Heaneys leiblicher Mutter, Mary Kathleen, und seiner Tante Mary. Es ist kaum verwunderlich, dass Heaney, der als Ältester die Geburt von acht Geschwistern miterlebte, sich immer »ein wenig fehl am Platze«[1] fühlte.

Nicht seine Mutter, sondern seine Tante Mary bezeichnete Heaney in einem Interview als »das liebevolle Zentrum [der Familie]. Damit will ich keineswegs sagen [protestiert Heaney], dass meine Mutter distanziert war; sie hatte einfach ständig so viel Arbeit mit ihren Kindern; Marys Aufgabe hingegen war fast immer, gütig zu sein. In mancher Hinsicht war sie das Herz des Hauses« (Heaney, zitiert in Corcoran 1986, S. 12).

Der folgende niedergeschriebene Bericht vermittelt einen gewissen Eindruck von Heaneys Leben zwischen den Dingen.

> All children want to crouch in their secret nests. I loved the fork of a beech tree at the head of our lane, the close thicket of a boxwood hedge in the front of the house, the soft, collapsing pile of hay in a back corner of the byre; but especially I spent time in the throat of an old willow tree at the end of the farmyard. It was a hollow tree, with gnarled, spreading roots, a soft, perishing bark and a pithy inside. Its mouth was like the fat and solid opening in a horse's collar, und, once you squeezed in through it, you were at the heart of a different life, looking out on the familiar yard as if it were suddenly behind a pane of strangeness. (Heaney 1978, S. 17–18)

> Alle Kinder möchten sich in ihre geheimen Nester kauern. Mir gefiel die Gabelung einer Buche am Kopf unseres Wegs, das dichte Dickicht einer Buchsbaumhecke vor dem Haus, der weiche, nachgiebige Heuhaufen hinten im

[1] Mir sind nur zwei Gedichte aus Heaneys ziemlich umfangreichem Werk bekannt, die sich eingehender mit seinen Erlebnissen mit Geschwistern befassen. In einem von diesen, dem sehr frühen Gedicht »Mid-Term Break« (1966a; dt.: »Schulfrei«), schildert der Autor, wie er die Totenwache und die Trauerzeremonie für einen wesentlich jüngeren Bruder, Christopher erlebte, der bei einem Autounfall ums Leben gekommen war. Das Gedicht wird mit einer merkwürdig distanzierten Stimme gesprochen: *»No gaudy scars, the bumper knocked him clear. / A four-foot box, a foot for every year«* (Heaney 1966/1995, S. 11; dt.: »Sonst unversehrt: Das Auto traf nur da. / Vier Fuß, die Kiste, ein Fuß für jedes Jahr«, S. 10). Das andere Gedicht, in dem es um einen von Heaneys Brüdern geht, ist »Keeping Going« (1996/1998), ein etwas von Schuldgefühlen geprägter Tribut an seinen epileptischen Bruder Hugh, der bis ins Erwachsenenalter auf dem elterlichen Hof blieb: *»My dear brother, you have good stamina. / You stay on where it happens«* (S. 377; dt.: »Mein lieber Bruder, du hast Stehvermögen. / Du bleibst dort, wo's passiert«, S. 29).

> Kuhstall; aber ganz besonders gern hielt ich mich im Schlund einer alten Weide am Ende des Hofs unserer Farm auf. Dies war ein hohler Baum mit knorrigen, weit auslaufenden Wurzeln, einer weichen, absterbenden Borke und einem markreichen Inneren. Sein Mund glich der breiten Öffnung im Kummet [Geschirrbügel] eines Pferdes, und wenn man sich erst einmal hindurchgezwängt hatte, war man mitten in einem anderen Leben und schaute in den vertrauten Hof, als befände er sich plötzlich hinter eine trennenden Scheibe, die ihn fremdartig erscheinen ließ.

In diesen wenigen Zeilen aus »Mossbawn« (1978), einem Text, der es verdient, *Prosagedicht* genannt zu werden, geschieht erstaunlich viel. Zwischen den großen Ästen in der Gabelung eines Buchenstammes findet/erschafft Heaney eine Quelle, ein geheimes Nest, das gleichzeitig ein gänzlich physischer Ort und ein Ort im Geiste (»am Kopf« – *»at the head«*) ist. Praktisch jedes Wort in dieser Passage erfüllt einen doppelten Zweck, als befände es sich in einem Schwebezustand zwischen Physischem und Imaginärem; Worte sind gleichzeitig Symbole und Dinge mit physischer Substanz. *»Crouch«* (»kauern«) beispielsweise ist sowohl ein Symbol als auch ein reiner Klang, verdichtet, als sei das Wort in einen engen Raum gepresst; *»thicket«*, *»throat«* und *»pithy«* sind schwer von sperrigen Vokalen, eng um Konsonanten gepackt, die tief innen verborgen liegen; die »O«-Klänge in *»opening«*, *»horse's«* und *»collar«* verkörpern, wenn wir sie aussprechen, die physische Empfindung, die entsteht, wenn sich unser Mund zum Hohlraum der Kehle hin öffnet. In dieser Passage kommen die Klänge einer Welt und die Klänge von Worten gleichzeitig tief innen aus der Höhlung im Stamm eines Baums, aus der Kehle des Lesers und aus den Kehlen der Vorfahren Heaneys. Dies sind »gutturale« (kehlige) Klänge (Heaney 1979b, S. 155) mit knorrigen, weit in den Boden und in die Geschichte hineinreichenden Wurzeln; außerdem sind sie Teil der erregenden, geheimnisvollen und beängstigenden Unmittelbarkeit der persönlichen, physischen und imaginativen Gegenwärtigkeit von Heaneys Kindheit.

Heaneys Leben als Jugendlicher wurde noch disparater und entfremdeter, als die Regierung ihm ein Stipendium für den Besuch eines privaten katholischen Internats anbot. Er erinnert sich, dass er als Student der Queens University in Belfast »schlicht und einfach bestürzt« war, als der Chairman der Abteilung für Anglistik ihm empfahl, seine Studien in

Oxford abzuschließen. »Mein Vater und meine Mutter hatten absolut keine Vorstellung davon [was diese Empfehlung bedeutete]. Sie hätten mich zwar nicht davon abgehalten, das sage ich nicht [Heaney spricht oft über Dinge, die er *nicht* sagt], doch die Welt, in der ich mich bewegte, hatte aus ihrer Perspektive keinerlei Richtung; die Kompassnadel *wackelte* einfach nur« (Heaney, zitiert in Corcoran 1986, S. 19). Als dem ältesten Sohn einer katholischen irischen Bauernfamilie, die in Nordirland lebte, hätte man von ihm erwartet, dass er Bauer würde (wie sein Vater und der Vater seines Vaters) oder vielleicht Priester. Seinen Wechsel vom ländlichen Leben zum Leben eines Schriftstellers und Dichters empfand er (und seinen Eltern ging es vermutlich genauso [Foster 1989]) als einen Akt nicht nur des Ausdrucks von Unabhängigkeit, sondern auch als den freiwilligen Gang in ein selbstgewähltes Exil.

Nach seinem Abschlussexamen an der Queens University befand Heaney sich in einem Zustand völliger Verwirrung und Verunsicherung. Er litt unter einem schweren Loyalitätskonflikt: Einerseits fühlte er sich seiner Familie und der katholischen irischen Minderheit in Nordirland verpflichtet. »Ich nehme an ... es bestand eine *gewisse* Erwartung, dass ich [auf dem Bauernhof] arbeiten würde ... um der Heimat etwas zurückzugeben, verstehen Sie« (Heaney, zitiert in Corcoran 1986, S. 19). Andererseits hatte das Studium an der Universität seine Augen und Ohren für den unermesslichen Reichtum des literarischen Erbes der englischen Sprache geöffnet. Und er hatte nicht vor, dieses Erbteil auszuschlagen. Vielmehr hatte er schon als schüchterner Student begonnen, dieser Tradition seine eigene Stimme hinzuzufügen, indem er in der Literaturzeitschrift der Universität einige Gedichte veröffentlichte. Zehn Jahre später, anlässlich eines Rückblicks auf diese Phase seines Lebens, teilte er mit: »Wenn man so will, wurde ich durch das Zusammentreffen meiner Wurzeln und meiner Lektüre zum Dichter« (Heaney 1972, S. 37).

Heaneys erste Gedichtesammlung (1966), *Death of a Naturalist* (dt.: »Tod eines Naturforschers«), wurde von renommierten englischen Literaturkritikern und Rezensenten großer irischer Zeitungen begeistert aufgenommen. In dieser Phase, in der in Nordirland die Gewalttätigkeit immer stärker eskalierte, war Heaney auch in der Bürgerrechtsbewegung aktiv.

Verschiedene persönliche und politische Kräfte, die 1972 in Heaneys Leben zusammenwirkten, beeinflussten ihn in den folgenden Jahrzehnten zutiefst. Am 30. Januar, dem Tag, der später »Bloody Sunday«

genannt wurde, erreichte die Gewalt (genannt »The Troubles«) in Nordirland eine neue Intensität, als britische Fallschirmjäger in Londonderry dreizehn unbewaffnete katholische irische Teilnehmer eines Bürgerrechtsmarschs töteten. Drei Monate später gab Heaney seine Stellung in der anglistischen Abteilung der Queens University in Belfast auf und zog mit seiner Familie in das Cottage eines Freundes, das in einem winzigen Dorf im County Wicklow in der Republik Irland (etwa fünfzig Meilen von Dublin entfernt) lag. Mittlerweile war Heaney sowohl in Nordirland als auch in der Irischen Republik als Dichter bekannt und zu einer wichtigen Persönlichkeit geworden. Die nordirische Zeitung *The Protestant Telegraph* meldete offensichtlich erfreut den Umzug des »bekannten papistischen Propagandisten [in] seine spirituelle Heimat in der papistischen Republik« (Corcoran 1986, S. 31). Heaneys Ankunft in der Republik Irland wurde in einem Leitartikel der in Dublin erscheinenden *Irish Times* unter der Überschrift »Dichter aus Ulster zieht in den Süden« gefeiert (ebd., S. 31).

Die Äußerungen Heaneys in seinen eigenen Texten sowie in Interviews über die Jahre, die seinem Umzug in die Republik Irland folgten, wirken merkwürdig distanziert, wenn man bedenkt, dass diese Entscheidung ihm großen Schmerz bereitet haben muss. Im Jahre 1979 erklärte er in einem Interview, er habe das Gefühl gehabt, er »kompromittier[e] einen Teil von sich«, wenn er nach dem Bloody Sunday aufgrund des »Drucks [der herrschenden Protestanten] ›gegen‹ eine Betrachtung dieses Augenblicks als »besonders wichtig« im Norden geblieben wäre. – »Für die Unionisten sah es wie ein Verrat an der Sache des Nordens aus« (Heaney, zitiert in Corcoran 1986, S. 32). Hier wirken Heaneys Gedanken und seine Stimme etwas unnatürlich und defensiv.

Die Gedichte, die er unmittelbar nach seinem Umzug in die Republik geschrieben hat, spiegeln eine tiefe Ambivalenz bezüglich seiner Entscheidung, wobei auch Gefühle wie das, sich treulos verhalten zu haben, und das, die unwiederbringliche Chance der Teilhabe an einem wichtigen Augenblick der Geschichte verstreichen lassen zu haben, eine Rolle spielten. Die Gedichte dieser Phase charakterisiert eine zutiefst persönliche, wenn auch keine bekennende Stimme. In »Exposure« (1975/1984 sowie 1975/1996) fragt der Sprecher sich: »Wie bin ich dahingekommen?« (Heaney 1975/1984, S. 237). Seine Antwort auf diese Frage ist komplex und in sich ein Akt der (Selbst-)Aussetzung:

I am neither internee nor informer;
An inner émigré, grown long-haired
And thoughtful; a wood kerne

Escaped from the massacre,
Taking protective colouring
From bole and bark, feeling
Every wind that blows; (S. 136)

Ich bin weder Gefangener noch Spitzel;
Ein innerer Emigrant, langhaarig
Und gedankenvoll; ein hölzerner Bauernlümmel,

Der dem Massaker entkam,
Tarnfarbe annimmt
Von Baum und Borke
Und jeden Windhauch spürt;

(Heaney 1975/1996, S. 121)

Es wäre ein schwerwiegender Irrtum, Heaney als einen Dichter des politischen Protests zu verstehen oder auch nur als einen, der hauptsächlich von Selbstzweifeln bezüglich seiner Rolle in der irischen Politik getrieben wird. Niemandem war klarer als ihm, dass eine Dichtung des politischen Protests leicht zu einer verkleideten Form rhetorischer Prosa werden kann. In seiner Reaktion auf die *bog people* [Moorleichen] – die teilweise konservierten jahrhundertealten Leichen in den irischen und skandinavischen Torfmooren – fand er einen psychischen Ort, von dem aus es ihm möglich war, Gedichte zu schreiben, die sich mit der Menschlichkeit des Mörders wie des Ermordeten befassen. Viele der *bog people* waren in religiösen Opferzeremonien getötet worden.

Zur Frage der Beziehung der Dichtung zu der Welt, in der sie geschrieben wird, kehrt Heaney immer wieder zurück, als wäre er mit seinen Äußerungen zu diesem Thema nie zufrieden. In seinem Essay »The Government of the Tongue« (1986/1992) schreibt er, dass Dichtung die absoluten Gegebenheiten, die allgemein als gültig anerkannte Wirklichkeit sprengt; sie ist

> (...) ein Bruch mit dem gewohnten Leben, aber keine Flucht vor ihm. Dichtung (...) markiert die Zeit in jedem möglichen Sinn dieses Satzes. (...) sie beabsichtigt nicht, instrumental oder effektiv zu sein. Stattdessen erzwingt Dichtung in der schmalen Lücke zwischen dem, was geschehen wird und was immer wir zu geschehen uns wünschen, die Aufmerksamkeit für einen Raum; sie wirkt nicht als Ablenkung, sondern als reine Konzentration, ein Brennpunkt, in dem unsere Konzentrationskraft sich zurückkonzentriert auf uns selber.
>
> (Heaney 1986/1992, S. 144)

Im Jahre 1976 zogen Heaney und seine Frau Marie mit ihren drei Kindern von County Wicklow nach Dublin, wo sie seither leben. Inzwischen hat er für sein dichterisches Werk verschiedene Preise erhalten und ist zu Gastprofessuren in Oxford und Harvard berufen worden. 1995 schließlich erhielt er den Nobel-Preis für Literatur.

In Memoriam M. K. H., 1911–1984

»Clearances« (»Lichtungen«), geschrieben im Jahre 1984, dem Todesjahr von Heaneys Mutter, besteht aus einer Widmung, einem Epigraphengedicht und acht Sonetten. Es hat den Charakter einer Collage aus voneinander unabhängigen Erlebnissen des Dichters mit seiner Mutter, die einander allesamt rahmen und zueinander sprechen. Das Gedicht bewegt sich zeitlich nicht eindeutig vorwärts, sondern entspricht in seinen Bewegungen dem Vor und Zurück des Erlebnisses, im Trauern zum Leben zu erwachen, was, sofern und insoweit das Gedicht dies leistet, beim Schreiben und Lesen der Zeilen geschieht.

Die lateinische Widmung »*In memoriam* M. H. K., 1911–1984« lässt auf sehr konzentrierte Weise einen Ton tiefen Respekts und trauriger Ironie anklingen, der in allen neun Gedichten des Zyklus »Clearances« resoniert. Latein ist die Sprache des Gelehrten Heaney, des Professors, des Dichters, des Menschen, der Sprache und Etymologie liebt, der im lateinischen Wort *memoriam* das französische Wort *mémoire* (»Gedenken« und »erinnern«) zu hören vermag. Diese Welt versteht M. K. H. nicht im Geringsten. Latein ist aber auch die Welt von M. K. H.s irischem Katholizismus, die Sprache der Messe und der »Sterbegebete« (Heaney, *Hagebuttenlaterne*, »Lichtungen«, Sonett III, S. 61), des religiösen Glaubens und des Aberglaubens (Sonett VI), der tiefen sozialen Bindungen und der gewaltsamen Teilung (Sonett I). Heaney fühlte sich M. K. H.s Welt des Lateins immer weniger zugehörig, er konnte sie aber auch nie völlig verlassen (und wollte dies wohl auch nicht).

Im Epigraphengedicht geht es um eine einzige, fein gezeichnete Metapher, in der das Erlernen der geheimnisvollen Kunst des Zerbrechens von Kohleblöcken unausgesprochen mit dem Erlernen der Kunst des Lesens und Schreibens von Gedichten verglichen wird:

She taught me what her uncle once taught her:
How easily the biggest coal block split
If you got the grain and hammer angled right.

The sound of that relaxed alluring blow,
Its co-opted and obliterated echo,
Taught me to hit, taught me to loosen,

Taught me between the hammer and the block
To face the music. Teach me now to listen,
To strike it rich behind the linear black.

Sie lehrte mich, was ihr Onkel sie einst lehrte:
Wie leicht der größte Kohleblock zerbrach,
Wenn nur das Korn richtig zum Hammer lag.

Dieser entspannte zauberische Knall,
Sein kooptierter und verdeckter Nachhall
Lehrten mich zu schlagen, loszulassen,

Lehrten mich, zwischen dem Hammer und dem Block, mich
der Musik zu stellen. Lehren mich jetzt zu lauschen,
Den Kern zu treffen hinter schwarzem Strich.[i]

---

[i] Bei den Gedichten Heaneys wurden in einigen Fällen im Text interpretierte Passagen für diesen speziellen Zweck parallel zur publizierten und in diesem Buch wiedergegebenen deutschen Version neu übersetzt, ohne dass dies ausdrücklich markiert wurde.

Ein Gutteil der Prägnanz dieses Gedichts liegt in der Kluft zwischen dem, was M. K. H. zu lehren glaubte – allerdings wäre sie wahrscheinlich nie auf den Gedanken gekommen, sie würde etwas lehren –, und der ungeheuren Wichtigkeit ihrer »Lektionen« für Heaney den Jungen, den Mann und den Dichter.

In der ersten Strophe tritt M. K. H., ohne sich darüber im Klaren zu sein, als Übermittlerin des angesammelten Wissen vieler Generationen auf. Sie lehrt ein sensorisches und sinnliches Etwas, das man in der Musik der Sprache spüren kann. Die Zeilen haben einen wundervoll sanften Schwung, und gleichzeitig sind sie von einer gewissen Derbheit, denn die beiden ersten Zeilen enden jeweils mit drei unmittelbar aufeinander folgenden betonten Wörtern: *»once taught her«* und *»coal block split«*. Die Worte des Gedichts werden durch Stabreime und durch die Wiederholung bestimmter Klänge auf lebendige Weise miteinander verbunden: *»biggest coal block«*, *»get the grain«*, *»taught me/taught her«* und dergleichen. Wir spüren das Fingerspitzengefühl des Dichters: eine Straffheit (engl.: *tautness*) der Technik (das Wortspiel mit *»taught«* ist zweifellos beabsichtigt), die zu Tage tritt, wenn er Rhythmus und Klang und Bedeutung und Syntax »in den richtigen Winkel zueinander bringt« (engl.: *»angled right«*).

Im Zentrum von alldem steht der Vergleich des Korns eines Kohleblocks (entstanden durch die Ablagerung der Überreste von Menschen, Tieren und Pflanzen, die vor vielen Jahrtausenden lebten) mit dem »Korn« (bzw. der Natur) der Sprache (das bzw. die ebenfalls auf der jahrtausendelange Aufeinanderschichtung der lebendigen Klänge und Strukturen gesprochener Wörter und Sätze beruht). Am Ende der ersten Strophe wird das »Geheimnis« des Vergleichs zwischen dem Korn der Kohle und dem »Korn« der Sprache spielerisch »verraten«, denn die Worte *»grain and hammer«* flüstern *»grammar«* (»Grammatik«). Das Vergnügen, die Freude und der Humor, die in der Sprache liegen (bzw. darin entstehen können), sind der Puls dieser Elegie. Eine der großen Leistungen von »Clearances« besteht darin, zu zeigen, dass der Schmerz der Trauer sich durchaus mit der Freude an der Sprache, mit deren Hilfe ersterer übermittelt/erzeugt wird, vereinbaren lässt. Tatsächlich sind diese beiden Erlebnisse – das Spielerische der Worte und die Trauer angesichts des Verlusts – in diesem Gedicht untrennbar miteinander verbunden.

Die Bewegung von der ersten zur zweiten Strophe fühlt sich an, als würde man sich durch Schichten der Historie und Schichten der Sprache und Schichten von Gefühlen bewegen. Die erste Strophe ist »randvoll« mit dichten einsilbigen angelsächsischen Wörtern für alltägliche materielle Dinge und Handlungen: *»taught«*, *»hit«*, *»got«*, *»biggest«*, *»coal«*, *»block«*, *»split«*, *»grain«*, *»hammer«*, *»angled«*, *»right«*. Erst in der zweiten Strophe hören wir den Klang einer anderen Schicht der gesprochenen Sprache: die weniger festen, fließenderen, aus dem Lateinischen stammenden Wörter – *»relaxed«*, *»co-opted«* und *»obliterate«* – die gleichzeitig auf den Prozess (im Gegensatz zur Stofflichkeit) verweisen und dessen Klang und Atmosphäre haben. Die Bewegung von der ersten zur zweiten Strophe führt von der Berührung und Struktur von M. K. H.s Händen und Stimme zu einem Ort, der einen Schritt weit entfernt liegt. Die ersten beiden Zeilen der zweiten Strophe enthalten überwiegend Worte und Bedeutungen, die ich ebenso wie (meiner Vermutung nach) M. K. H. als schwierig, unverständlich und verwirrend empfinde: Was ist ein »entspannter zauberischer Hieb« *(»relaxed alluring blow«)* oder ein »kooptierter und verdeckter Nachhall« *(»coopted and obliterated echo«)*? Die Stimme ist eine literarische, eine Stimme des Geistes, keine »gutturale« Stimme der Kehle und der Hände und der Arme und des Bauches (engl.: *»got«/gut*). Ich bin versucht, diesen Zeilen bestimmte Bedeutungen zuzuschreiben. Beispielsweise könnte man das Wort *»co-opted«* (das sowohl bedeutet, dass man [nachträglich] zur Mitgliedschaft erwählt wurde, als auch, dass man etwas von dem für diesen Gegenstand vorgesehenen Ort weggenommen [»nachträglich aufgegriffen = »vereinnahmt«] hat) als Ausdruck von Heaneys Gefühl verstehen, dass er durch das Schreiben seiner Gedichte (dieses Gedichts) die Sprache, die seine Mutter ihn einmal gelehrt hat, »ko-optiert« (in beiden Bedeutungen des Wortes). Dadurch konserviert er ihre Sprache einerseits, denn er sichert dieser die Zugehörigkeit zur englischen Literatur; doch gleichzeitig entwurzelt er sie damit und transportiert sie in sein (jetzt »entferntes«) Leben, das dem Schreiben von Gedichten gewidmet ist, und er »obliteriert« (verödet) sogar das Echo des Klangs ihrer Worte und Sätze. Vielleicht ist an dieser Deutung etwas Wahres, doch sie den Zeilen des Gedichts aufzubürden empfinde ich so, als würde ich selbst ihren Klang veröden. Ich ziehe es vor, diese einfach in Ruhe zu lassen.

In den letzten beiden Zeilen der zweiten Strophe und in der dritten Strophe nimmt die Stimme des Sprechers erneut einen anderen Klang an (der nicht an die Stelle der übrigen tritt, sondern sie ergänzt). Diese

Stimme erwacht auf neuartige Weise zum Leben, während M. K. H.s Stimme (oder das, was ich dafür halte) in die Stimme von Heaney eingeht und sich wieder daraus entfernt. Die Formulierungen *»to face the music«* (»mich der Musik zu stellen«) und *»to strike it rich«* (»den Kern zu treffen«) befinden sich jeweils am Anfang der Zeilen 8 und 9, als sollte deren Verwandtschaft hervorgehoben werden. Diese Formulierungen könnten unter anderen Umständen wie betäubende Klischees erscheinen; hier jedoch werden sie neu geschaffen, weil das Gedicht ihrer ursprünglichen, wörtlichen Bedeutung lauscht. Der Ausdruck *»to face the music«* stammt aus dem Musiktheater; er bezieht sich auf den Mut, den ein Schauspieler/Sänger aufbringen muss, um über den Orchestergraben hinweg in das Publikum zu schauen und sein Lied zu singen. (Es fordert einem Sohn ein beträchtliches Maß an Mut ab, ein Gedicht zu schreiben, das versucht, der ganzen Komplexität dessen gerecht zu werden, wer seine Mutter für ihn war und ist und wie er es empfindet, sie zu vermissen.) Der Formulierung *»to strike it rich«* ist eine kindliche Lust und Unschuld eigen, und es handelt sich dabei um eine Bezugnahme auf das denkbar Beste, was passieren kann; gleichzeitig hat die Formulierung die Kraft einer Spitzhacke, die sich auf der Suche nach einer Goldader in Stein gräbt. Wenn unsere Zunge immer wieder gegen den Gaumen stößt, während wir die Worte *»taught«* (dreimal innerhalb von zwei Zeilen), *»to«* (viermal), *»hit«*, *»between«*, *»teach«* und *»strike«* sprechen, spüren wir in unserem Mund das Einhacken auf den Stein. Das Gefühl, das diese Worte in unserem Mund erzeugen, hat Anklänge an das »grobe Korn« des Alltags einer Mutter von neun Kindern, die auf einer kleinen, verarmten Farm im County Derry lebt und arbeitet.

Insbesondere der Ausdruck *»to strike it rich«*, ob er nun von Heaney oder von seiner Mutter stammt, wird durch die unmittelbar folgenden letzten Worte des Gedichts, *»behind the linear black«*, deutlich hervorgehoben. Diese Formulierung stammt ohne jeden Zweifel von Heaney. M. K. H. hätte niemals eine so »poetische«, literarische Formulierung benutzt. (*»You know all them things«* [»du weißt ja sowas«] erklärt sie im Sonett IV.) Die Formulierung *»behind the linear black«* verweist unauffällig nicht nur auf das Korn des Kohleblocks und das »Korn« der Sprache, sondern auch auf das Schwarz der Tinte, mit der die Zeilen des Gedichts auf das Papier geschrieben sind, und auf die schwarze Linie der schwarz gekleideten Trauernden, die beim Leichenzug dem Sarg folgen.

Heaney gelingt es in diesem Gedicht fast, die Kluft zwischen seinem Leben als Dichter und dem Leben seiner Mutter zu überbrücken, denn er versucht, den Klang seiner Gefühle in den »richtigen Winkel« zum »Korn der Sprache« zu bringen. Doch dieser Überbrückungsversuch ist nicht ganz ernst gemeint – es ist letztendlich gar nicht möglich, diese Kluft zu überbrücken, deshalb sollte man es auch nicht versuchen. Der Raum zwischen Heaney und M. K. H. ist ein freier Raum, »vollkommen leer, vollkommen eine Quelle« (Heaney 1987/1990, S. 71 – *»utterly empty, utterly a source«*, Sonett VIII).

Als sei gar nichts geschehen

Ich werde mich nun eingehend mit dem fünften der acht Sonette von »Clearances« beschäftigen – demjenigen, das mir am besten gefällt, einem Gedicht mit einer ungewöhnlichen Bandbreite und Tiefe des Gefühls.

The cool that came off sheets just off the line
Made me think the damp must still be in them
But when I took my corners of the linen
And pulled against her, first straight down the hem
And then diagonally, then flapped and shook
The fabric like a sail in a cross-wind,
They made a dried-out undulating thwack.
So we'd stretch and fold and end up hand to hand
For a split second as if nothing had happened
For nothing had that had not always happened
Beforehand, day by day, just touch and go,
Coming close again by holding back
In moves where I was X and she was O
Inscribed in sheets she'd sewn from ripped-out flour sacks.

Die Frische von frisch abgenommenen Laken
Ließ mich erst glauben, sie seien noch etwas klamm,
Doch fasste ich dann das Stück an meinen Ecken,
Und zog von ihr weg, erst der Länge nach,

Dann diagonal, und schüttelte die Leinwand
Wie ein Segel, wenn der Wind sich plötzlich dreht,
Knallten sie flatternd, durch und durch getrocknet.
So spannten, falteten wir – Hand an Hand
Für einen Augenblick, als sei gar nichts geschehen,
Denn es war nur Alltägliches geschehen,
Schon längst Gehabtes: angerührt wegschrecken
Und, an sich haltend, dann auch wieder nah,
So, Zug um Zug, wo ich das X und sie das O war,
Gedruckt auf Laken aus aufgetrennten Mehlsäcken.

Dieses Sonett ist wie alle besonders überzeugenden Gedichte Heaneys in »irischer Sprache« geschrieben – nicht in Gälisch, sondern in einer Form des Englischen, die von den Klängen und Rhythmen des Gälischen wie auch vom Metaphernreichtum der gälischen Mythologie, Literatur und Alltagssprache gesättigt ist.[2] Deshalb wird man beim lauten Vorlesen von Heaneys Gedichten mit vielen jener Probleme konfrontiert, die beim lauten Rezitieren von Gedichten in jeder Fremdsprache auftreten, die der betreffende Leser zwar ein wenig kennt, aber nicht fließend spricht. Dies wird nur zu deutlich, wenn man Heaney beim Vorlesen seiner eigenen Gedichte zuhört – so etwa auf der Tonaufnahme von *Stepping Stones* (1988b). Beispielsweise werden die Worte und Wortbedeutungen im fünften Sonett, von Heaney rezitiert, auf weitaus interessantere Weisen mit ihrem Klang verbunden, als wenn ich dieses Gedicht vortrage. Von Heaney gesprochen, reimt sich das Wort *»cool«* in Zeile 1 mit dem in die Länge gezogenen *»pulled«* in Zeile 4 (das er fast wie *»pooled«* spricht), und dieses resoniert mit *»moves«* (Zeile 13) und *»sewn«* (Zeile 14). *»Sewn«* wird als zweisilbiges Wort mit einem Vokalklang ausgesprochen, der ein wenig *»soon«* ähnelt, das zum Vokalklang von *»un«* (gesprochen *»oon«*) in *»undulating«* (Zeile 7) führt, mit *»always«* (gesprochen *»ulways«*) in Zeile 10 verbunden ist, das wiederum in der nächsten Zeile durch die wunderschöne Serie von Vokalklängen *»just touch and go«* (ausgesprochen *»just tutch ind goo«*) aufgegriffen wird.

[2] In seiner Kindheit lernte Heaney wie alle irischen Kinder in der Schule Gälisch. Noch heute wird in Irland in allen Schuljahren Gälisch unterrichtet, doch lernen nur wenige, diese Sprache auch nur einigermaßen fließend zu lesen oder zu sprechen.

Der Rhythmus der »irischen Sprache« (so wie Heaney sie spricht und schreibt) ist unverwechselbar. Beispielsweise kann man die erste Zeile des Sonetts im Englischen mehr oder weniger in einem jambischen Rhythmus sprechen (da *dum*, da *dum*, da *dum*), der dem Rhythmus des Gehens ähnelt. Im Gälischen jedoch, und auch im heutigen Irisch, stechen (für das Ohr englischer Muttersprachler) immer wieder unerwartet akzentuierte Silben hervor (beispielsweise das Wort *»off«* in beiden Fällen seines Auftauchens in der ersten Zeile.) Dadurch entsteht der Eindruck, das Irische hüpfe unregelmäßig wie ein Stein, der über die Oberfläche eines Teichs streift, wohingegen das Englische häufig so wirkt, als ob es schlendern (und schlimmstenfalls schleppend trotten) würde.

Das fünfte Sonett ist das sinnlichste unter den Gedichten im Zyklus »Clearances«. Es lässt eine Welt entstehen, in der Empfindungen das Erleben bestimmen. Beispielsweise bezeichnen in den ersten beiden Zeilen die Adjektive *»cool«* und *»damp«*, die häufig andere Dinge beschreiben, in diesem Fall genau das, was sie ursprünglich bedeuten (»das Kühle« und »das Feuchte«). Ganz gewiss war Heaney sich darüber im Klaren, dass *»cool«* sich nicht nur auf Laken, sondern auch auf den Körper von Toten beziehen und *»damp«* auf die sexuelle Erregung einer Frau verweisen kann. Doch in Anbetracht der gesamten Atmosphäre des Gedichts würde nur ein »Raffzahn«, wie Ricks (1979, S. 98) es formuliert hat, diese Bedeutungen aufgreifen und ein Gedicht, das sich vor allem durch seine Feinfühligkeit auszeichnet, schwerfällig machen.

In der Sprache des Gedichts ist ständig etwas »im Gange«. Es ist geprägt von der stetigen rhythmischen Bewegung zweier Menschen, die Laken falten – jede Zeile geht in die nächste über, und jede wird nur am Ende ein wenig langsamer. Der Dichter, der die Sprache offensichtlich beherrscht, hat bei seiner Arbeit eine ebenso sichere Hand wie seine Mutter bei der ihren. Die »Ecken« des Gedichts (die Wörter am Zeilenende) werden durch die unechten, alternierenden Endreime *»line«* und *»linen«*, *»them«* und *»hem«*, *»shook«* und *»thwack«*, *»wind«* und *»hand«* usw. verbunden. Gleichzeitig erfolgt ein visuelles »Zusammenfalten« von Wörtern (Wörter, die nicht nur Symbole, sondern auch Dinge sind); beispielsweise schrumpft *»them«* zu *»hem«* und *»linen«* zu *»line«*.

Das Wort *»think«* (in der Passage *»Made me think the damp must still be in them«*) verweist unauffällig darauf, dass in dem Gedicht das Gegenteil von Denken geschieht: Es handelt sich dabei um ein Erlebnis wortlosen Fühlens

– um nichts als Empfinden, das ganz und gar Teil des nicht artikulierten gegenwärtigen Augenblicks und eigenartigerweise trotzdem ganz und gar im Medium der Worte geschaffen ist. Die Worte kreieren, wie aus sich selbst heraus und »ohne zu denken«, ihrer selbst nicht bewusste imaginative Metaphern. Metaphern kommen in diesem Gedicht so unbemerkt »von der Leine/Zeile« *(»off the line«)*, wie die gerade von der Wäscheleine genommenen Laken ihre Klammheit verlieren. (Wie schwerfällig das Gedicht doch in der Nacherzählung wirkt, in der die Zeilen *[lines]* durch die zusätzliche Last von Wörtern wie *»bed«* und *»clothes«* niedergedrückt werden.)

Ein wichtiger Aspekt dessen, was ich im ersten, sieben Zeilen umfassenden Satz als besonders lebendig empfinde, ist die Art, wie die Leichtigkeit und Gesittetheit der Zeremonie des Lakenfaltens (die sich im wohlgesitteten Reimschema und im jambischen Versmaß der würdevollen Sonettform spiegeln) durch das eine unscheinbare Wort *»her«* an Stelle des erwarteten Wortes *»hers« (»my corners« pulled against hers)* gestört wird. Das Wort *»her«* (ihr gefühlter Körper und ihr gefühltes Sein) ist unerwartet sinnlich (und gleichzeitig geheiligt), wie ein erster Kuss, in dem ebenso viel Zurückhaltung wie Loslassen zum Ausdruck kommt. Die Sinnlichkeit wird noch durch die Einfaltung des *»her«* in das verschwiegen erotische Wort *»hem«* (Saum) verstärkt, das janusköpfig sowohl auf die völlig bekannte Mutter, die Laken faltet, als auch auf die unergründliche verkörperte Weiblichkeit einer Mutter, die (Unter-)Röcke trägt, blickt.

Die zweite Hälfte des Gedichts wird mit einer anderen Stimme gesprochen:

So we'd stretch and fold and end up hand to hand
For a split second as if nothing had happened
For nothing had that had not always happened
Beforehand day by day, just touch and go,
Coming close again by holding back
In moves where I was X and she was O
Inscribed in sheets she'd sewn from ripped-out flour sacks.

Die hier deutlich werdende Veränderung der Stimme spiegelt teilweise die Tempoveränderung im zweiten Teil des Gedichts. Die Satzteile flattern wie Laken »im Seitenwind« (*»in a cross-wind«,* Zeile 6), auf der »Leine«/Zeile befestigt durch Konjunktionen, die den Eindruck einer schnellen

Vorwärtsbewegung erwecken: »*But when I took*«, »*and pulled*«, »*first*«, »*and then*«, »*then flapped and shook*«.

Das »*So*«, mit dem der zweite Satz des Gedichts beginnt (8. Zeile), ist weniger als Konjunktion oder als Ausdruck einer Folge zu verstehen, sondern eher als Pause im Fluss des Gedichts. »*So*« ist zwar nur eine einzige Silbe, aber eine recht lange, insbesondere verglichen mit der Schärfe des Wortes »*thwack*«, das dem »*So*« unmittelbar vorausgeht. Die Tempoverlangsamung erschließt einen stillen Raum zwischen den Worten. Das rhythmische Hin-und-Her von »*we'd strech and fold and end up*« fließt ganz natürlich in die sehr gewöhnlichen, scheinbar unvermeidlichen Worte »*hand to hand*«, die alles verändern, und endet mit ihnen! Die Spannung des Augenblicks knistert und lässt das Gedicht taumeln, geben und zurücknehmen:

> For a split second as if nothing had happend
> For nothing had that had not always happened
> Beforehand …

Keine Paraphrase vermag diese Zeilen adäquat wiederzugeben. Die Worte und Phrasen eines guten Gedichts (wie Frost [1936] gern sagte) »sprechen miteinander« (ebd., S. 427); doch hier ist es, als würden alle Stimmen gleichzeitig sprechen in der freudigen Erregung und der Schüchternheit der taumelnden, verwirrten und verwirrenden Gefühle des Empfindens nicht einfach nur von Liebe, sondern von Verliebtheit. In der Stimme des Sprechers spüren und hören wir sowohl die protestierende Stimme des Jungen als auch die Stimme des Mannes, der sich mitfühlend an die Sanftheit und Wildheit jenes Augenblicks erinnert, in dem »nichts geschehen war, denn es war nichts geschehen, das nicht immer geschah« *(»nothing had happend / For nothing had that had not always happened«)*.

Und gleichzeitig kann man hinter all dieser verwirrenden Bewegung des insgeheimen und doch offenkundigen Verliebtseins auch etwas viel Ruhigeres hören. An das Gewirr der »*nothing*« und »*always*« geheftet ist das Wort »*Beforehand*«, das ebenso wie das »*So*« drei Zeilen vorher das Gedicht verlangsamt und dadurch den Raum für den Klang des Wortes »*Beforehand*« schafft. Der durch »*Beforehand*« entstandene Raum ist ein Erlebnis, das dem Schreiben vorangeht *(»before hand«)*. Es ist »immer geschehen« *(»always happened«)* »vor den Händen«, als wir nur Haut und Arme und Beine und Wangen und Hintern und Brüste und Rücken waren – bevor wir Hände hatten, die schließlich Hand in Hand mit ihren Händen verweilen konnten. Diese Zeit vorher *(»beforehand«)* war eine Zeit vor den Worten, eine Zeit, in der wir in einem Zustand noch nicht artikulierten Fühlens lebten, im Gespräch der Laute, die ein Baby und seine Mutter erzeugen. Die der Musik dieser Laute eigene Schönheit ist nirgendwo besser hörbar als im sanft schwingenden Klang des Gedichts, das wie für sich selbst singt, ein Lied, das gleichzeitig ein Schlaflied und ein Liebeslied ist:

> Beforehand, day by day, just touch and go,
> Coming close again by holding back
> In moves where I was X and she was O
> Inscribed in sheets she'd sewn from ripped-out flour sacks.

Das Sprechen der beiden aufeinander folgenden Phrasen *»day by day, just touch and go«* bereitet ein wundervolles sinnliches Vergnügen, bei dem die Zunge für einen Sekundenbruchteil den Gaumen trifft – *»just touch and go«*. Bei diesem körperlichen Erlebnis verwischt der Unterschied zwischen dem Vergnügen eines Babys, das saugt und wohlig gluckst, und der freudigen Erregung und Lust eines Jungen, der zum ersten Mal verliebt ist, und beide gehen auseinander hervor. Und *»Coming close again while holding back«* in der folgenden Zeile spricht gleichzeitig vom amourösen Tanz des Jungen mit seiner Mutter und vom »Wiederzusammenkommen« *(»coming close again«)* von Baby und Mutter, wenn sie »[seinen] Rücken hält – bzw. [sich] zurückhält« *(»holding [his] back«)*.

In den letzten beiden Zeilen des Gedichts wird die Metapher des Spiels Tic-tac-toe mit der Metapher des Lakenfaltens verbunden. Wie das Gedicht ist auch dieses Spiel eine stark strukturierte Form des Spielens mit Buchstaben und Wörtern. Dabei entwickeln die Worte ein Eigenleben und sprechen für sich selbst – beispielsweise flüstert *»I was X and she was O«* in der Verschleifung von *»was«* und *»X«* das verbotene Wort *Sex*. (Dies erinnert mich daran, wie mein vierjähriger Sohn einmal aus dem Kindergarten nach Hause kam und errötend flüsterte, die Mädchen hätten »leotards« (enge Trikots) getragen – wobei er sich sicher war, dass ich die wahre Bedeutung des Wortes und die Notwendigkeit, es gemeinsam geheim zu halten, verstehen würde.)

Die letzte Zeile des Gedichts – *»Inscribed in sheets she'd sewn from ripped-out flour sacks«* – ist auf Grund der Komplexität der Gefühle, die sie vermittelt/erzeugt, bemerkenswert. In der ersten Hälfte der Zeile entsteht durch die Folge von »S«- und »N«-Klängen in Wortgruppierungen von paralleler Struktur eine spielerische und musikalische Atmosphäre: *»Inscribed in sheets she'd sewn«*. Doch der schwere jambische Rhythmus der Zeile – da *dum*, da *dum*, da *dum* –, der an ein Kinderlied erinnert, verwandelt sich in der zweiten Hälfte in eine Kadenz, die dem Klang der normalen Sprechweise eines Erwachsenen näher kommt: *»from ripped-out flour sacks«*. Es ist, als würde der Bezugspunkt des Jungen, der mit seiner Mutter zusammen ist (oder genauer gesagt mit ihr zu sein beginnt) in den Bezugspunkt des Mannes verwandelt, der seine Mutter und sich selbst aus großer zeitlicher und räumlicher Distanz sieht.

Während die vorherrschende Bewegung des Gedichts bis zur letzten Zeile vom Realen zum Metaphorischen verlief – von der Wäscheleine zur Gedichtzeile –, verändert der Gezeitenstrom in der letzten Zeile seine Richtung und bewegt sich kraftvoll vom Metaphorischen zum Realen. Die Laken *(»sheets«)* auf der Leine wurden vom Dichter in der ersten Zeile des Gedichts in die Seiten eines Buches mit einem Zyklus von Gedichten verwandelt. Die Laken in der letzten Zeile des Gedichts geben sich für clevere Wortspielereien nicht mehr her. Die Laken sind nun Laken, einfache Bettlaken, die die Mutter »aus aufgetrennten Mehlsäcken genäht hat« *(»she'd sewn from ripped-out flour sacks«)*. Das Wort *»ripped-out«* erzeugt durch die Dichte und Schärfe seiner Konsonanten und durch die Komprimierung von zwei Wörtern zu einem die Kraft (oder sogar Gewalt) der Trauergefühle des Sprechers, die sich in dieser Zeile mit dem Erlebnis befassen, dass etwas (oder jemand) aus ihm herausgerissen wird.

Es ist, als würde Heaneys Erleben der vollen Realität von M. K. H. bis zur letzten Zeile des Gedichts aufgeschoben – oder wäre vielleicht vorher nicht möglich gewesen. In der letzten Phrase ist eine ungeheuer tiefe Traurigkeit, Liebe und Bewunderung zu spüren, und »M. K. H., 1911–1984« wird dort als eine Person erlebt, die »nicht im Vers ist« (*»not found in verse«* – Borges 1960b/1982c [»Der andere Tiger«], S. 100): Heaneys Mutter, die Mutter von neun Kindern (von denen eines tot ist), versucht, mit Bettlaken zurechtzukommen, die »sie aus aufgetrennten Mehlsäcken genäht hat« *(»she'd sewn from ripped-out flour sacks«)*.

Doch diese Elegie, die gleichzeitig auch Liebeslied und Schlaflied ist, gibt sich nicht damit zufrieden, in einem bestimmten Gefühlsstrang zur Ruhe zu kommen. Es gelingt Heaney, am Ende des Sonetts mit Worten das Äquivalent eines musikalischen Akkords zu erzeugen. »*Flour*«, der Nahrungsstoff, ist gleichzeitig und bei gleichem Klang das wesentlich leichtere und vergänglichere Wort »*Flower*«. Ebenso hat auch Trauer viele Facetten: Sie ist der Stoff der »Gebete für die Sterbenden«, der Zeremonie der Totenmesse, der schwarzen Linie des Leichenzugs, der jahrhundertealten Sonettform. Und gleichzeitig ist Trauer wie eine Blume etwas »Nutzloses«, sehr Lebendiges, sehr Liebevolles, das sich in dieser Zeile als ein Geschenk manifestiert, das ein Junge/Mann schüchtern (wenn niemand zuschaut) im allerletzten Moment seiner Mutter überreicht. Das Erlebnis von M. K. H.s Tod, so wie es in den Bewegungen der Sprache dieses Gedichts und in »Clearances« als ganzem Gedichtszyklus geschaffen wird, ist das außergewöhnlichste und gewöhnlichste menschliche Ereignis, »denn es war nichts geschehen, das nicht immer geschah / Zuvor. (...)« (*»nothing had happend / For nothing had that had not always happened / Beforehand. (...)«*).

Ich werde nicht mit dem letzten in der Reihe von Gedichten, aus denen »Clearances« besteht, abschließen, sondern mit einem »früheren« (in Sonett VII), einem ewig wiederkehrenden Augenblick, der nicht früher und nicht später ist als irgendein anderer Augenblick in der ständigen Bewegung des Geborenwerdens und Verlassenwerdens, des Erfülltseins und Niedergestrecktwerdens, des Nahebleibens und Gehaltenwerdens.

... Then she was dead,
The searching for a pulsebeat was abandoned
And we all knew one thing by being there.
The space we stood around had been emptied,

Into us to keep, it penetrated
Clearances that suddenly stood open.
High cries were felled and a pure change happened.

... Dann war sie tot,
Die Suche nach dem Puls wurde aufgegeben,

Und alle, wie wir da waren, wussten eines.
Der Raum, um den wir standen, war geleert

Und in uns aufgehoben, er erfüllte
Lichtungen, die plötzlich offen standen.
Schreie zerbarsten, und es geschah ein reiner Wandel.

8

Winnicott lesen

Die Psychoanalyse hat im ersten Jahrhundert ihres Bestehens einige große Denker hervorgebracht, jedoch meiner Ansicht nach nur einen einzigen großen englischsprachigen Autor: Donald Woods Winnicott. Da Stil und Inhalt in seinen Schriften so eng miteinander verbunden sind, wird man seinen Aufsätzen nur sehr bedingt gerecht, wenn man sie ausschließlich unter dem Aspekt ihrer jeweiligen Thematik liest – wenn man sich nur damit beschäftigt, »worum es in einem bestimmten Aufsatz geht.« Das Resultat solcher Bemühungen besteht häufig in nichts weiter als einigen letztendlich nichtssagenden Aphorismen. Winnicott benutzt die Sprache meistenteils nicht, um zu Schlussfolgerungen zu gelangen, sondern um Leseerlebnisse zu kreieren, die mit den Ideen, die er darlegt – oder, genauer gesagt, mit den Ideen, mit denen er spielt –, untrennbar verbunden sind.

Ich werde mich hier mit Winnicotts (1945) Aufsatz »Primitive Emotional Development« (dt.: »Die primitive Gefühlsentwicklung«) beschäftigen, der die Grundlagen von praktisch allen wichtigen Beiträgen Winnicotts zur Psychoanalyse im Laufe der folgenden sechsundzwanzig Jahre enthält. Ich hoffe, den engen Zusammenhang des Lebens der in diesem Aufsatz entwickelten Ideen und des Lebens, das sich im geschriebenen Text manifestiert, in diesem grundlegenden Beitrag zur psychoanalytischen Literatur deutlich machen zu können. Was Winnicotts Aufsatz einem analytisch orientierten Leser zu bieten hat, könnte man nicht auf andere Weise sagen (was bedeutet, dass dieser Text sich jedem Versuch paraphrasierender Zusammenfassung in außergewöhnlichem Maße widersetzt). Nach meiner Erfahrung kann man beim Lesen aus Winnicotts Schriften erheblich größeren Gewinn ziehen, indem man lernt, die Funktionsweise der Sprache in diesen Texten wahrzunehmen.

Ich habe in den letzten Jahren festgestellt, dass ich Winnicott nur adäquat studieren und lehren kann, indem ich seine Aufsätze laut lese, Zeile für Zeile, genauso wie ich es mit einem Gedicht tun würde, und zu erforschen, was die Sprache – abgesehen von dem, was sie sagt – bewirkt. Es ist keineswegs übertrieben zu sagen, dass man viele Passagen aus Winnicotts Aufsätzen als Prosagedichte bezeichnen könnte, denn sie erfüllen die von Tom Stoppard (1999) geprägte Definition der Poesie als »gleichzeitige Kompression der Sprache und Expansion der Bedeutung« (ebd., S. 10).

In meiner Auseinandersetzung mit Winnicotts Aufsatz werde ich mich nicht auf eine Erklärung des Texts beschränken, auch wenn ich auf viele der entwickelten Ideen zu sprechen komme. In erster Linie geht es mir darum, diesen Aufsatz als einen Text der nicht-fiktionalen Literatur zu verstehen, bei dessen Zusammentreffen mit dem Leser ein imaginatives Erlebnis im Medium der Sprache entsteht. Wenn ich Winnicotts Schriften als Literatur bezeichne, will ich damit keineswegs ihren Wert als Medium der Vermittlung von Ideen schmälern, das sich für die Weiterentwicklung psychoanalytischer Theorie und Praxis als ungeheuer wertvoll erwiesen hat. Im Gegenteil ist es mein Anliegen, aufzuzeigen, inwiefern die Lebendigkeit des Textes für die Lebendigkeit der Ideen entscheidend und mit dieser untrennbar verbunden ist.

Bevor ich mich eingehend mit »Primitive Emotional Development« beschäftigen werde, möchte ich über einige Winnicotts Schriften im allgemeinen betreffende Beobachtungen berichten. Die erste von diesen, mit denen der Leser konfrontiert wird, ist ihre Form. Winnicotts Schriften sind im Gegensatz zu denjenigen aller anderen mir bekannten Psychoanalytiker kurz (meist sechs bis zehn Seiten lang). Oft gibt es in der Mitte des Textes einen Punkt, an dem der Autor den Leser beiseite nimmt und ihm in einem einzigen Satz den »wesentliche[n] Gedanke[n der] Abhandlung (...)« (Winnicott 1971a, S. 50; dt. Ausg.: 1973b, S. 62) mitteilt. Doch das unverwechselbarste Merkmal von Winnicotts Art zu schreiben ist die Stimme. Sie klingt beiläufig und leger, aber gleichzeitig immer zutiefst respektvoll sowohl dem Leser als auch dem behandelten Thema gegenüber. Die sprechende Stimme nimmt sich die Freiheit umherzuschweifen und hat trotzdem die Dichte von Poesie; sie ist von außerordentlicher, jedoch aufrichtig bescheidener und ihrer Grenzen durchaus bewusster Intelligenz; die Atmosphäre ist von einer entwaffnenden Vertraulichkeit geprägt, die sich manchmal hinter Witz und Charme verbirgt; die Stimme ist spielerisch und phantasievoll, aber nie leutselig oder sentimental.

Jeder Versuch, einen Eindruck von der Stimme in Winnicotts Schriften zu vermitteln, muss in deren Zentrum die Qualität des Spielerischen ausmachen und das riesige Spektrum von Formen des Spiels darin erkennen, von denen ich an dieser Stelle nur einige nennen möchte: Da sind die durch ihre Natürlichkeit bestechenden Glanzstücke imaginativen und mitfühlenden Verstehens in Winnicotts Berichten über *Squiggle games* (»Schnörkelspiele« – 1971c) mit seinen Patienten im Kindesalter. Da ist das Ernsthaft-Spielerische (oder der spielerische Ernst) von Winnicotts Bemühungen, eine Form des Denkens/Theoretisierens zu entwickeln, die der paradoxen Natur menschlichen Erlebens, so wie er es versteht, entspricht. Überdies hat Winnicott offensichtlich große Freude an subtilen Wortspielen – beispielsweise indem er bezüglich des Bedürfnisses von Patienten, mit einer Analyse zu beginnen und sie später zu beenden, eine vertraute Formulierung in leicht veränderten Formen wiederholt: »*I do analysis because that is what the patient needs to have done and to have done with*« (1962, S. 166; dt. etwa: »Ich mache Analyse, weil das mit dem Patienten getan werden muss, und weil der Patient das hinter sich gebracht haben muss« Parallelstelle der deutschen Übersetzung: Winnicott 1974, S. 217. Anm. d. Übers.).

Obgleich Winnicotts Schreibstil sehr persönlich ist, ist seine Stimme durch eine gewisse typisch englische Reserviertheit gekennzeichnet, die jener paradoxen Verbindung von Förmlichkeit und Vertrautheit, einem der Wahrzeichen der Psychoanalyse (Ogden 1989b), zugute kommt. Hinsichtlich all dieser Aspekte der Form und der Stimme erinnert Winnicotts Werk sehr stark an den kompakten, intelligenten, spielerischen, manchmal bezaubernden, manchmal ironischen und in keinem Fall noch weiter reduzierbaren Schreibstil der *Ficciones* (1944) von Borges und der Prosa und Dichtung von Robert Frost.

Winnicotts unnachahmliche Stimme wird in »Primitive Emotional Development« fast sofort hörbar, wenn er seine »Methodologie« erklärt:

> I shall not first give an historical survey and show the development of my ideas from the theories of others, because my mind does not work that way. What happens is that I gather this and that, here and there, settle down to clinical experience, form my own theories and then, last of all, interest myself in looking to see where I stole what. Perhaps this is as good a method as any. (S. 145)

> Ich werde nicht mit einem historischen Überblick beginnen und die Entwicklun meiner Ideen aus den Theorien anderer aufzeigen, denn so funktioniert mein Geist nicht. Vielmehr sammle ich hier und da dies und das, vertiefe mich dann in meine klinische Erfahrung und interessiere mich erst zuallerletzt dafür, wo ich was gestohlen habe. Vielleicht ist diese Methode ebenso gut wie jede andere. (Zitiert nach Winnicott 1945; Parallelstelle dt. Ausg.: Winnicott 1983b, S. 58)

In der Formulierung »*Perhaps this is as good a method as any*« liegt etwas Spielerisch-Witziges. In diesem scheinbar angehängten Nachgedanken gelangt das zentrale Thema des gesamten Aufsatzes zum Ausdruck – das Erschaffen »einer Methode«, einer Art, lebendig zu sein, die einem bestimmten Individuum gemäß ist und zu seinem einzigartigen »Wasserzeichen« (*»watermarking«* – Heaney 1980a, S. 47) wird, vielleicht das wichtigste Resultat der primitiven [ursprünglich-anfänglichen] emotionalen Entwicklung. Wenn das Kind sich (mit »unsichtbarer« Unterstützung seiner Mutter) im Sein zu manifestieren beginnt, »sammelt es hier und da dies und das« *(»gather[s] this and that, here and there«)*. Das frühe Selbsterleben ist bruchstückhaft und wird gleichzeitig (mit Hilfe der Mutter) auf eine Weise »gesammelt«, die es dem Erleben des Kindes hin und wieder ermöglicht, sich an einem Ort zu vereinigen. Außerdem darf es im Fall des Kindes – und das gleiche gilt beim Autor für die Ideen anderer Autoren – den Teilen anderer (Introjekten) nicht gestattet werden, den Prozess der Bedeutungsentwicklung zu dominieren. »So funktioniert mein Geist nicht« *(»My mind doesn't work that way«)* – und dies gilt auch für den Geist eines gesunden Kindes, das sich in der Obhut einer gesunden Mutter befindet. Das lebendige Erleben des Individuums muss die Grundlage für die Schaffung von Kohärenz *für* die eigene Person und Integrität *der* eigenen Person sein (engl.: *the basis* for *creating coherence for one's self and integrity* of *oneself*). Erst nachdem ein Selbstempfinden entstanden ist (und auch dies gilt sowohl für das Kind als auch für den Autor), können die Beiträge anderer zur Selbsterschaffung (und zur Entstehung der eigenen Ideen) anerkannt werden: »[E]rst zuallerletzt interessiere [ich] mich […] dafür, wo ich was gestohlen habe.«

Danach spricht Winnicott kurz über verschiedene Aspekte der analytischen Beziehung, wobei er sein Augenmerk insbesondere auf Übertragung und Gegenübertragung richtet. In diesem Bereich des Erlebens sieht er eine wichtige Quelle seiner Vorstellungen über die frühe emotionale Entwicklung. Ich werde mich diesbezüglich hier nur mit einer kurzen Passage befassen, mit zwei Sätzen, in denen es um Winnicotts Auffassung von der Bedeutung der Übertragung und Gegenübertragung geht. Ich habe sie ausgewählt, weil ich sie für sehr wichtig halte, und zwar sowohl für das Verständnis der Vorstellung Winnicotts von der Funktionsweise der analytischen Beziehung als auch, um die enorme Wechselwirkung von Sprache und Ideen in Winnicotts Werk zu begreifen:

> The depressed patient requires of his analyst the understanding that the analyst's work is to some extent his effort to cope with his own (the analyst's)

depression, or shall I say guilt and grief resultant from the destructive elements in his own (the analyst's) love. To progress further along these lines, the patient who is asking for help in regard to his primitive, pre-depressive relationship to objects needs his analyst to be able to see the analyst's undisplaced and co-incident love and hate of him. (Winnicott 1945, S. 146–147)

Beim depressiven Patienten muss der Analytiker begreifen, dass seine Arbeit zum Teil in seinem Bemühen besteht, mit seiner eigenen Depression fertigzuwerden – oder sollte ich sagen mit den Schuldgefühlen und dem Kummer, die durch die destruktiven Elemente in seiner [des Analytikers] eigenen Liebe entstehen? Um in dieser Richtung noch etwas weiter zu gehen: Der Patient, der hinsichtlich seiner anfänglichen, prä-depressiven Beziehung zu Objekten Hilfe sucht, braucht, dass sein Analytiker die eigenen unverschobenen und gleichzeitig auftretenden Liebes- und Hassgefühl dem Patienten gegenüber zu erkennen vermag. (Zitiert nach Winnicott 1945, S. 146–147; dt. Parallelstelle: 1983b, S. 60)

In der Anfangspassage des ersten dieser beiden Sätze offeriert Winnicott nicht nur eine Theorie der Depression, die sich von den Ansätzen Freuds und Kleins radikal unterscheidet, sondern auch eine neue Konzeption der Rolle der Gegenübertragung im psychoanalytischen Prozess. Er vertritt die Auffassung, dass Depression nicht letztendlich eine pathologische Identifikation mit dem gehassten Aspekt eines ambivalent geliebten (und verlorenen) Objekts ist, die unbewusst dazu benutzt wird, den geliebten Aspekt des Objekts zu erhalten und zu schützen und seinen Verlust zu leugnen (Freud 1914b). Ebensowenig beinhaltet die von Winnicott hier präsentierte Sichtweise, dass im Zentrum der Depression die unbewusste Phantasie stehe, die eigene Wut habe das geliebte Objekt verletzt, davongetrieben oder getötet (Klein 1952).

In einem einzigen Satz legt Winnicott seine Auffassung dar (und zwar durch *seine Nutzung der Idee*, nicht durch deren Erklärung), dass Depression eine Manifestation der Übernahme und Aneignung der Depression der Mutter (oder eines anderen Objekts seiner Liebe) – durch deren Einverleibung in der Phantasie – ist, mit dem unbewussten Ziel, die geliebte Person von ihrer Depression zu erlösen. Verblüffend ist, dass diese Auffassung von der Depression des Patienten nicht in Form einer direkten Aussage präsentiert wird, sondern in einem Satz, der praktisch unverständlich bleibt, sofern der Leser nicht selbst die Vorstellung des intergenerationalen Ursprungs samt entsprechender Dynamik der Depression entwickelt/entdeckt. Erst nachdem der Leser diese Arbeit geleistet hat, wird ihm klar, weshalb »der Analytiker beim depressiven Patienten begreifen [muss], dass seine Arbeit zum Teil in seinem Bemühen besteht, mit seiner eigenen Depression fertigzuwerden« (zitiert nach Winnicott 1945, S. 146–147; Parallelstelle der dt. Ausg. S. 60).[1] Mit anderen Worten: Wenn der Analytiker mit (normalen und pathologischen) Gefühlen der Depression, die sich bei ihm auf Grund früherer und aktueller Erlebnisse manifestieren, nicht fertig wird, kann er auch nicht erkennen (im Augenblick spüren), wie der Patient unbewusst (und teilweise erfolgreich) versucht, die Depression des Analytikers als Übertragungs-Mutter auf sich zu nehmen.

Die Aspekte der Depression des Analytikers, die aus von seiner unbewussten Identifikation mit der depressiven inneren Objekt-Mutter des Patienten unabhängigen Quellen stammen, sind für die Hilfeleistungsbemühungen des Patienten erheblich unzugänglicher, weil er die Depression seiner Mutter, die er schon fast sein ganzes Leben lang genau kennt und die ständig im Mittelpunkt seiner Aufmerksamkeit stand, im Analytiker nicht finden kann. Der Patient interessiert sich ausschließlich für die für seine innere Objekt-Mutter charakteristische Depression. (Die Depression eines Menschen ist immer einzigartig, weil sie aus den spezifischen Umständen seines Lebens und seiner speziellen Persönlichkeitsorganisation heraus entstanden ist.) Nach Winnicotts Auffassung muss der Analytiker mit seiner eigenen Depression fertig werden, um die Depression der (inneren Objekt-)Mutter des Patienten (die dieser auf ihn projiziert) erleben zu können. Nur wenn der Analytiker das depressive Erleben der (inneren Objekt-)Mutter (im Unterschied zu seiner eigenen Depression) zu fassen *(contain)* bzw. damit zu leben vermag, kann er die pathologische Bemühung des Patienten nachempfinden, den (nun als im Analytiker lokalisiert wahrgenommenen)

[1] Der Begriff »Depression«, wie er in diesem Satz verwendet wird, bezieht sich auf ein großes Spektrum psychischer Zustände, das von der klinischen Depression bis zu jener universellen Depression reicht, die mit der depressiven Position (Klein 1952) in Verbindung gebracht wird und die eine normative Entwicklungsstufe und ein »erfahrungsbildender Modus« (Ogden 1989b, S. 9; dt. Ausg.: 1995, S. 11) ist, der »ganze Objektbeziehungen« (*whole object relatedness* – dt. S. 12), Ambivalenz und ein tiefes Verlustgefühl infolge des Erkennens der Getrenntheit von der Mutter beinhaltet.

psychischen Schmerz der Mutter zu lindern, indem er (der Patient) ihn sich selbst als schädlichen Fremdkörper introjiziert.

Obwohl Winnicott den zweiten Teil des ersten Satzes als eine Variation und somit eine Wiederholung dessen, was er bereits im ersten Satz gesagt hat (»oder sollte ich sagen«), darstellt, handelt es sich in Wahrheit um etwas völlig Neues: »[Der Analytiker eines depressiven Patienten muss] mit den Schuldgefühlen und dem Kummer, die durch die destruktiven Elemente in seiner eigenen Liebe entstehen[, fertig werden].« Somit muss der Analytiker des depressiven Patienten auch in der Lage sein, mit der unvermeidlichen Destruktivität der Liebe zu leben, und zwar deshalb, weil die Liebe die geliebte Person mit einer Forderung konfrontiert, die für jene (in der Phantasie und manchmal auch in der Realität) zu belastend sein kann. Mit anderen Worten: Der Analytiker muss sich in seiner persönlichen Analyse und mittels seiner fortlaufenden Selbstanalyse so mit seinen Ängsten hinsichtlich der erschöpfenden Wirkung seiner Liebe auseinandersetzen, dass er seine Patienten lieben kann, ohne zu fürchten, dass solche Gefühle letzteren schaden und dadurch bei ihm (dem Analytiker) »Schuldgefühle und Kummer« entstehen. (Ich bin mir meiner sprachlichen Unbeholfenheit bei der Auseinandersetzung mit dieser Passage bewusst. Dass es so schwer ist, diese Ideen zu erläutern, hängt teilweise mit der ungeheuren Dichte der Sprache Winnicotts zusammen und teilweise damit, dass Winnicott die Ideen, die er beschreibt, noch nicht vollständig entwickelt hat. Außerdem beinhalten diese Ideen unauflösbare emotionale Widersprüche und Paradoxe: Der Analytiker muss so frei von Depression sein, dass er die Depression, die der depressive Patient in ihn hineinprojiziert, zu empfinden vermag. Ebenso muss der Analytiker lieben können, ohne sich vor dem Tribut, den seine Liebe ihm abverlangen wird, zu ängstigen – denn wenn der Analytiker die [potenziell] destruktiven Wirkungen seiner eigenen Liebe fürchtet, ist er kaum in der Lage, die Ängste des Patienten vor den belastenden/destruktiven Wirkungen seiner Liebe auf ihn, den Analytiker, zu analysieren.)

Dabei lässt Winnicott es jedoch nicht bewenden. Im folgenden Satz revolutioniert er (und ich benutze dieses Wort mit Bedacht) die Vorstellung vom »analytischen Rahmen«, indem er diesen als ein Medium für den Ausdruck des Hasses versteht, den der Analytiker dem Patienten gegenüber hegt: »(...) das Ende der Stunde, das Ende der Analyse, die Regeln und Vorschriften, all dies sind wichtige Ausdrucksformen des Hasses [des Analytikers] (...)« (zitiert nach Winnicott 1945, S. 147; Parallelstelle dt. Ausg.: 1983b, S. 60).

Der analytisch orientierte Leser erkennt sogleich als wahr und im Einklang mit seiner Erfahrung mit fast allen Patienten, [die er selbst behandelt hat,] dass diese Einflüsse (die, weil sie so gewohnt sind, häufig gar nicht bemerkt werden) den Hass des Analytikers ausdrücken. Winnicott erkennt/interpretiert die stillen Ausdrucksformen des Hasses, die der Analytiker/Leser unbewusst und vorbewusst erlebt (oft begleitet von Gefühlen der Erleichterung), indem er »den Patienten hinauswirft« (durch pünktliches Beenden jeder Sitzung) und indem er klar begrenzt, was er für den Patienten zu tun bereit ist (durch striktes Beharren auf der Durchsetzung der übrigen Aspekte des analytischen Rahmens). Darin gelangt implizit die Auffassung zum Ausdruck, dass die Angst des Analytikers vor der destruktiven Wirkung seines Hasses auf den Patienten den analytischen Rahmen auf Weisen schädigen könnte, die der Behandlung abträglich wären: beispielsweise durch Verlängerungen der Sitzung um mehr als einige Minuten, um »dem Patienten nicht das Wort abzuschneiden« oder durch die Festsetzung eines Honorars, das den Patienten in seinen finanziellen Möglichkeiten deutlich unterfordert, »weil der Patient von seinen Eltern in seiner Kindheit ständig ausgebeutet wurde« oder durch reflexhaftes Anrufen des Patienten, wenn dieser eine Sitzung versäumt hat, »um sich Klarheit darüber zu verschaffen, dass mit ihm alles in Ordnung ist«, und dergleichen.

Nur wenn man sich die obigen Sätze [Winnicotts] genau anschaut, kann man erkennen und würdigen, weshalb das, was in der lebendigen Beziehung zwischen dem Text und dem Leser vor sich geht, einen so wichtigen Teil des Lebens der im Text entwickelten Ideen ausmacht. Wie wir bereits wissen, fordert der Text vom Leser, bei der Schaffung der Bedeutung zum aktiven Partner zu werden. Er weist (ebenso wie die Mitteilungen eines Analysanden) auf Bedeutungsmöglichkeiten hin (Kohon 1999), aber er deutet solche Möglichkeiten wirklich nur an. Der Leser/Analytiker muss bereit und in der Lage sein, nicht zu wissen und dadurch in sich Raum zu schaffen für das Erlebnis bzw. die Kreation einer Anzahl potenziell erlebbarer/produzierbarer Bedeutungen, und er muss zulassen, dass die eine oder andere Bedeutung oder mehrere gleichzeitig (für eine gewisse Zeit) eine Vormachtstellung erlangt.

Außerdem ist zu beachten, dass der Text in beträchtlichem Maße deshalb »funktioniert« (um ein Wort aus Winnicotts Äußerung über seine »Methode« aufzugreifen), weil er in der Lage ist, den Leser zu verstehen (bzw. sein Unbewusstes korrekt zu interpretieren). Möglicherweise »funktioniert«

alles, was gut geschrieben ist, ganz gleich, ob es sich um Gedichte, Theaterstücke, Romane oder Essays handelt, hauptsächlich aus diesem Grund.

Winnicott verwendet in dem hier besprochenen Text (und dies gilt für fast alle in seinen drei wichtigsten Sammlungen veröffentlichten Schriften [1958, 1965, 1971d]) erstaunlich wenig klinisches Material. Das ist nach meiner Auffassung der Tatsache zuzuschreiben, dass die »klinische Erfahrung« so wesentlich im Empfinden des Lesers, durch den Text »gelesen zu werden« (d. h. interpretiert bzw. verstanden zu werden), geortet wird. Wenn Winnicott klinisches Material anführt, nimmt er vielfach nicht auf eine spezifische Intervention mit einem bestimmten Patienten, sondern auf eine »sehr verbreitete Erfahrung« (1945, S. 150) in der Analyse Bezug. Dadurch fordert er den Leser implizit auf, seine eigenen Erlebnisse mit Patienten zu reflektieren, nicht mit dem Ziel, ihn zur »Aufnahme« der im Text vorgestellten Ideen zu veranlassen, sondern um bei ihm eine »ureigene Reaktion« (*»original response«* – Frost 1942a, S. 307) darauf auszulösen.

Andere Formen fruchtbaren Zusammenwirkens von Stil und Inhalt, von Text und Leser, gewinnen in einer Passage im weiteren Verlauf des Aufsatzes, der sich mit Erlebnissen der Nicht-Integration und Integration in der frühkindlichen Entwicklung befasst, zentrale Bedeutung.

> An example of unintegration phenomena is provided by the very common experience of the patient who proceeds to give every detail of the week-end and feels contented at the end if everything has been said, though the analyst feels that no analytic work has been done. Sometimes we must interpret this as the patient's need to be known in all his bits and pieces by one person, the analyst. To be known means to feel integrated at least in the person of the analyst. This is the ordinary stuff of infant life, and an infant who has had no one person to gather his bits together starts with a handicap in his own self-integrating task, and perhaps he cannot succeed, or at any rate cannot maintain integration with confidence. (...)
>
> There are long stretches of time in a normal infant's life in which a baby does not mind whether he is many bits or one whole being, or whether he lives in his mother's face or in his own body, provided that from time to time he comes together and feels something. (1945, S. 150)

Ein Beispiel für Phänomene, die auf nicht erfolgter Integration beruhen, ist das [bei Therapeuten] sehr verbreitete Erlebnis, dass ein Patient in allen Einzelheiten erzählt, wie er das Wochenende verbracht hat, und sich, nachdem alles

> gesagt ist, zufrieden fühlt, obwohl nach dem Empfinden des Analytikers keinerlei analytische Arbeit geleistet worden ist. Manchmal müssen wir dies als das Bedürfnis des Patienten deuten, von einem Menschen, dem Analytiker, in allen Einzelheiten gekannt zu werden. Gekanntzuwerden beinhaltet, dass er sich zumindest in der Person des Analytikers integriert fühlt. Dies ist im Leben eines Säuglings alltäglich, und wenn ein Baby einen solchen Menschen, der seine Einzelbestandteile sammelte, nicht hatte, beginnt es seine Bemühungen um Integration mit einem Handicap und kann möglicherweise auf Grund dessen die Integration nicht erreichen, oder zumindest fehlt ihm das Selbstvertrauen, das es braucht, um sie aufrechtzuerhalten. (...)
>
> Im Leben eines normalen Babys gibt es lange Phasen, in denen ihm gleichgültig ist, ob es viele Teile oder ein Ganzes ist, ob es im Gesicht seiner Mutter oder in seinem eigenen Körper lebt, wenn es nur gelegentlich zu einem Ganzen wird und etwas fühlt. (zitiert nach Winnicott 1945; dt. Parallelstelle: Winnicott 1983b, S. 65f)

Implizit enthält diese Passage das Erkennen der Wut des Analytikers auf Patienten, die »in allen Einzelheiten [erzählen], wie [sie] das Wochenende verbracht [haben]« und die bei ihm das Gefühl entstehen lassen, dass »keinerlei analytische Arbeit geleistet worden ist«. Winnicott überlässt es ganz dem Leser, sich den Impuls des Analytikers vorzustellen, seine Wut und seine Versagensgefühle dem Patienten in Form einer Widerstandsinterpretation »heimzuzahlen« (»Es scheint, als wollten Sie die Sitzung mit Details ausfüllen, um jede analytische Arbeit zu unterbinden« [Beispiel von Ogden]).

Anschließend konfrontiert Winnicott den Leser mit einer umfassenden Revision der analytischen Technik. Dies gelingt ihm so subtil, dass man es leicht übersehen kann, wenn man nicht genau verfolgt, was im Text vor sich geht. Nicht weniger als eine völlig neue Art, mit Patienten zusammen zu sein und mit ihnen zu sprechen, wird hier dargeboten, jedoch nicht marktschreierisch angepriesen oder gepredigt: »Manchmal müssen wir dies [dass der Patient in allen Einzelheiten erzählt, wie er das Wochenende verbracht hat] als das Bedürfnis des Patienten deuten[2], von einem Menschen, dem Analytiker, in allen Einzelheiten gekannt zu werden.« Die Formulierung

---

[2] Winnicott scheint hier jene schweigenden Interpretationen zu meinen, die der Analytiker im Augenblick des Geschehens innerlich für sich in Worte fasst und mit denen er den Patienten möglicherweise später konfrontiert.

»Manchmal müssen wir« spricht den Leser als Kollegen an, der die beschriebene klinische Situation kennt und es wahrscheinlich schon einmal für erforderlich gehalten hat, auf die von Winnicott beschriebene Art zu intervenieren. Möglicherweise hat der Leser/Analytiker jedoch selbst noch nicht genau ausformuliert, was er [in einem solchen Fall] mit seinem Patienten erlebt und getan hat. Der Text entlarvt nicht die aus dem Wutgefühl resultierende Widerstandsinterpretation, die der Leser/Analytiker entweder tatsächlich formuliert hat oder die er auf Grund seiner Frustration und seines Scheiterns gern vorgetragen hätte. Durch seine Sprache ermöglicht Winnicott dem Leser *beim Lesen ein Erlebnis*, das ihm hilft, bislang nicht artikulierte Erfahrungen aus der eigenen Analyse und aus der analytischen Arbeit mit seinen Patienten zusammenzufassen, ohne dass daraus eine Abwehrreaktion wird.

Außerdem beinhaltet die einfache Formulierung »sehr verbreitete Erfahrung« ein wichtiges theoretisches Konzept (das ebenfalls die Aufmerksamkeit nicht auf sich selbst lenkt): Primitive Zustände nicht erfolgter Integration treten nicht nur bei der Analyse schwer gestörter Patienten zu Tage, sondern in jeder Analyse, selbst bei den gesündesten Patienten. Diese Schreib-»Technik« hat weniger den Charakter einer Manipulation als den einer guten Interpretation. Es handelt sich um eine Aussage, die in Worte fasst, was der Leser/Analytiker auf Grund seiner [klinischen] Erfahrung seit langem weiß – nur war ihm nicht klar, dass er es wusste, und er wusste es nicht auf jene verbal symbolisierte, integrierte Art, auf die er es in diesem Augenblick zu wissen lernt.

Der zweite Absatz der Passage ist besonders bemerkenswert:

> There are long stretches of time in a normal infant's life in which a baby does not mind whether he is many bits or one whole being, or whether he lives in his mother's face or in his own body, provided that from time to time he comes together and feels something. (Winnicott 1945, S. 150)

> Im Leben eines normalen Babys gibt es lange Phasen, in denen ihm gleichgültig ist, ob es viele Teile oder ein Ganzes ist, ob es im Gesicht seiner Mutter oder in seinem eigenen Körper lebt, wenn es nur gelegentlich zu einem Ganzen wird und etwas fühlt. (zitiert nach Ogden; dt. Parallelstelle: Winnicott 1983b, S. 65 f.)

Dieser Satz ist nicht nur auf Grund der Originalität der darin entwickelten Ideen markant, sondern auch wegen der Art, wie seine Syntax sensorisch an der Entwicklung dieser Ideen beteiligt ist. Der Satz besteht aus vielen (ich zähle zehn) Wortgruppen, zwischen denen beim Lesen jeweils eine sehr kurze Pause eingefügt wird (beispielsweise nach den Wörtern *»time«*, *»life«*, *»mind«* usw.). Er konstatiert nicht nur das Erlebnis eines Lebens in Teilen (*»for a long time«* – »[in] lange[n] Phasen«), sondern erweckt es auch auf verschlungenen Wegen in seiner hörbaren Struktur zum Leben, bis schließlich in den letzten beiden Wortgruppen (für einen Augenblick) die Vereinigung erreicht wird: *»he comes together«* und *»feels something«*. Stimme, Syntax und Rhythmus sowie die sorgsam gewählten Worte und Formulierungen, aus denen der Satz besteht, erzeugen – in ihrem Zusammenwirken mit den entwickelten Ideen – beim Lesen ein Erlebnis, das so typisch für Winnicott ist wie der erste Absatz von *The Sound and the Fury* (dt.: *Schall und Wahn*) typisch für William Faulkner oder der erste Satz von *The Portrait of a Lady* (dt.: *Porträt einer jungen Dame*) typisch für Henry James.

Der Leser fühlt sich beim Lesen des Satzes nicht dazu veranlasst, sich zu fragen, woher Winnicott wissen will, was ein Säugling empfindet, oder darauf hinzuweisen, dass Regressionen in der Analyse von Kindern und Erwachsenen (ganz gleich, ob diese psychotisch, depressiv oder relativ gesund sein mögen) mit dem Erleben kleiner Kinder nur sehr bedingt vergleichbar sind. Eher tendiert er dazu, seine Skepsis eine Weile außer Acht zu lassen, sich (mit Winnicott) in das Erlebnis des Lesens zu begeben und sich von der Musik der Sprache und der Ideen tragen zu lassen. Beim Lesen erlebt der Leser eine Art zu sein, die ein wenig derjenigen des imaginierten Babys ähnelt, dem es gleichgültig ist, ob es viele Teile ist (und ein fließendes, mit nichtlinearem Denken verbundenes Gefühl erlebt) oder ein Ganzes (das einen »kurzzeitigen Halt wider die Konfusion« [Frost 1939, S. 777; dt. Version aus: Heaney 1988a/1992, »Die Herrschaft der Sprache« S. 125] erlebt). Winnicotts Text sorgt dafür – wie ein Führer »dem es nur darum geht, dich in die Irre zu führen« (*»who only has at heart your getting lost«* – Frost 1947, S. 341) –, dass wir es nie auf eine endgültige [eine letztendlich gültige] Weise richtig machen können und dass uns dies nichts ausmacht.

Unterschwellig lässt die Vieldeutigkeit des Wortes *»mind«* in der Formulierung *»a baby does not mind whether he is many or one whole being«* mehrere einander überschneidende Bedeutungen anklingen. Dem Baby ist gleichgültig *(»does not mind«)*, [ob es aus vielen Teilen besteht], weil die Mutter da ist und für es sorgt *(»minding« him)*. Und es macht sich keine Gedanken *(»does not mind«)*, weil es nicht den Druck verspürt, »verständig« sein zu müssen *(to be »minded«)* – d. h.: verfrüht eine vom körperlichen Empfinden getrennte defensive Geistigkeit zu entwickeln. Durch dieses Spiel mit dem Wort *»mind«* ermöglicht der Text selbst so geschickt wie unauffällig ein eben solches Erlebnis der Freude des *»not minding«*, des Nicht-Wissen-Müssens, des Nicht-Empfindens einer Verpflichtung, eine Bedeutung auszumachen – und auf Grund dessen wird der Leser in die Lage versetzt, die Lebendigkeit eines wundervollen Erlebnisses im Medium der Sprache und der Ideen zu genießen.

Die Sprache, in der Winnicott die Vereinigung des Babys zu einem Ganzen an einem Ort beschreibt, verblüfft insofern, als der »Ort«, an dem die Vereinigung stattfindet, kein Ort, sondern eine Handlung ist (der Akt, »etwas zu fühlen«). Und wenn das Baby zu einem Ganzen wird, fühlt es nicht einfach, sondern es »fühlt etwas«. Dem Wort »etwas« ist eine bezaubernde Vieldeutigkeit eigen. »Etwas« ist ein konkretes Ding, das Objekt, das gefühlt wird; und gleichzeitig ist »etwas« das unbestimmteste aller Worte, das lediglich darauf hinweist, dass irgendein Gefühl empfunden wird. Diese delikate Ambiguität lässt im Erlebnis des Lesens das charakteristische Changieren der Empfindungswelt des Säuglings lebendig werden: einer Welt, die nur locker mit Objekten verbunden ist, nur schwach verortet, die das eine Mal im Körper als objektlose Empfindung erlebt wird und ein anderes Mal im klarer definierten und lokalisierten Spüren eines Objekts, im vorliegenden konkreten Fall im Gesicht der Mutter.[3]

Die unerwarteten Wendungen, die stillen Revolutionen in diesem frühen Winnicott-Aufsatz sind zu zahlreich, als dass ich hier auf sie alle eingehen könnte. Ich vermag jedoch der Versuchung nicht zu widerstehen, mir einen Augenblick Zeit zu nehmen, um einfach zu bewundern, wie Winnicott, der Kinderarzt und Kinderanalytiker, lässig die in fünfzig

[3] Die Rolle des Wortes »etwas« in diesem Satz erinnert an die Art, wie Frost Substantive benutzt, um gleichzeitig das Geheimnisvolle und das Konkrete und Banale zu invozieren, beispielsweise in Gedichtzeilen wie *»Something there is that doesn't love a wall«* (1914b, S. 39; dt.: »Es gibt etwas, das mag die Mauern nicht« [Frost 1963a]); oder: *»One had to be versed in country things / Not to believe the phoebes wept«* (1923a, S. 223; dt.: »Man muss sich in ländlichen Dingen auskennen, um nicht zu glauben, die Phöbe weint«); oder: *» What was that whiteness? / Truth? A pebble of quartz? For once, then something«* (1923b, S. 208; dt.: »Was war dies Weiße? Wahrheit? Ein Quarzkiesel? Jedenfalls etwas«).

Jahren analytischer Literatur entstandene Fachsprache über Bord wirft und ihr eine Sprache vorzieht, in der die Erfahrungen, die er beschreibt, lebendig sind:

> (…) there are the quiet and the excited states. I think an infant cannot be said to be aware at the start that while feeling this and that in his cot or enjoying the skin stimulations of bathing, he is the same as himself screaming for immediate satisfaction, possessed by an urge to get at and destroy something unless satisfied by milk. This means that he does not know at first that the mother he is building up through his quiet experiences is the same as the power behind the breasts that he has in his mind to destroy. (Winnicott 1945, S. 151)
>
> ---
>
> Es gibt (…) die ruhigen und die erregten Zustände. Meiner Meinung nach kann man nicht sagen, ein Baby sei sich von Anfang an dessen bewusst, dass es, während es in seinem Bettchen dies und das empfindet oder die Anregung der Haut durch das Baden genießt, das Gleiche ist, wie wenn es schreit, um die sofortige Befriedigung [seiner Bedürfnisse] zu erreichen, und wenn es, falls die Zufriedenstellung durch Milch ausbleibt, von einem Drang erfüllt ist, an etwas heranzukommen und es zu zerstören. Demnach ist ihm zunächst nicht klar, dass die Mutter, die es durch seine ruhigen Erlebnisse entstehen lässt, mit der Macht hinter den Brüsten, die es zerstören möchte, identisch ist. (übersetzt nach Winnicott 1945; dt. Parallelstelle: Winnicott 1983b, S. 67f.)

Das Kind hat seine ruhigen und seine erregten Zustände – jeder, der schon einmal Zeit mit einem Baby verbracht hat, weiß das; aber warum ist noch nie jemand auf den Gedanken gekommen, die Situation auf diese Weise zu beschreiben? Das Baby empfindet »dies und das« *(»this and that«)* (der sprachliche Ausdruck ist von einer Leichtigkeit, die derjenigen im geistig-körperlichen Zustand des Babys entspricht), genießt »die Anregung der Haut durch das Baden« und »[man] kann nicht sagen, [es] sei sich dessen bewusst, dass es [in den ruhigen Zuständen] das Gleiche ist, wie wenn es schreit, um die sofortige Befriedigung [seiner Bedürfnisse] zu erreichen.« (Und wie könnte man das Empfinden einer kontinuierlichen Identität über diskontinuierliche Gefühls-/Bedeutungszustände hinweg besser zum Ausdruck bringen als durch die unauffällige Häufung von »S«-Lauten – sechzehn in einem Satz – in Wörtern, die ein sehr großes Bedeutungsspektrum umfassen, darunter: *»states«*, *»start«*,

»skin«, *»stimulation«*, *»same«*, *»screaming«*, *»satisfaction«*, *»something«* und *»satisfied«*?)[4]

Winnicott fährt fort:

> Also I think there is not necessarily an integration between a child asleep and a child awake. (...) Once dreams are remembered and even conveyed somehow to a third person, the dissociation is broken down a little; but some people never clearly remember their dreams, and children depend very much on adults for getting to know their dreams. It is normal for small children to have anxiety dreams and terrors. At these times children need someone to help them to remember what they dreamed. It is a valuable experience whenever a dream is both dreamed *and* remembered, precisely because of the breakdown of dissociation that this represents. (S. 151)

> Außerdem müssen nach meiner Meinung das schlafende und das wache Kind nicht unbedingt [im Sinne einer Integration] eins sein. (...) Sobald Träume erinnert und sogar in irgendeiner Form einer dritten Person mitgeteilt werden, wird die Dissoziation [zwischen Traumerleben und Wachzustand] teilweise aufgehoben; allerdings erinnern sich manche Menschen nie genau an ihre Träume, und Kinder sind in starkem Maße auf die Hilfe Erwachsener angewiesen, wenn sie mit ihren Träumen bekannt gemacht werden wollen. Dass kleine Kinder Angst- und Albträume haben, ist normal. Sie brauchen dann jemanden, der ihnen hilft, sich an das Geträumte zu erinnern. In jedem Fall ist es sehr nützlich, wenn ein Traum geträumt *und* erinnert wird, weil eben darin die [teilweise] Aufhebung der Dissoziation zum Ausdruck kommt. (zitiert nach Winnicott 1945; Parallelstelle der dt. Ausg.: 1983b, S. 68)

In diesem Teil seines Aufsatzes spricht Winnicott darüber, wie wichtig es für ein Kind ist, seinen Traum »in irgendeiner Form einer dritten Person

[4] Natürlich will ich damit nicht den Eindruck erwecken, dass Winnicott sich dessen bewusst war, wie er Alliteration, Syntax, Rhythmus, Wortspiele usw. benutzte, um durch seinen Sprachgebrauch spezifische Effekte zu erzeugen – ebenso wenig wie ein talentierter Dichter vorausplant, welche Metaphern, Bilder, Reime, Rhythmen, Versmaße, syntaktische Strukturen, Diktionen, Anspielungen, Zeilenlängen usw. er benutzen wird. Der Akt des Schreibens hat ein Eigenleben. Eines der »Rechte und Privilegien« sowie auch eine der Freuden kritischen Lesens ist, dass man dabei versuchen kann, zu erkennen, was in einem Text vor sich geht – unabhängig davon, ob der Autor das Beobachtete beabsichtigt oder auch nur bemerkt hat.

[mitzuteilen]«. Jedes Mal wenn ich diesen Satz lese, empfinde ich ihn als dissonant und verwirrend. Ich versuche dann, mir die dritte Person in dem – offenbar zwei Personen umfassenden – Erleben des Traums (der noch nicht vom Kind geschaffen oder in Besitz genommen wurde) vorzustellen, der der Traum »in irgendeiner Form« mitgeteilt wird. Ist diese dritte Person das Erlebnis der symbolischen Präsenz des Vaters selbst in seiner Abwesenheit? Vielleicht. Doch diese Vorstellung scheint mir in zu starkem Maße vom körperlichen Empfinden – dem Empfinden des Lebendigseins – getrennt, ein Erlebnis des Geistes während eines verbalen oder nonverbalen Gesprächs mit einem Kind. Ein Traum kann unauffällig in ein Gespräch oder in das Spiel Eingang finden, manchmal sogar ohne Worte, denn das Kind *ist* selbst der Traum, bevor der Traum zu *seinem* Traum wird. Aus dieser Sicht sind die drei besagten Personen das träumende Kind, das wachende Kind und der Erwachsene. Diese Deutung wird von der Sprache nahe gelegt; doch muss auch hier der Leser die Arbeit des imaginativen Eintretens in das Erlebnis des Lesens verrichten. Die Sprache erzeugt stillschweigend (im Gegensatz zum offenen Erörtern) die Verwirrung des Lesers/Kindes darüber, wie viele Menschen zugegen sind, wenn ein Traum einem Erwachsenen mitgeteilt wird. Der Leser erlebt, wie ein Kind es empfindet, zwei Menschen zu sein und dies nicht zu bemerken, bis ein Erwachsener ihm hilft, »mit dem Bekanntschaft zu machen, was schließlich zu *seinen* Träumen wird« (»getting to know (...) [what are becoming *his*] dreams« (Winnicott 1945, S. 151). Mit seinen »Träumen bekannt gemacht werden« ist eine für Winnicott typische Formulierung; niemand außer ihm hätte diese Worte schreiben können. Implizit ist darin die Metapher enthalten, dass ein Erwachsener es beim ersten Zusammentreffen eines Kindes im Wachzustand mit seinen Träumen übernimmt, die beiden Seiten »miteinander bekanntzumachen«. Bei dieser imaginären formell-sozialen Situation lernt nicht nur das Kind, dass es ein Traumleben hat, sondern außerdem lernt sein Unbewusstes, dass »es« (das sich im gesunden Fall ständig im Prozess der »Ich«-Werdung befindet) ein »Leben im Wachzustand« hat.

Die Metaphorik dieser Passage transportiert eine schwere theoretische Last, ohne auch nur das geringste Anzeichen einer Anstrengung erkennen zu lassen. Zunächst einmal ist da der Umstand zu erwähnen, dass – wie Freud (1915) es formuliert hat – das Unbewusste »lebend [ist]« (GW X, S. 288f) und dass folglich das »Bekanntschaftschließen« mit den eigenen

Träumen nicht weniger beinhaltet als den Anfang einer gesunden Kommunikation an der »Grenze« (GW X, S. 291) zwischen Unbewusstem und Vorbewusstem. Wenn das wachende Kind und das träumende Kind miteinander Bekanntschaft machen (d. h. wenn das Kind sich als die Person kennen lernt, die sowohl ein Leben im Wachzustand als auch ein Leben im Traumzustand hat), empfindet es das Erlebnis des Träumens als weniger merkwürdig (und damit in geringerem Maße als ihm selbst nicht zugehörig) und folglich auch als weniger beängstigend.[5]

Man könnte meinen, wenn ein Traum sowohl geträumt als auch erinnert werde, werde das Gespräch zwischen dem Bewussten/Vorbewussten und den unbewussten Aspekten des Geistes über die Barriere der Verdrängung hinweg verstärkt. Doch diese Formulierung macht die Gründe, die dafür sprechen, Winnicotts Text zu genießen, noch deutlicher. Im Gegensatz zur substantivischen Überfrachtung einer Sprache, die ständig mit Begriffen wie *Vorbewusstes*, *Bewusstsein*, *Unbewusstes*, *Verdrängung* usw. operiert, bevorzugt Winnicott offensichtlich Verben: »etwas empfinden«, »die eigenen Träume kennen lernen«, »brüllen«, »besessen«.

Im weiteren Verlauf seines Textes beschäftigt Winnicott sich damit, wie das Baby seine frühesten Beziehungen zur äußeren Wirklichkeit erlebt:

> In terms of baby and mother's breast (I am not claiming that the breast is essential as a vehicle of mother-love) the baby has instinctual urges and predatory ideas. The mother has a breast and the power to produce milk, and the idea that she would like to be attacked by a hungry baby. These two phenomena do not come into relation with each other till the mother and child *live an experience together*. The mother being mature and physically able has to be the one with tolerance and understanding, so that it is she who produces a situation that may with luck result in the first tie the infant makes with an external object, an object that is external to the self from the infant's point of view. (Winnicott 1945, S. 152; Hervorhebung von Winnicott)

---

5 Selbst als Erwachsene empfinden wir das Traumleben und das Leben im Wachzustand nie ganz und gar als zwei unterschiedliche Formen des Erlebens unserer selbst als einer Person. Dies spiegelt sich in der Art, wie wir über Träume sprechen. Beispielsweise sagen wir: »Ich hatte in der vorigen Nacht einen Traum« [also: »Es ist mir passiert«], statt: »Ich habe in der vorigen Nacht einen Traum gemacht.«

> Was das Baby und die Mutterbrust anbelangt, (ich behaupte nicht, dass die Brust für die Übermittlung von Mutterliebe unentbehrlich ist), hat das Baby Triebregungen und räuberische Anwandlungen. Die Mutter hat eine Brust, verfügt über die Macht, Milch zu produzieren, und hat das Bedürfnis, sich von einem hungrigen Baby angreifen zu lassen. Diese beiden Phänomene treten erst in Beziehung zueinander, wenn Mutter und Kind *gemeinsam ein Erlebnis leben*. Die Mutter muss als die Reife und körperlich voll Handlungsfähige Toleranz und Verständnis aufbringen und so eine Situation schaffen, in der das Baby unter günstigen Umständen eine erste Bindung zu einem äußeren Objekt entwickeln kann, das sich aus der Perspektive des Kindes betrachtet außerhalb befindet. (übersetzt nach Winnicott 1945; Parallelstelle in Winnicott 1983b: S. 69)

In dieser Passage bewirkt die Sprache wesentlich mehr, als im ersten Augenblick erkennbar ist. »Das Baby [hat] [zu diesem Zeitpunkt] Triebregungen und räuberische Anwandlungen. Die Mutter [deren inneres Leben von dem des Kindes ziemlich getrennt ist] hat eine Brust, verfügt über die Macht, Milch zu produzieren, und hat das Bedürfnis, sich von einem hungrigen Baby angreifen zu lassen.« Der »tödliche« Ernst (und die Gewalt) dieser Worte – »Triebregungen«, »räuberisch«, »Macht«, »angreifen« – kontrastiert mit der Launenhaftigkeit und dem Humor der absichtlich übertriebenen Bilder. Die Vorstellung, dass ein Baby »räuberische Anwandlungen« hat, lässt vor unserem inneren Auge das Bild eines Übles planenden bösartigen Meisterdenkers in Windeln entstehen. Ebenso beschwört die Vorstellung einer Mutter, die »sich [gern] von einem hungrigen Baby angreifen [...] lassen« würde, Bilder von einer Mutter (mit riesigen von der Milch angeschwollenen Brüsten) herauf, die nachts durch spärlich beleuchtete Gassen streift, in der Hoffnung, von einem Gangster-Baby mit einem entsetzlichen Verlangen nach Milch angefallen zu werden. Die Sprache, die gleichzeitig sehr ernst und verspielt (und manchmal sogar lächerlich) wirkt, erzeugt einen Eindruck von der Komplementarität der inneren Zustände von Mutter und Kind, die sich nur parallel, noch nicht in Beziehung zur anderen Seite, manifestiert.

Im unmittelbar darauf folgenden Satz finden wir einen von Winnicotts wichtigsten theoretischen Beiträgen zur Psychoanalyse, eine Idee, die die zweite Hälfte des ersten Jahrhunderts psychoanalytischen Denkens entscheidend geprägt hat. So wie sie in diesem Satz zum Ausdruck gelangt, ist ihre Wirkung nach meiner Meinung noch suggestiver als in ihren späteren, bekannteren Formen: »Diese beiden Phänomene [das Kind mit seinen Triebregungen und räuberischen Anwandlungen und die Mutter mit ihrem Wunsch, sich vom hungrigen Baby angreifen zu lassen] treten erst zueinander in Beziehung, wenn Mutter und Kind *gemeinsam ein Erlebnis leben.*«

»Live an experience together« (»gemeinsam ein Erlebnis leben«) – bemerkenswert ist an dieser Formulierung das unerwartete Wort *»live«* – »leben«. Es wird nicht gesagt, dass Mutter und Kind »teilnehmen an« einem gemeinsamen Erlebnis, es »miteinander teilen« oder in es »eintreten«, sondern dass sie gemeinsam ein Erlebnis leben. In dieser kurzen Phrase lässt Winnicott erkennen (ich glaube nicht, dass ihm dies beim Schreiben des Aufsatzes völlig klar war), dass er dabei ist, die Psychoanalyse zu transformieren – sowohl die psychoanalytische Theorie als auch die therapeutische Beziehung –, indem er die Vorstellung von den grundlegenden Aspekten der menschlichen Psychologie verändert. In Zukunft wird es nicht mehr in erster Linie um das Verlangen und seine Regulierung oder Steuerung gehen (Freud), auch nicht mehr um Liebe, Hass und Wiedergutmachung (Klein) oder um Objektsuche und Objektbeziehung (Fairbairn), die für die psychosomatische Entwicklung von größter Bedeutung sind. Stattdessen beschreibt Winnicott hier zum ersten Mal die Vorstellung, dass der organisierende »rote Faden« der psychischen Entwicklung von ihren ersten Anfängen an aus dem Erlebnis des Lebendigseins und den Folgen von Unterbrechungen der Kontinuität des Seins besteht.

Der spezifische Sprachgebrauch Winnicotts in dieser Passage ist für die Art der entstehenden Bedeutungen entscheidend. In dem Ausdruck »gemeinsam ein Erlebnis leben« wird »leben« als transitives Verb benutzt, das »Erlebnis« zu seinem Objekt macht. Ein Erlebnis leben ist ein Akt, bei dem jemand etwas jemand Anderem oder etwas anderem antut (ebenso wie der Akt, einen Ball zu schlagen, ein Akt ist, bei welchem dem Ball etwas angetan wird); es geht um einen Akt, bei dem ein Erlebnis mit Leben erfüllt wird. Menschliches Erleben erwacht erst zum Leben, wenn wir es leben (im Gegensatz zum simplen »haben« eines Erlebnisses, einem »mechanischen« Vorgang). Mutter und Kind treten nicht in Beziehung zueinander, bis sie beide *etwas* mit dem Erlebnis *tun*: bis sie das Erlebnis *gemeinsam leben* (nicht einfach nur gleichzeitig, sondern während sie beim Leben des Erlebnisses den separaten Seinsakt des jeweils Anderen erleben und darauf reagieren).

Der Absatz endet: »Die Mutter muss als die Reife und körperlich voll Handlungsfähige Toleranz und Verständnis aufbringen und so eine Situation schaffen, in der das Baby unter günstigen Umständen eine erste Bindung zu einem äußeren Objekt entwickeln kann, das sich aus der Perspektive des Kindes betrachtet außerhalb befindet.« Das nicht benannte Paradox, das hier zu Tage tritt, liegt in der Vorstellung, dass das *gemeinsame* Durchleben eines Erlebnisses dazu dient, Mutter und Kind voneinander zu *trennen* (sie – aus der Perspektive des Kindes betrachtet – als separate Wesen »in Beziehung zueinander« zu bringen). Dieses Paradox steht im Zentrum des Erlebens von Illusion:

> I think of the process as if two lines came from opposite directions, liable to come near each other. If they overlap there is a moment of *illusion* – a bit of experience which the infant can take as *either* his hallucination *or* a thing belonging to external reality.
>
> ---
>
> Ich stelle mir den Prozess vor, als kämen zwei Linien aus entgegengesetzten Richtungen, die dazu tendieren, sich einander zu nähern. Sobald sie sich überschneiden, entsteht ein Moment von *Illusion* – ein Erlebnis, das das Baby *entweder* als seine Halluzination *oder* als etwas, das der äußeren Realität zugehört, verstehen kann. (Hervorhebungen von Winnicott; zitiert nach Winnicott 1945; Parallelstelle der dt. Ausg. [1983b] S. 69).

Natürlich wird hier das Konzept vorgestellt, das Winnicott (1951) später als »Übergangsphänomen« bezeichnet hat. Das »Moment der Illusion« ist ein Moment der psychischen »Überlappung« von Mutter und Kind – ein Augenblick, in dem die Mutter mit dem Kind ein Erlebnis lebt, bei dem sie sich aktiv/unbewusst/naturgemäß als Objekt zur Verfügung stellt, das vom Kind gleichzeitig als seine eigene Schöpfung (ein unbemerktes Erlebnis, weil es nichts gibt, das *nicht* das ist, was erwartet wird) *und* als seine Entdeckung (ein Ereignis in einer Welt außerhalb seines Selbstempfindens, dem eine Qualität der Andersheit eigen ist) erlebt werden kann. [Er setzt die Passage fort:]

> In other language, the infant comes to the breast when excited, and ready to hallucinate something fit to be attacked. At that moment the actual nipple appears and he is able to feel it was that nipple that he hallucinated. So his ideas are enriched by actual details of sight, feel, smell, and next time this material is used in the hallucination. In this way he starts to build up a capacity to

conjure up what is actually available. The mother has to go on giving the infant this type of experience. (Winnicott 1945, S. 152–153)

Anders gesagt: Das Baby kommt zur Brust, wenn es erregt ist und bereit, etwas zu halluzinieren, das man angreifen kann. In diesem Augenblick taucht die reale Brustwarze auf, und es ist ihm möglich, zu empfinden, es habe diese Brustwarze halluziniert. So werden seine Vorstellungen durch reale Details des Gesehenen, Gefühlten und Gerochenen angereichert, und dieses Material wird beim nächsten Mal in der Halluzination verwendet. Auf diese Weise entwickelt es allmählich die Fähigkeit, das tatsächlich Verfügbare heraufzubeschwören. Die Mutter muss dem Kind diese Art von Erlebnissen andauernd ermöglichen. (zitiert nach Winnicott 1945, S. 152–153; Parallelstelle der dt. Ausg. [1983b] S. 70)

Was Winnicott zu beschreiben versucht (und in seinem Gebrauch der Sprache auch tatsächlich einfängt), ist nicht einfach nur ein Erlebnis, sondern eine *Art* zu erleben, die leichter und energievoller ist als andere Arten des Erlebens. Die Metapher, die er am Anfang dieser Passage [im vorherigen Zitat] verwendet, um diese Art des Erlebens vorzustellen, beschreibt Mutter und Kind als zwei Linien ([*lines*] – oder sind es Leben [*lives*]?), die aus entgegengesetzten Richtungen kommen (aus der Welt der Magie und aus der Welt geerdeter konsensueller Realität), die »dazu tendieren, sich einander zu nähern« (»liable to come near each other«, Winnicott 1945, S. 152). Das Wort *»liable«* mit seiner Konnotation des Zufälligen (möglicherweise auch des Unwillkommenen) taucht hier recht unerwartet auf. Sollte es sich dabei um eine ironische Anspielung auf die Zufälle oder gar »Unfälle« handeln, die den Eintritt in die »reale Welt« ermöglichen?

Für Winnicott ist die mütterliche Fürsorge ein noch weitaus komplexeres Geschehen als die Erzeugung eines psychisch-interpersonalen Feldes, das dem Baby gleichzeitig den Eintritt in die äußere Wirklichkeit, die innere Wirklichkeit und das Erlebnis der Illusion ermöglicht. Zu den Aufgaben der Mutter zählt in dieser Phase auch, »ihr Baby vor Komplikationen zu schützen, die es noch nicht verstehen kann« (*protecting »her infant from complications that cannot yet be understood by the infant«* – zitiert nach Winnicott [1945] S. 153; Parallelstelle der dt. Ausg. [1983b], S. 70). Das Wort »Komplikationen« wird in diesem Satz neu geschaffen. In Winnicotts Händen verbindet es sich mit ganz bestimmten Bedeutungen, die etwas mit dem Konvergieren innerer und äußerer Stimuli zu tun haben, zwischen denen eine Beziehung besteht, die das kleine Kind noch nicht zu verstehen vermag. Einige Jahre später und in einem Text, in dem Winnicott von den Bemühungen der Mutter spricht, »keine Komplikationen ins Spiel zu bringen, die über das hinausgehen, was das Baby verstehen und worauf es eingehen kann« (*»not to introduce complications beyond those which the infant can understand an allow for«)*, fügt er hinzu: »insbesondere versucht sie, ihr Baby von Koinzidenzen abzuschirmen« (*»in particular she tries to insulate her baby from coincidences«* – Winnicott 1949, S. 245; Parallelstelle dt. Ausg. [1983a], S. 169). »Koinzidenzen« ist ein noch rätselhafteres Wort als »Komplikationen« und hat in der westlichen Mythologie und Literatur eine lange und verwirrende Geschichte. (Sophokles' Version des Ödipus-Mythos ist nur ein Beispiel dafür, welches Unheil »Koinzidenzen« anrichten können.)

Winnicott erklärt nicht, was er mit Koinzidenzen und Komplikationen meint, und noch viel weniger, wie man es anstellt, Babys von ihnen abzuschirmen. Seine unbestimmte, rätselhafte Sprache füllt keinen Raum mit Wissen, sondern öffnet einen Raum dem Denken, Imaginieren und unvorbelastetem Erleben. Eine Möglichkeit, die Wörter »Komplikationen« und »Koinzidenzen« (so wie Winnicott sie gebraucht/erschafft) zu deuten, die mir manchmal als nützlich erscheint, lautet wie folgt: Die Koinzidenzen oder Komplikationen, von denen ein Baby abgeschirmt werden muss, betreffen die zufällige Gleichzeitigkeit von Ereignissen, die in der inneren und der äußeren Wirklichkeit des Kindes stattfinden, wenn sich diese beiden Realitäten gerade erst voneinander zu differenzieren beginnen. Beispielsweise kann ein hungriges Baby sowohl ängstlich als auch wütend werden, wenn es länger auf seine Mutter warten muss, als es zu ertragen vermag. Möglicherweise ist die Mutter aus Gründen, die nicht das Geringste mit dem Baby zu tun haben, anderweitig beschäftigt und abgelenkt – vielleicht infolge einer kürzlichen Auseinandersetzung mit ihrem Mann oder auf Grund eines körperlichen Schmerzes, von dem sie fürchtet, er könne Vorbote einer schweren Krankheit sein. Die Gleichzeitigkeit des inneren Ereignisses (des Hungers, der Furcht und/oder der Wut des Babys) und des äußeren Ereignisses (der emotionalen Abwesenheit der Mutter) ist eine Koinzidenz, die das Kind nicht verstehen kann. Es versucht, ihr einen Sinn zu geben, indem es sich vorstellt, dass es die Mutter durch seine Wut und seine »räuberischen Anwandlungen« getötet hat. Die Mutter, die sich zu einem früheren Zeitpunkt gewünscht hatte, »von einem hungrigen Baby angegriffen zu werden«, ist nicht mehr da, und an ihre Stelle ist eine leblose Mutter getreten, die sich passiv von dem hungrigen Baby angreifen lässt, so wie Aas sich von Geiern verzehren lässt.

»Koinzidenz« veranlasst das Baby aus Gründen des Selbstschutzes dazu, sein Erleben einer gewissen Ordnung und Kontrolle zu unterwerfen, indem es das, was sich eben anschickte, zur äußeren Welt zu werden, mit Hilfe seiner Allmachtsphantasien wieder in seine innere Welt zurückbefördert: »Ich habe sie getötet.« Sind Mutter und Kind hingegen in der Lage, »ein Erlebnis gemeinsam zu erleben«, wird die Lebendigkeit der inneren Welt des Kindes erkannt und diese Welt trifft auf die äußere Welt (die von der Mutter ausgehende Aktivität, das Erlebnis mit dem Kind gemeinsam zu leben). Winnicott konstatiert diese Ideen nicht explizit, sondern es obliegt dem Leser, sie zu finden/erschaffen.

An dieser Stelle erscheint mir eine Warnung angebracht, die sich darauf bezieht, was einem Leser das Recht geben könnte, einen Text zu kreieren, und diese Warnung stammt von Winnicott selbst. Alle seine Schriften vermitteln implizit die Botschaft, dass der Wert der Kreativität nicht über alles erhoben werden sollte. Von jeglicher Objektivität – das heißt, vom »Akzeptieren der äußeren Wirklichkeit« (Winnicott 1945, S. 153) – losgelöst, ist Kreativität nicht nur wertlos, sondern sogar tödlich (im Falle eines Babys sogar im wörtlichen Sinne). Ein Baby, das ständig halluziniert, was es braucht, hungert sich zu Tode; ein Leser, der den Kontakt zum Text verliert, kann nichts daraus lernen.

Winnicotts Vorstellung vom frühesten Erlebnis des Akzeptierens der äußeren Wirklichkeit ist ebenso schön in der Beschreibung wie inhaltlich subtil:

> One thing that follows the acceptance of external reality is the advantage to be gained from it. We often hear of the very real frustrations imposed by external reality, but less often hear of the relief and satisfaction it affords. Real milk is satisfying as compared with imaginary milk, but this is not the point. The point is that in fantasy things work by magic: there are no brakes on fantasy, and love and hate cause alarming effects. External reality has brakes on it, and can be studied and known, and, in fact, fantasy is only tolerable at full blast when objective reality is appreciated well. The subjective has tremendous value but is so alarming and magical that it cannot be enjoyed except as a parallel to the objective. (Winnicott 1945, S. 153)

> Ein Resultat des Akzeptierens der äußeren Realität besteht in dem Vorteil, den dies bringen kann. Wir hören oft von den sehr realen Frustrationen, mit denen die äußere Realität Menschen konfrontiert, weniger häufig von den positiven Auswirkungen und der Befriedigung, die sie bietet. Anders als imaginäre Milch vermag reale Milch zu befriedigen, doch darum geht es [hier] nicht. Entscheidend ist, dass in der Phantasie Dinge durch Zauber möglich werden: Die Phantasie lässt sich nicht bremsen, und Liebe und Hass verursachen erschreckende Wirkungen. Die äußere Wirklichkeit hingegen lässt sich »bremsen«, und man kann sie untersuchen und kennen lernen. Tatsächlich ist die Phantasie in voller Stärke nur zu ertragen, wenn man der objektiven Wirklichkeit den ihr zukommenden Wert zugesteht. Das Subjektive ist von ungeheurem Wert, doch ist es andererseits so beunruhigend und magisch, dass man es nur parallel zum Objektiven genießen kann. (Winnicott 1983b, S. 70 f)

Dies ist eine sehr markige Passage. Nachdem das ohnehin Selbstverständliche konzediert worden ist (»Anders als imaginäre Milch vermag reale Milch zu befriedigen«), scheint die Passage mitten im Satz auseinanderzubrechen: »doch darum geht es [hier] nicht. Entscheidend ist, dass in der Phantasie Dinge durch Zauber möglich werden: Die Phantasie lässt sich nicht bremsen, und Liebe und Hass verursachen erschreckende Wirkungen.« Die äußere Wirklichkeit ist in diesen Sätzen keine bloße Abstraktion, sondern in der Sprache lebendig. Sie wird als im Klang der Worte gegenwärtig empfunden – beispielsweise im dichten, kalten, metallischen Klang des Wortes *»brakes«*, »Bremsen« (das in mir das Bild einer Lokomotive heraufbeschwört, deren Räder blockiert sind und die auf den glatten Eisenbahnschienen quietschend zum Stehen kommt). Die Metapher eines Fahrzeugs, das keine Vorrichtung hat, mit deren Hilfe es sich stoppen lässt (eine Metapher, die in den Worten *»without brakes«* [dt.: »sich nicht bremsen lässt«] zum Ausdruck gelangt), wird im weiteren Verlauf des Satzes ausgebaut: »... Liebe und Hass verursachen erschreckende Wirkungen.« Weil Liebe und Hass kein Subjekt zugeordnet ist, verfügt das metaphorische Fahrzeug nicht nur über keine Bremse, sondern ebenso wenig wird es von einem Fahrer (oder einem Lokführer) gesteuert.

Die modulierenden Wirkungen der äußeren Wirklichkeit sind in der Zurückhaltung und in den zahlreichen Pausen in der ersten Hälfte des unmittelbar folgenden Satzes zu spüren: *»External reality has brakes on it [—], and can be studied and known [—], and [—], in fact [—](...)«* (Winnicott 1945, S. 153) Nach dieser Verlangsamung entfaltet sich der Satz (und auch das Erleben der inneren und äußeren Wirklichkeit) auf fließendere, aber weder glatte noch leblose Weise: *»(...) fantasy is only tolerable at full blast when objective reality is appreciated well.«*

Winnicott kehrt in seinem Aufsatz »Primitive Emotional Development« immer wieder zum Thema der Illusion zurück und setzt sich jedes Mal aus einer etwas anderen Perspektive damit auseinander. Seine Fähigkeit, in Worten einzufangen, wie ein Baby eine Illusion empfinden könnte, ist unübertroffen. Beispielsweise sagt er an einer Stelle später in diesem Aufsatz, damit eine Illusion entstehen könne, müsse ein »einfacher *Kontakt* zur äußeren oder mit anderen geteilten Realität hergestellt werden; das geschieht, indem das Kind halluziniert und die Welt sich ihm darbietet; dabei erlebt es Augenblicke der Illusion, in denen es beides [Inneres (Illusion) und Äußeres (Welt)] für identisch hält, was sie tatsächlich nie sind«[i] (zitiert nach Winnicott 1945, S. 154; Parallelstelle dt. Ausg. [1983b], S. 72). Dies kann nur eintreten, wenn jemand [die Mutter] »sich ständig [selbst wenn sie sich danach sehnt, eine Stunde zu schlafen] die Mühe macht [eine wundervoll einfache Art, die Tatsache zu würdigen, dass die Mutter eines Säuglings eine Menge Arbeit und Mühe hat], dem Baby die Welt in einer [für das Kind] verständlichen Form [womit der Ausschluss zu zahlreicher Komplikationen und Koinzidenzen gemeint ist] und in einer seinen Bedürfnissen gerecht werdenden Weise nahe zu bringen«[ii] (zitiert nach Winnicott 1945, S. 154; Parallelstelle dt. Ausg. [1983b] S. 72). Der Rhythmus der Folge von Abschnitten, aus denen dieser Satz besteht, häuft Erfordernisse auf Erfordernisse, die die Mutter allesamt erfüllen muss, um für ihr Baby eine Illusion zu erzeugen. Diese Bemühungen der Mutter machen die harte Arbeit »hinter der Bühne« aus, die erledigt werden muss, damit das Kind bei der »Aufführung« [Manifestation] der Illusion seinen Platz direkt beim Orchester genießen kann.

Die Komik des Kontrasts zwischen der Illusion, wie sie aus der Perspektive desjenigen wirkt, der hinter der Bühne steht, und ihrer Erscheinungs-

---

[i] Original: »(...) a simple *contact* with external or shared reality has to be made, by the infant's hallucinating and the world's presenting, with moments of illusion for the infant in which the two are taken by him to be identical, which they never in fact are.«

[ii] »has to be taking the trouble / all the time / to bring the world to the baby's in understandable form / and in a limited way, suitable to the baby's needs.«

weise vom Sperrsitz direkt am Orchestergraben aus kann Winnicott nach meiner Auffassung kaum entgangen sein. Wenn man die soeben zitierte Passage (eine Art Arbeitsbeschreibung für die Mutter eines Babys) und den nächsten Absatz (der die Atmosphäre des Staunens und der Verwunderung einfängt, die ein Kind beim Anblick der Show eines Zauberers empfindet) nebeneinander stellt, kann man kaum annehmen, dass es sich dabei um eine bloße Koinzidenz handelt:

> The subject of illusion (...) will be found to provide the clue to a child's interest in bubbles and clouds and rainbows and all mysterious phenomena, and also to his interest in fluff. (...) Somewhere, here, too, is the interest in breath, which never decides whether it comes primarily from within or without. (Winnicott 1945, S. 154)

> Das Thema »Illusion« (...) wird sich als der Schlüssel zum Interesse eines Kindes an Luftblasen und Wolken und Regenbögen und geheimnisvollen Erscheinungen aller Art erweisen, ebenso zu seinem Interesse an Flauschigem (...) Hier irgendwo liegt auch der Grund für das Interesse am Atem, der niemals klar erkennen lässt, ob er hauptsächlich von innen oder von außen kommt«. (zitiert nach Winnicott 1945, S. 154; Parallelstelle dt. Ausg. [1983b] S. 72)

Mir ist in der gesamten analytischen Literatur kein vergleichbarer Ausdruck jener nur teildurchlässigen, verhüllenden Qualität imaginativen Erlebens bekannt, die möglich wird, wenn die volle Macht der Phantasie durch das hartnäckige Greifen eines Kindes nach der äußeren Wirklichkeit unter Kontrolle gebracht wird.

Einige Schlussbemerkungen

In diesem ersten seiner wichtigsten Aufsätze straft Winnicott ruhig und unspektakulär die konventionelle Auffassung Lügen, derzufolge Schreiben in erster Linie den Zweck erfüllt, Lesern analytische Erkenntnisse und Ideen zu vermitteln, so wie Telefone und Telefonverbindungen die Stimme in Form von elektrischen Impulsen und Klangwellen transportieren. Die Auffassung, dass die Erfahrungen, die wir als Analytiker sammeln, und die Ideen, mit deren Hilfe wir unsere Erlebnisse und Erfahrungen zu verstehen versuchen, untrennbar mit der Sprache verbunden sind, die wir benutzen, um jene [Erfahrungen und Ideen] zu erzeugen/übermitteln, wird von manchen Analytikern entschieden abgelehnt. Sie empfinden es als enttäuschend, zugeben zu müssen, dass der Diskurs unter Analytikern, ob in geschriebener oder gesprochener Form, immer durch unsere unpräzisen impressionistischen (und deshalb verwirrenden und irreführenden) Berichte über das, was wir beobachten und was wir über unsere Aktivität als Psychoanalytiker denken, eingeschränkt bleibt. Anderen erscheint die Untrennbarkeit unserer Beobachtungen und Ideen einerseits und andererseits der Sprache, die wir benutzen, um erstere zum Ausdruck zu bringen, als hochinteressant – es beinhaltet, dass Leben und Kunst einander unauflöslich durchdringen, wobei das eine weder dem anderen vorausgeht noch das andere dominiert. Lebendig zu sein beinhaltet (in einem mehr als nur rein »technischen« Sinne), dass man unablässig dabei ist, selbst Dinge zu schaffen, ganz gleich, ob es sich um Gedanken, Gefühle, Körperbewegungen, Wahrnehmungen, Gespräche, Gedichte oder psychoanalytische Aufsätze handelt. Kein psychoanalytischer Autor bezeugt besser als Winnicott die Interdependenz und die wechselseitige belebende Beziehung zwischen Leben und Kunst.

Quellenverzeichnis

The author gratefully acknowledges permission from the following journals to reprint previously published material.

Chapter 2: »Reverie and Metaphor: Some Thoughts on How I Work as a Psychoanalyst«, *International Journal of Psycho-Analysis*, 78:719–732, 1997 (Copyright © Institute of Psycho-Analysis).

Chapter 3: »A Question of Voice in Poetry and Psychoanalysis«, *Psychoanalytic Quarterly*, 67:426–448, 1998 (Copryright © The Psychoanalytic Quarterly, Inc.).

Chapter 4: »›The Music of What Happens‹ in Poetry and Psychoanalysis«, *International Journal of Psycho-Analysis*, 80:979–994, 1999 (Copyright © Institute of Psycho-Analysis).

Chapter 5: »Borges and the Art of Mourning«, *Psychoanalytic Dialogues*, 10:65–88, 2000 (Copyright © The Analytic Press).

Chapter 6: »Re-Minding the Body«, American Journal of Psychotherapy, 55:92–104, 2001 (Copyright © Association for the Advancement of Psychotherapy).

Chapter 7: »An Elegy, a Love Song and a Lullaby«, Psychoanalytic Dialogues, 11:293–311, 2001 (Copyright © The Analytic Press).

Chapter 8: »Reading Winnicott«, Psychoanalytic Quarterly, 70:299–323, 2001 (Copyright © The Psychoanalytic Quarterly Inc.).

Verzeichnis der abgedruckten Gedichte

Originale

The author gratefully acknowledges permission to reprint:

The poems from *The Poetry of Robert Frost* edited by Edward Connery Lathem. Copyright © 1941, 1942 by Robert Frost, © 1970 by Lesley Frost Ballantine, © 1928, 1969 by Henry Holt and Company, LLC.

»The Snow Man« from *The Collected Poems of Wallace Stevens* by Wallace Stevens. Copyright © 1954 by Wallace Stevens. Used by permission of Alfred A. Knopf, a division of Random House, Inc. UK permission granted by Faber and Faber Limited.

»Song« from *Opened Ground: Selected Poems 1966–1996* by Seamus Heaney. Copyright © 1998 by Seamus Heaney.

»Epilogue« from *Day by Day* by Robert Lowell. Copyright © 1977 by Robert Lowell. Reprinted by permission of Farrar, Straus and Giroux, LLC. UK and British Commonwealth permissions granted by Faber and Faber Limited.

»Pierre Menard, Author of the Quixote«, and »Borges and I«, translated by James E. Irby, from *Labyrinths* by Jorge Luis Borges. Copyright © 1962, 1964 by New Directions Publishing Corp. Reprinted by permission of New Directions Publishing Corp. UK and Commonwealth permission granted by Laurence Pollinger Limited.

»Clearances« from *Opened Ground: Selected Poems 1966–1996* by Seamus Heaney. Copyright © 1998 by Seamus Heaney. Reprinted by permission of Farrar, Straus and Giroux, LLC.

Deutsche Ausgaben

Wir danken für die freundliche Genehmigung zum Abdruck folgender Übersetzungen:

Robert Frost:
– »Niemals ist Vogelsang so wie zuvor..«
– »Die Nacht gekannt.«
Beide in: *Robert Frost: Promises to keep. Poems - Gedichte.* Auswahl, Übersetzung und Nachwort von Lars Vollert. © 2002 Langewiesche-Brandt, Ebenhausen bei München.

Seamus Heaney:
»Clearances.«
In: *Seamus Heaney: Die Hagebuttenlaterne.* Gedichte. Zweisprachige Ausgabe. Aus dem Englischen von Giovanni Bandini und Ditte König. © 1995 Carl Hanser Verlag, München – Wien.

Jorge Luis Borges:
»Borges und ich.«
In: *Jorge Luis Borges: Gesammelte Werke Band 6: Borges und ich.* Gedichte und Prosa. Mit einem Nachwort von Claudio Magris. Nach der Übersetzung von Karl A. Horst bearbeitet von Gisbert Haefs. © 1982 Carl Hanser Verlag, München – Wien.

Wallace Stevens:
»Der Schnee-Mann«.
Übersetzt von Klaus Martens. Veröffentlicht in: Die Gedichte unseres Klimas. Altaquito, Göttingen 1987. © Klaus Martens.

Literatur*

Ammons, A. R. (1986): Poetics. In: The Selected Poems. New York: Norton, S. 61.

Andreas-Salomé, L. (1966): Brief an Freud, 9. April 1916. In: S. Freud u. L. Andreas-Salomé: Briefwechsel. Frankfurt a. M. (S. Fischer).

Appelbaum, S. (1966): Speaking with the second voice. Journal of the American Psychoanalytic Association 14: 462–477.

Arlow, J. (1979): Metaphor and the psychoanalytic situation. The Psychoanalytic Quarterly 48: 363–385.

Baird, T. (1968): Writing assignment. In: Fencing with Words: A History of Writing Instruction at Amherst College During the Era of Theodore Baird, 1938–1966, Hg. R. Varnum. Urbana IL (National Council of Teachers of English) 1996, S. 200.

Balint, M. (1986): The Basic Fault. London (Tavistock).

Balkanyi, C. (1964): On verbalization. International Journal of Psycho-Analysis 45: 64–74.

Bialik, H. (1931): Revealment and concealment in language. In: An Anthology of Hebrew Essays, Bd. 1, Hg. I. Cohen und B. Michali, Übers. J. Sloan. Tel Aviv, Israel (Institute for the Translation of Hebrew Literature & Massada Publishing C., Ltd.) 1966, S. 127–135.

Bion, W. (1962): Learning from Experience. New York (Basic Books). Dt. (1990): Lernen durch Erfahrung. Frankfurt a. M. (Suhrkamp).

Bion, W. (1976): Four Discussions with W. R. Bion. Perthshire, Scotland (Clunie Press) 1978.

Borges, J. L. (1923). Fervor de Buenos Aires. Privatdruck. Teilweise auf Englisch veröffentlicht in Jorge L. Borges: Selected Poems, Hg. A. Coleman. New York (Viking), 1999, S. 1–32.

Borges, J. L. (1933): The street corner man. In: The Aleph and Other Stories. 1933–1969. Hg. u. Übers. N. T. di Giovanni, in Zusammenarbeit mit J. L. Borges. New York (Dutton) 1970, S. 33–44. Dt. (1970):

* Anmerkung: Quellen, die in deutscher Übersetzung erschienen sind, werden hier unter dem Erscheinungsjahr der englischsprachigen Originalausgabe aufgeführt. Die vollständigen Angaben zu den deutschen Ausgaben finden sich in den jeweiligen Einträgen.

Mann von Esquina Rosada. In: Sämtliche Erzählungen. Carl Hanser, München Wien.

Borges, J. L. (1941): Pierre Menard, author of the Quixote. In: Labyrinths: Selected Stories and Other Writings. Hg. D. Yates u. J. Irby. New York (New Directions) 1962, S. 36–44. Dt. (1992): Pierre Menard, Autor des Quijote. In Fiktionen. Erzählungen. München/Wien (Hanser), Frankfurt a. M. (Fischer Taschenbuch Verlag).

Borges, J. L. (1944): Ficciones [Fictions]. Buenos Aires, Argentina (Editorial Sud). Dt.: Fiktionen. Erzählungen 1942–1944. München/Wien u. Frankfurt a. M. (Hanser/Fischer TB).

Borges, J. L. (1946): A new refutation of time. In: Labyrinths: Selected Stories and Other Writings. Hg. D. Yates u. J. Irby. New York (New Directions) 1962, S. 217–236. Dt. (2003): Neue Widerlegung der Zeit« In: Der Essays dritter Teil. Inquisitionen, Vorworte. München/Wien u. Frankfurt a. M. (Hanser/Fischer TB).

Borges, J. L. (1949): El Aleph. Buenos Aires: Editorial Losada. Dt.: Das Aleph. Erzählungen 1949–1952. München/Wien u. Frankfurt a. M. (Hanser/Fischer TB).

Borges, J. L. (1957): Borges and I. In: Labyrinths: Selected Stories and other writings. Hg. D. Yates & J. Irby. New York (New Directions), 1962, S. 246–247. Dt. (1982): Borges und ich. In: Borges und ich. Gesammelte Werke, Bd. 6. München (Hanser), S. 35f.

Borges, J. L. (1960a): Poem of the gifts. In: Jorge Luis Borges, Selected Poems, 1923–1967. Übers. u. Hg. N. T. di Giovanni. New York (Delta) 1972, S. 117–119. Dt. (1982): Gedicht von den Gaben. In: Borges und ich. München/Wien u. Frankfurt a. M. (Hanser/Fischer TB).

Borges, J. L. (1960b): The other tiger. In: Jorge Luis Borges, Selected Poems, 1923–1967. Übers. u. Hg. N. T. di Giovanni. New York (Delta) 1972, S. 129–131. Dt. (1982): Der andere Tiger. In: Borges und ich. München/Wien u. Frankfurt a. M. (Hanser/Fischer TB).

Borges, J. L. (1962): Labyrinths: In: Selected Stories and Other Writings. Hg. D. Yates u. J. Irby. New York (New Directions).

Borges, J. L. (1967–1968): This Craft of Verse. Cambridge (Harvard University Press) 2000. Dt. (2002): Das Handwerk des Dichters. München/Wien (Hanser).

Borges, J. L. (1970): An autobiographical essay. In: The Aleph and Other Stories. 1933/1969. Hg. u. Übers. N. T. di Giovanni, in Zusammenarbeit mit J. L. Borges. New York (Dutton) 1970, S. 203–262. Dt. (1991): Autobiographischer Essay. In: Borges lesen. München/Wien u. Frankfurt a. M. (Hanser/Fischer TB).

Borges, J. L. (1971): Foreword. In: Jorge Luis Borges, Selected Poems, 1923–1967. Übers. u. Hg. N. T. di Giovanni. New York (Delta) 1972, S. XVXVI.

Borges, J. L. (1981): Poetry. In: Twenty-Four Conversations with Borges (Including a Selection of Poems). Interviews by Roberto Alifano, 1981–1983. Übers. N. S. Araúz, W. Barnstone u. N. Escandell. Housatonic, MA (Lascaux Publishers) 1984, S. 37–41.

Borges, J. L. (1982): Possession of yesterday. In: Twenty-Four Conversations with Borges (Including a Selection of Poems). Interviews by Roberto Alifano, 1981–1983. Übers. N. S. Araúz, W. Barnstone u. N. Escandell. Housatonic, MA (Lascaux Publishers) 1984, S. 157. Dt. (1994): Besitz des Gestern. In: Besitz des Gestern. München/Frankfurt a. M. (Hanser/Fircher TB).

Borges, J. L. (1984): Seven Nights. Übers. E. Weinberger. New York (New Directions). Dt. (1992): Sieben Nächte. In: Die letzte Reise des Odysseus. München/Wien u. Frankfurt a. M. (Hanser/Fischer TB).

Borges, J. L. (1998): Jorge Luis Borges: Collected Fictions. Übers. A. Hurley. New York (Viking).

Borges, J. L. (1999). Jorge Luis Borges: Selected Poems. Hg. A. Coleman. New York (Viking).

Boyer, L. B. (1988): Thinking of the interview as if it were a dream. Contemporary Psychoanalysis, 24, 275–281.

Boyer, L. B. (1997): The verbal squiggle game in treating the seriously disturbed patient. Psychoanalytic Quarterly, 66, 62–81.

Bridgman, P. W. (1950): Philosophical implications of physics. In: Seeing and Writing. Hg. W. Gibson. New York (McKay) 1959, S. 148–157.

Brody, M. (1943): Neurotic manifestations of the voice. Psychoanalytic Quarterly, 12, 371–380.

Calvino, I. (1986): Six Memos for the Next Millenium. Cambridge, MA (Harvard University Press). Dt. (1991): Sechs Vorschläge für das nächste Jahrtausend. Harvard-Vorlesungen. München/Wien (Hanser).

Corcoran, N. (1986): Seamus Heaney. London (Faber and Faber).

Edelson, J. (1975): Language and Interpretation in Psychoanalysis. Chicago (University of Chicago Press).

Edelson, J. (1983): Freud's use of metaphor. The Psychoanalytic Study of the Child, 38, 17–59.

Edelson, M. (1972): Language and dreams. The Psychoanalytic Study of the Child, 27, 203–282.

Eliot, T. S. (1924): The metaphysical poets. In: Selected Essays. New York (Harcourt, Brace and World) 1932, S. 241–250.

Eliot, T. S. (1940): East Coker. In: T. S. Eliot: The Complete Poems and Plays, 1909–1950. New York (Harcourt Brace) 1980, S. 123–129.

Emerson, R. W. (1844): The poet. In: The Essays of Ralph Waldo Emerson. Cambridge, MA (Harvard University Press) 1987, S. 219–242. Dt.: (1902) Der Dichter. In: Essays, 1. Folge. Leipzig (Eugen Diederichs).

Foster, T. (1989): Seamus Heaney. Boston (Twayne).

Freud, S. (1893–1895): Studien über Hysterie. GW Bd. I. Frankfurt a. M. (S. Fischer).

Freud, S. (1986): Brief Nr. 52 an Fliess, 12. Juni 1986. Frankfurt (S. Fischer) 1962.

Freud, S. (1900): Die Traumdeutung. GW II/III, S. 1–642.

Freud, S. (1914a). Zur Geschichte der psychoanalytischen Bewegung. GW X, S. 43–113.

Freud, S. (1914b): Trauer und Melancholie. GW X, S. 427–446.

Freud, S. (1915): Das Unbewußte. GW X, S. 263–303.

Freud, S. (1916): Brief an Lou Andréas-Salomé, 25. Mai 1916. In: S. Freud u. L. Andreas-Salomé: Briefwechsel. Frankfurt a. M. (S. Fischer).

Freud, S. (1923): »Psychoanalyse« und »Libidotheorie«. GW XIII, S. 209–233.

Freud, S. (1933): Die Zerlegung der psychischen Persönlichkeit. In: Neue Folge der Vorlesungen zur Einführung in die Psychoanalyse. GW XV, S. 62–86.

Frost, R. (1914a). Letter to John T. Barlett, February 22, 1914. In: Robert Frost: Collected Poems, Prose, and Plays. Hg. R. Poirier u. M. Richardson. New York (Library of America) 1995, S. 673–679.

Frost, R. (1914b): Mending wall. In: Robert Frost: Collected Poems, Prose, and Plays, a. a. O., S. 39–40. Dt. (2002): Mauern ausbessern. In: Promises to keep. Poems – Gedichte. Ebenhausen bei München (Langewiesche-Brandt).

Frost, R. (1915): The imagining ear: In: Robert Frost: Collected Poems,

Prose, and Plays, a. a. O., S. 687–689.

Frost, R. (1923a): The need of being versed in country things. In: Robert Frost: Collected Poems, Prose, and Plays, a. a. O., S. 223. Dt. (2002): Warum es gut ist, in ländlichen Dingen versiert zu sein. In: Promises to keep. Poems – Gedichte. Ebenhausen bei München (Langewiesche-Brandt).

Frost, R. (1923b): For once, then, something. In: Robert Frost: Collected Poems, Prose, and Plays, a. a. O., S. 208.

Frost, R. (1924): Letter to Louis Untermeyer, March 10, 1924. In: Robert Frost: Collected Poems, Prose, and Plays, a. a. O., S. 702–704.

Frost, R. (1928a): Acquainted with the night. In: Robert Frost: Collected Poems, Prose, and Plays, a. a. O., S. 234. Dt. (2002): Die Nacht gekannt. In: Promises to keep. Poems – Gedichte. Ebenhausen bei München (Langewiesche-Brandt).

Frost, R. (1928b): West-running Brook. In: Robert Frost: Collected Poems, Prose, and Plays, a. a. O., S. 236–238. Dt. (2002): teilweise in: Promises to keep. Poems – Gedichte. Ebenhausen bei München (Langewiesche-Brandt).

Frost, R. (1930): Education by poetry. In: Robert Frost: Collected Poems, Prose, and Plays, a. a. O., S. 717–728.

Frost, R. (1936): Letter to L. W. Payne, Jr., March 12, 1936. In: Selected Letters of Robert Frost. Hg. L. Thompson. New York (Holt, Reinhart and Winston) 1964, S. 426–427.

Frost, R. (1939): The figure a poem makes. In: Robert Frost: Collected Poems, Prose, and Plays, a. a. O., S. 776–778. Dt. (1952): Die Figur, die ein Gedicht beschreibt. Übersetzt von Alexander von Berms. In: Frost, R.: Gesammelte Gedichte. Stuttgart (Keuler).

Frost, R. (1942a): The most of it. In: Robert Frost: Collected Poems, Prose, and Plays, a. a. O., S. 307.

Frost, R. (1942b): Never again would birds' song be the same. In: Robert Frost: Collected Poems, Prose, and Plays, a. a. O., S. 308. Dt. (2002): Nie mehr ist Vogelsang so wie zuvor. In: Promises to keep. Poems – Gedichte. Ebenhausen bei München (Langewiesche-Brandt).

Frost, R. (1942c): I could give all to time. In: Robert Frost: Collected Poems, Prose, and Plays, a. a. O., S. 304–305.

Frost, R. (1947): Directive. In: Robert Frost: Collected Poems, Prose, and Plays, a. a. O., S. 341–342.

Frost, R. (1962): On extravagance: A talk. In: Robert Frost: Collected Poems, Prose, and Plays, a. a. O., S. 902–926.

Gabbard, G. (1996): Love and Hate in the Analytic Setting. Northvale, NJ (Jason Aronson).

Gaddini, E. (1987): Notes on the mind-body question. International Journal of Psycho-Analysis, 68, 315–330.

Gray, P. (1994): The Ego and the Analysis of Defense. Northvale, NJ (Jason Aronson).

Grotstein, J. (2000): Who Is the Dreamer Who Dreams the Dream? Hillsdale, NJ (Analytic Press).

Guibert, R. (1973). Jorge Luis Borges. In: Seven Voices. New York (Knopf), S. 77–117.

Heaney, S. (1966a): Mid-term break. In: Opened Ground: Selected Poems, 1966–1996. New York: Farrar, Straus and Giroux, 1998, S. 11. Dt. (1998): Schulfrei. In: Ausgewählte Gedichte. München/Wien (Hanser).

Heaney, S. (1966b): Death of a Naturalist. London: Faber and Faber. Dt. (1966): Tod eines Naturforschers. Sammlung »Nobelpreis für Literatur«. Lachen am Zürichsee (Coron) (nicht im Handel erhältlich).

Heaney, S. (1972): Belfast. In: Preoccupations: Selected Prose, 1968–1978. New York: Farrar, Straus and Giroux, 1980, S. 28–37.

Heaney, S. (1975): Exposure. In: Opened Ground: Selected Poems, 1966–1996, a. a. O., S. 135–136. Dt. (1996): Schule des Gesangs, 6. Entdekkung. In: Norden. Gedichte Englisch-Deutsch. München/Wien (Hanser). Sowie (1984): Schule des Gesangs, 6. Ausgesetzt. Ausgewählte Gedichte. Selected Poems 1965–1975. Stuttgart (Klett-Cotta).

Heaney, S. (1978): Mossbawn. In: Preoccupations: Selected Prose, 1968–1978, a. a. O., S. 17–21.

Heaney, S. (1979a): Song. In: Seamus Heaney: Selected Poems, 1966–1987. New York: Farrar, Straus and Giroux, 1990, S. 141.

Heaney, S. (1979b) The guttural muse. In: Opened Ground: Selected Poems, 1966–1996, a. a. O., S. 155.

Heaney, S. (1980a): Feeling into words. In: Preoccupations: Selected Prose, 1968–1978, a. a. O., S. 41–60.

Heaney, S. (1980b): Preoccupations: Selected Prose, 1968–1978.

Heaney, S. (1986): The government of the tongue. In: The Government of the Tongue: Selected Prose, 1978–1987. New York (Farrar, Straus and Giroux) 1988, S. 91–108. Dt. (1992): Die Herrschaft der Sprache. In:

Die Herrschaft der Sprache. Essays und Vorlesungen. München/Wien (Hanser).

Heaney, S. (1987): Clearances. In: Opened Ground: Selected Poems, 1966–1996, a. a. O., S. 282–290. Dt. (1990): Lichtungen. In: Die Hagebuttenlaterne. Gedichte. München/Wien (Hanser).

Heaney, S. (1988a): The Government of the Tongue: Selected Prose, 1978–1987. New York (Farrar, Straus and Giroux). Dt. (1992): Die Herrschaft der Sprache. Essays und Vorlesungen. München/Wien (Carl Hanser, Edition Akzente).

Heaney, S. (1988b): Stepping Stones. New York (Penguin).

Heaney, S. (1995): The Redress of Poetry. New York (Farrar, Straus and Giroux).

Heaney, S. (1996) Keeping going. In: Opened Ground: Selected Poems, 1966–1996, a. a. O., S. 375–377. Dt. (1998): Aushalten. In: Die Wasserwaage. Gedichte Englisch – Deutsch. München/Wien (Hanser).

Hutter, A. (1982): Poetry in psychoanalysis: Hopkins, Rosetti, Winnicott. International Review of Psycho-Analysis, 9, 303–316.

Ingram, D. (1996): The vigor of metaphor in clinical practice. The American Journal of Psychoanalysis, 56, 17–34.

James, W. (1890): Principles of Psychology, Bd. 1, Hg. P. Smith. New York (Dover) 1950.

Jarrell, R. (1955): To the Laodiceans. In: Poetry and the Age. New York (Vintage), S. 34–62.

Jones, A. (1997): Experiencing language: Some thoughts on poetry and psychoanalysis. Psychoanalytic Quarterly, 66, 683–700.

Khan, M. M. R. (1974): The Privacy of the Self. New York (International Universities Press).

Klein, M. (1952): Some theoretical conclusions regarding the emotional life of the infant. In: Envy and Gratitude and Other Works, 1946–1963. New York (Delacorte) 1975, S. 61–93.

Kohon, G. (1999): No Lost Certainties to Be Recovered. London (Karnac).

Lathem, E. (1966): Interviews with Robert Frost. Hg. E. Lathem. New York (Holt, Rinehart, and Winston).

Lowell, R. (1977): Epilogue. In: Day by Day. New York (Farrar, Straus and Giroux).

Mandelstam, O. (1933): Conversation about Dante. In: Osip Mandelstam: Complete Critical Prose. Hg. J. Harris, Übers. J. Harris u. C.

Link. Dana Point, CA (Ardid) 1979, S. 252–284. Dt. (1984): Gespräch über Dante. Berlin (Henssel, Textura; 24).

Martin, J. (1983): Grief and nothingness: Loss, Mourning in Robert Lowell's poetry. Psychoanalytic Inquiry, 3, 451–484.

McDougall, J. (1974). The psychesoma and the psychoanalytic process. International Review of Psycho-Analysis, 1, 437–459.

Meares, R. (1993): The Metaphor of Play. Northvale, NJ (Jason Aronson).

Ogden, T. (1986): The Matrix of the Mind: Object Relations and the Psychoanalytic Dialogue. Northvale, NJ (Jason Aronson).

Ogden, T. (1987): The transitional oedipal relationship in female development. International Journal of Psycho-Analysis, 68, 485–498.

Ogden, T. (1989a): The initial analytic meeting. In: The Primitive Edge of Experience. Northvale, NJ (Jason Aronson). Dt. (1995): Das psychoanalytische Erstgespräch. In: Frühe Formen des Erlebens. Wien/New York (Springer).

Ogden, T. (1989b): The Primitive Edge of Experience. Northvale, NJ (Jason Aronson). Dt. (1995): Frühe Formen des Erlebens. Wien/New York (Springer).

Ogden, T. (1994a): The analytic third – working with intersubjective clinical facts. International Journal of Psycho-Analysis, 75, 3–20.

Ogden, T. (1994b): Subjects of Analysis. Northvale, NJ (Jason Aronson).

Ogden, T. (1994c): Identificaçâo projetiva e o terceiro subjugador. Revista de Psicanàlise de Sociedade Psicanalítica de Porto alegre, 2, 153–162. (Publiziert in Englisch a.s »Projective identification and the subjugating third«. In: Subjects of Analysis. London u. Northvale, NJ (Karnac u. Jason Aronson) 1994, S. 97–106.

Ogden, T. (1994d): The concept of interpretive action. Psychoanalytic Quarterly, 63, 219–245.

Ogden, T. (1995): Analysing forms of aliveness and deadness of the transference-countertransference. International Journal of Psycho-Analysis, 76, 695–710.

Ogden, T. (1996a): The perverse subject of analysis. Journal of the American Psychoanalytic Association, 44, 1121–1146.

Ogden, T. (1996b): Reconsidering three aspects of psychoanalytic technique. International Journal of Psycho-Analysis, 77, 883–900.

Ogden, T. (1997a): Reverie and interpretation. Psychoanalytic Quarterly, 66, 567–595.

Ogden, T. (1997b): Reverie and Interpretation: Sensing Something Human. Northvale, NJ (Jason Aronson). Dt. (2001): Analytische Träumerei und Deutung. Wien/New York (Springer).

Ogden, T. (1997c): Some thoughts on the use of language in psychoanalysis. Psychoanalytic Dialogues, 7, 1–22.

Ogden, T. (1997d): Listening: Three Frost poems. Psychoanalytic Dialogues, 7, 619–639.

Pritchard, W. (1984): Frost: A Literary Life Reconsidered. Amherst, MA (University of Massachusetts Press).

Pritchard, W. (1994): Ear training. In: Playing It by Ear: Literary Essays and Reviews. Amherst, MA (University of Massachusetts Press).

Reider, N. (1972): Metaphor as interpretation. International Journal of Psycho-Analysis, 53, 463–469.

Ricks, C. (1979): The mouth, the meal and the book: Review of »Fieldwork«. In: Seamus Heaney: Contemporary Critical Essays. Hg. M. Allen. New York (St. Martin's Press) 1997, S. 95–101.

Rodriguez Monegal, E. (1978): Jorge Luis Borges: A Literary Biography. New York (Paragon).

Sandler, J. (1976): Dreams, unconscious fantasies and ›identity of perception‹. International Review of Psycho-Analysis, 3, 33–42.

Searles, H. (1959): The effort to drive the other person crazy – an element in the aetiology and psychotherapy of schizophrenia. In: Collected Papers on Schizophrenia and Related Subjects. New York (International University Press) 1965, S. 254–283.

Segal, H. (1957): Notes on symbol formation. International Journal of Psycho-Analysis, 38, 391–397.

Shengold, L. (1981): Insight as metaphor. The Psychoanalytic Study of the Child, 36, 289–306.

Silverman, M. (1982): Voice of conscience and sounds of the analytic hour. Psychoanalytic Quarterly, 51, 196–217.

Steiner, G. (1989): Real Presences. Chicago (University of Chicago Press). Dt. (1990): Von realer Gegenwart. Hat unser Sprechen Inhalt. München/Wien (Hanser).

Stevens, W. (1923): The snow man. In: The Collected Poems of Wallace Stevens. New York (Knopf) 1954, S. 9–10. Dt. (1987): Der Schnee-Mann. In: Die Gedichte unseres Klimas. Göttingen (Altaquito).

Stevens, W. (1936): The idea of order at Key West. In: The Collected Poems of Wallace Stevens. New York (Knopf) 1954, S. 128–130. Dt. (1987): Die Idee der Ordnung bei Key West. In: Die Gedichte unseres Klimas. Göttingen (Altaquito).

Stevens, W. (1947): The creations of sound. In: The Collected Poems of Wallace Stevens. New York (Knopf) 1954, S. 310–311.

Stoppard, T. (1999): Pragmatic theater. The New York Review of Books, XLVI, Nr. 14, Sept. 23, 1999, S. 8–10.

Trilling, L. (1940): Freud and literature. In: The Liberal Imagination. New York (Viking) 1952, S. 34–57.

Tustin F. (1986): Autistic Barriers in Neurotic Patients. New Haven, CT (Yale University Press).

Varnum, R. (1996): Fencing with Words: A History of Writing Instruction at Amherst College During the Era of Theodore Baird, 1938–1966. Urbana, IL (National Council of Teachers of English).

Vendler, H. (1984): Wallace Stevens: Words Chosen out of Desire. Cambridge, MA (Harvard University Press).

Winnicott, D. W. (1945): Primitive emotional development. In: Through Paediatrics to Psychoanalysis. New York (Basic Books) 1958, S. 145–156. Dt. (1964): Die primitive Gefühlsentwicklung. In: Von der Kinderheilkunde zur Psychoanalyse. München (Kindler).

Winnicott, D. W. (1949): Mind and its relation to the psyche-soma. In: Through Paediatrics to Psychoanalysis. New York (Basic Books) 1958, S. 243–254. Dt.: (1964): Die Beziehung zwischen dem Geist und dem Leibseelischen. In: Von der Kinderheilkunde zur Psychoanalyse. München (Kindler).

Winnicott, D. W. (1951): Transitional objects and transitional phenomena. In: Playing and Reality. New York (Basic Books) 1971, S. 1–25. Dt. (1973): Übergangsobjekte und Übergangsphänomene. In: Vom Spiel zur Kreativität. Stuttgart (Ernst Klett).

Winnicott, D. W. (1952): Psychoses and child care. In: Through Paediatrics to Psychoanalysis. New York (Basic Books) 1958, S. 219–228. Dt. (1964): Psychosen und Kinderpflege. In: Von der Kinderheilkunde zur Psychoanalyse. München (Kindler).

Winnicott, D. W. (1954): Metapsychological and clinical aspects of regression within the psycho-analytical set-up. In: Through Paediatrics to Psychoanalysis. New York (Basic Books) 1958, S. 278–294. Dt. (1964): Metapsychologische und klinische Aspekte der Regression im

Rahmen der Psychoanalyse. In: Von der Kinderheilkunde zur Psychoanalyse. München (Kindler).

Winnicott, D. W. (1958): Through Paediatrics to Psychoanalysis. New York (Basic Books). Dt. (1964): Von der Kinderheilkunde zur Psychoanalyse. München (Kindler).

Winnicott, D. W. (1960): The theory of the parent-infant relationship. In: The Maturational Processes and the Facilitating Environment. New York (International Universities Press) 1965, S. 37–55. Dt. (1974): Die Theorie von der Beziehung zwischen Mutter und Kind. In: Reifungsprozesse und fördernde Umwelt. Gießen (Psychosozial-Verlag) 2002.

Winnicott, D. W. (1962): The aims of psycho-analytical treatment. In: The Maturational Processes and the Facilitating Environment, New York (Basic Books) 1965, S. 166–170. Dt. (1974): Die Ziele der psychoanalytischen Behandlung. In: Reifungsprozesse und fördernde Umwelt. Gießen (Psychosozial-Verlag) 2002.

Winnicott, D. W. (1965): The Maturational Processes and the Facilitating Environment, New York (Basic Books). Dt. (1974): Reifungsprozesse und fördernde Umwelt. Gießen (Psychosozial-Verlag) 2002.

Winnicott, D. W. (1971a): Playing: A theoretical statement. In: Playing and Reality. New York (Basic Books), S. 38–52. Dt. (1973): Spielen – eine theoretische Darstellung. In: Vom Spiel zur Kreativität. Stuttgart (Ernst Klett).

Winnicott, D. W. (1971b): Playing: The search for the self. In: Playing and Reality. New York (Basic Books), S. 53–64. Dt. (1973): Spielen – Schöpferisches Handeln und die Suche nach dem Selbst. In: Vom Spiel zur Kreativität. Stuttgart (Ernst Klett).

Winnicott, D. W. (1971c): Therapeutic Consultations in Child Psychiatry. New York (Basic Books). Dt. (1973): Die therapeutische Arbeit mit Kindern. München (Kindler).

Winnicott, D. W. (1971d): Playing and Reality. New York (Basic Books). Dt. (1973): Vom Spiel zur Kreativität. Stuttgart (Ernst Klett).

Wolfgang Berner, Gabriele Amelung,
Annegret Boll-Klatt, Ulrich Lamparter (Hg.)

Von Irma zu Amalie

Der Traum und seine psychoanalytische Bedeutung im Wandel der Zeit

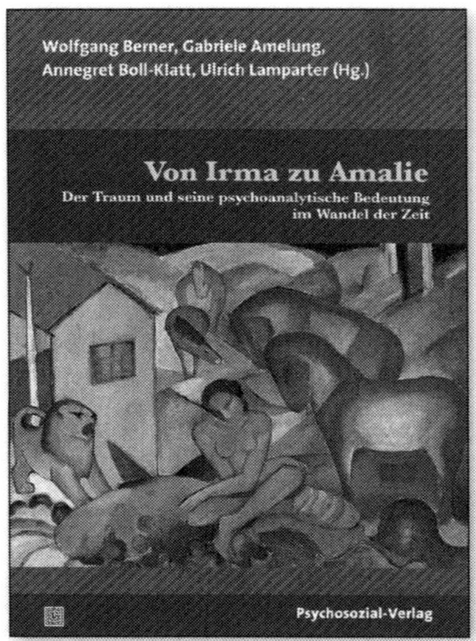

2018 · 276 Seiten · Broschur
ISBN 978-3-8379-2834-1

Inwiefern haben sich die Vorstellungen über die Entstehung und Funktionsweise von Träumen in den letzten 100 Jahren gewandelt? In den Beiträgen wird die Geschichte der Traumdeutung skizziert und anhand von Beispielen illustriert. Ausgangspunkt ist dabei eine Einführung in Freuds Traumtheorie und eine breite Darstellung der Umstände, die zu Freuds Mustertraum von »Irmas Injektion« geführt haben. Weitere wichtige Träume in der Psychoanalyse werden betrachtet, beispielsweise in der Musteranalyse der »Amalie«.

Die AutorInnen zeigen, wie PsychoanalytikerInnen heute mit Träumen umgehen und welche Formen empirischer Traumforschung dafür relevant sind, wobei das Traum-Codierungssystem von Ulrich Moser und Ilka von Zeppelin besondere Beachtung findet. Thematisiert werden zudem die Träume, die PsychoanalytikerInnen über ihre PatientInnen träumen. Abschließend befassen sich zwei Beiträge mit der Bedeutung psychoanalytischer Traumkonzepte für Dichtung und Film.

Mit Beiträgen von Gabriele Amelung, Thomas Anstadt, Nikolaus Becker, Wolfgang Berner, Annegret Boll-Klatt, Brigitte Boothe, Allyson L. Dale, Tamara Fischmann, Esther Grundmann, Mathias Kohrs, Ulrich Lamparter, Lutz Wittmann, Janina Zander und Ralf Zwiebel